Essential Skills for Clinical Researches

from Scratch to Proficiency

临床科研必备技能

从入门到精通

◎主编　雷明星

中国科学技术出版社
·北 京·

图书在版编目（CIP）数据

临床科研必备技能：从入门到精通 / 雷明星主编. —北京：中国科学技术出版社，2020.1（2021.1重印）

ISBN 978-7-5046-8364-9

Ⅰ. ①临… Ⅱ. ①雷… Ⅲ. ①临床医学—科学研究 Ⅳ. ①R4

中国版本图书馆CIP数据核字(2019)第190588号

策划编辑 王久红 焦健姿
责任编辑 王久红
装帧设计 长天印艺
责任校对 龚利霞
责任印制 李晓霖

出　　版 中国科学技术出版社
发　　行 中国科学技术出版社有限公司发行部
地　　址 北京市海淀区中关村南大街16号
邮　　编 100081
发行电话 010-62173865
传　　真 010-62179148
网　　址 http://www.cspbooks.com.cn

开　　本 787mm × 1092mm 1/16
字　　数 323千字
印　　张 17.5
版　　次 2020年1月第1版
印　　次 2021年1月第2次印刷
印　　刷 天津翔远印刷有限公司
书　　号 ISBN 978-7-5046-8364-9 / R · 2429
定　　价 48.00元

编著者名单

主　编　雷明星（中国人民解放军总医院）

主　审　张里程（中国人民解放军总医院第一医学中心）

编　者（以姓氏笔画为序）

严　枫（中国人民解放军 920 医院）
李杏梅（中南大学湘雅法医学系）
谷恒明（北京海金格医药科技有限公司）
邹洁芮（中国人民解放军军事医学研究院）
易　敏（西南医科大学附属医院）
雷阳阳（中国人民解放军总医院第五医学中心）

审　订（以姓氏笔画为序）

王圣杰（河南省人民医院）
车晓彤（海南省肿瘤医院）
尹鹏滨（中国人民解放军总医院第一医学中心）
付小洁（中国人民解放军总医院第一医学中心）
吕辰龙（中国人民解放军军事医学研究院）
吕厚辰（中国人民解放军总医院第一医学中心）
刘　亮（湖南省长沙市中心医院）
李建涛（中国人民解放军总医院第一医学中心）
陈　铭（中国人民解放军总医院第一医学中心）
陈正庭（云南省肿瘤医院）
郑景璞（中南大学湘雅口腔医学院）
姚叶豹（中国人民解放军海军第 971 医院）
秦　勇（哈尔滨医科大学附属二院）
晋胜阳（中国医学科学院整形外科医院）

绘　图　孟镇锴（中国人民解放军军事医学研究院）

主编简介

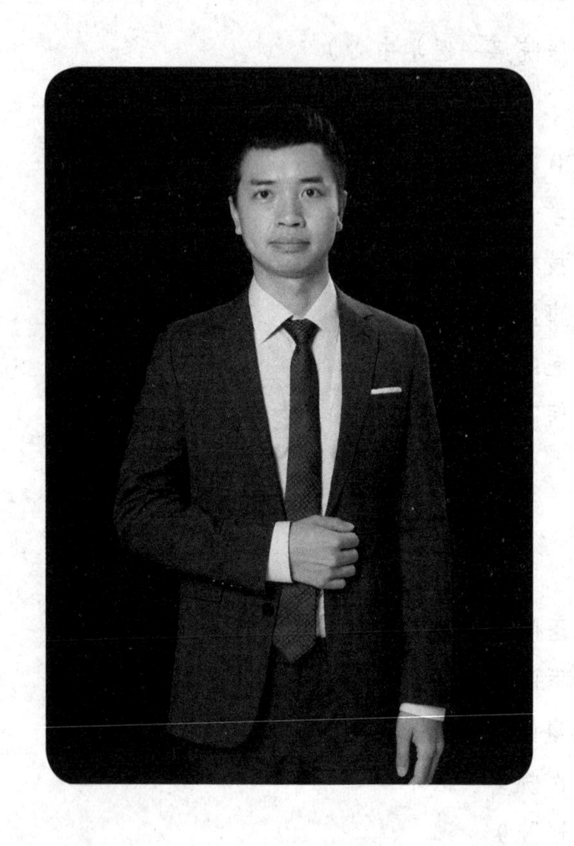

雷明星，本科毕业于中南大学湘雅医学院临床医学国际标准本土化试点班，研究生毕业于军事医学科学院外科学专业，现为中国人民解放军总医院医师，国家骨科与运动康复临床医学研究中心项目实施骨干，临床科研网络课程讲师。已发表临床相关学术论文39篇，第一作者论文28篇，第一作者临床类SCI论文10篇，累计影响因子28.45分。主持临床课题项目1项，参与课题3项。主编专著1部，参编专著3部，申报专利1项。5种SCI期刊特邀审稿人。公众号“STAR学术”创始人，发表原创性学术文章100余期，平台累计粉丝量数千人，累计阅读量10万余次，在线解决粉丝学术提问200余人次。

内容提要

从事临床科研需要掌握多项必备技能，包括文献检索、临床研究设计、数据收集、临床常用统计分析方法及临床论文撰写与发表等。本书共9章，按照临床科研工作的实际流程，由浅入深地对临床论文发表前、中、后三期所需的全部技能及可能遇到的常见问题进行了系统阐述，同时随文配有原创性图片200余幅，以简洁、直观的方式展示给读者。本书思路新颖独到，内容详略得当，语言生动活泼，十分贴合临床科研工作的实际需求，可为医学生、研究生及医务工作者的临床科研工作提供切实参考。

序

医学知识更新日新月异，其发展离不开科研进步。医务人员作为医疗的主体，更需要具备发现问题与解决问题的能力。发现问题源于临床实践，解决问题需要科研思维。只有既会看病又会做科研的医生，在面对各种医疗难题时才能游刃有余，不惧挑战。在通过科学严谨的实验解决问题的过程中，“小医生”会逐渐成长为“医学家”。“医学家”可通过科学研究从本质上提升疾病诊疗水平，真正实现疾病攻坚破难、解除人类病痛的目标。

目前，我国各级医院一线医生做科研面临诸多困境，医学科研培养水平不一，临床医生工作繁重，科研精力投入有限。由于国内医院等级差异较大，科研资源参差不齐，医务人员科研意识与素养普遍偏低。即便是大型医院的临床医生，在跨专业领域从事培养细胞、饲养小鼠及基因测序等基础医学工作，确实力不从心。让没有经过系统临床训练、难以获得疾病一手临床资料的基础医学研究人员从事临床研究工作，亦显南辕北辙。由此可见，临床医生做临床科研具有无可比拟的优势。

医务人员在临床工作中发现问题，运用科学研究的思维与方法探索解答临床问题。临床与科研工作相互结合与促进，探究临床现象背后的本质原因，总结经验与教训。将研究成果撰写成论文，实现科研知识共享，有助于医学的进步与发展，从而更好地造福人类健康事业。

从事临床科研需要掌握多项必备技能，包括文献检索、临床研究设计、数据收集、临床常用统计分析方法，以及临床论文撰写与发表等。临床科研技能考验的是临床科研工作者的综合素养，目前国内专门介绍临床科研技能的著作相对缺乏，我的学生雷明星主编、张里程主审的这本《临床科研必备技能：从入门到精通》可为临床医务人员实施临床科研活动提供切实参考。

本书汇集了多位临床科研型医生的心血，对临床论文发表前、中、后三期所需的全部技能及可能遇到的常见问题进行了具体阐述。旨在为医学生、研究生及医务工作者，提供一部内容全面、知识系统、实操详细的临床科研实践指南。书中内容详略得当，语言生动活泼，思路新颖独到，十分贴合临床科研工作实际需求。全书共分 9 章，按照临床科研实践流程由浅入深排序，并绘制了 200 余幅原创性图片，将复杂的文字表述用简洁、直观的形式展示给读者。读者按图索骥便可对临床科研思路了然于心、对临床科研技能了如指掌，轻松实现从入门到精通的临床科研进阶目标。

衷心祝愿本书出版发行，并希望本书能够成为广大临床科研工作者的实践指南。

解放军总医院第一医学中心骨科主任

Contents
目 录

Chapter 1　临床科研导论

我国临床科研目前仍面临诸多困境，临床医生科研精力投入有限，各级医院临床科研资源参差不齐，学术不端事件层出不穷，科研抵触情绪较为普遍。同时，临床科研实践活动需我们具备多项技能，这些技能的掌握并非一蹴而就。然而，科研实质是一种精进的思维方式，掌握科研实践技能必将有益于我们终身的学习。

一、临床科研实践困境

1. 精力投入有限　目前，我国临床医疗任务普遍艰巨，临床医务人员尤其是一线临床医务人员需要将大量的时间与精力投入到临床工作当中，例如出门诊、管理病房、参加手术，以及值班等；下班后可能需要处理家庭琐事，协调家庭事务。更多的情况也许是因劳累而不得不尽早休息、补充睡眠。临床医务人员需要一边参与临床工作一边利用整块时间来对自己的医学知识进行精进，拿出大块时间进行临床科研实践的机会甚少（图 1-1）。中国研究型医院医生用在临床科研的平均时间每人每周仅为 0.75 天[①]。加之，我国的临床科研不同于发达国家，他们有较为完善的数据收集与管理体制，专职程序员与统计师。我国目前尚没有建立完善的国家级医疗公开大数据库，同时临床科研实践过程中需要研究者充当多种角色，掌握多项技能，而掌握这些技能不可能一蹴而就。这提示，我国临床医务人员进行科研需要投入更多的时间与精力。对于没有受过专门临床科研实践培训的人而言，临床科研更是难上加难。对于全日制硕士或者博士，他们在学习期间缺乏临床科研实践活动的指导者，各项技能主要还是得靠自己摸索，遇到问题还是得找专业的书籍自行阅读体会。临床任务繁重，临床医生精力投入有限，科研技能学习需要一定周期，大家普遍缺乏临床科研实践“引路人”，这些均阻碍着当前临床科研实践活动的开展。

2. 临床资源限制　我们可能会抱怨，医院规模小，收纳的病人数量少，随访不完

① Hu Y, Huang Y, Ding J, et al. Status of clinical research in china [J]. The Lancet, 2011, 377(9760):124–125.

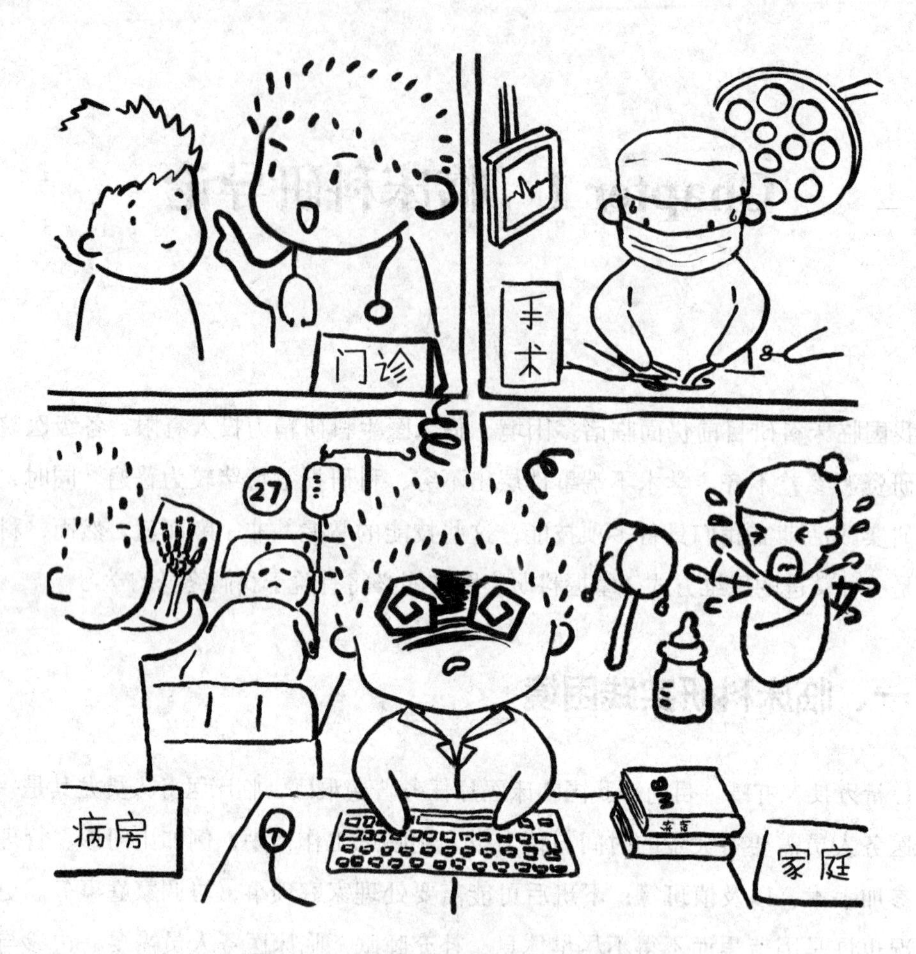

图 1–1　临床医生科研精力投入有限

善，无法构建临床研究队列等诸多问题（图 1–2）。读者可能会认为这种情况下临床科研无法开展。这确实是临床科研工作面临的又一大挑战。如何在资源有限的情况下开展临床科研实践活动，这是每一位医务工作者需要思考的话题。我们可以根据实际情况提前撰写综述，了解领域现状，对已有的资源进行提前整理与布局，平时注意收集临床数据与患者病理学和影像学信息。逐步建立完善的数据库及定期随访机制与系统，临床科研实践需要在积累中不断前行。此外，我们还可以申请获取一些国际上公开的医疗大数据进行分析研究。

3. 科研抵触情绪　当前，国内外学术不端事件层出不穷，科研学术功利化，与诊治病人相比科研成就感不够高，这让很多临床工作者对临床科研活动缺乏兴趣，甚至产生抵触情绪（图 1–3）。还有人认为，一切科研或多或少都有“掺假”成分，从而产生科研无用论的观点。随着社会的进步与人类文明的发展，科研机制势必将不断健全与成熟，科研的正规性与权威性势必将会进一步加强，发表学术论文的严谨

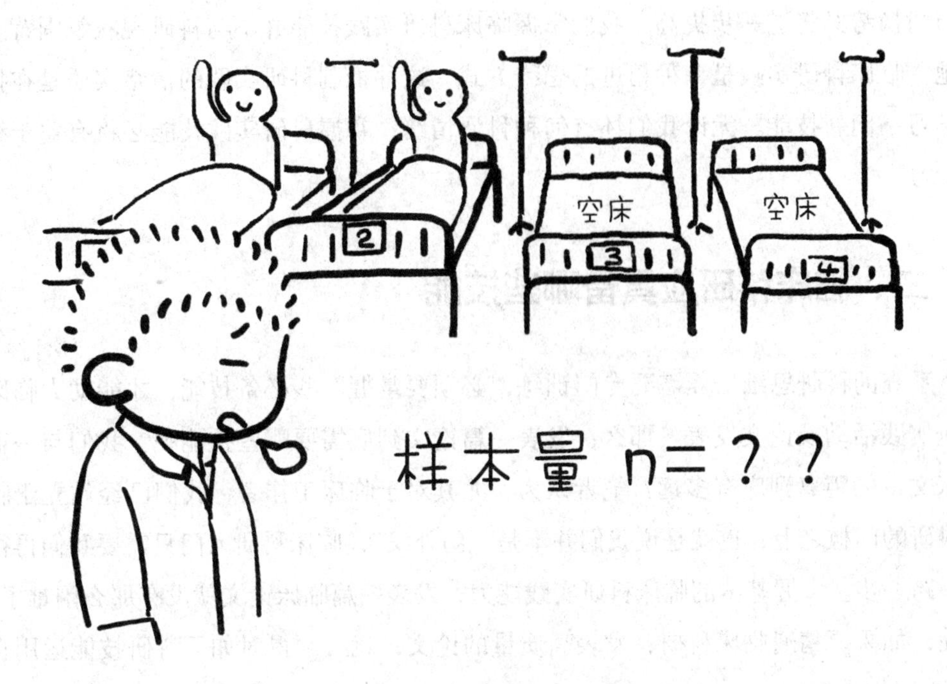

图 1–2 临床资源限制

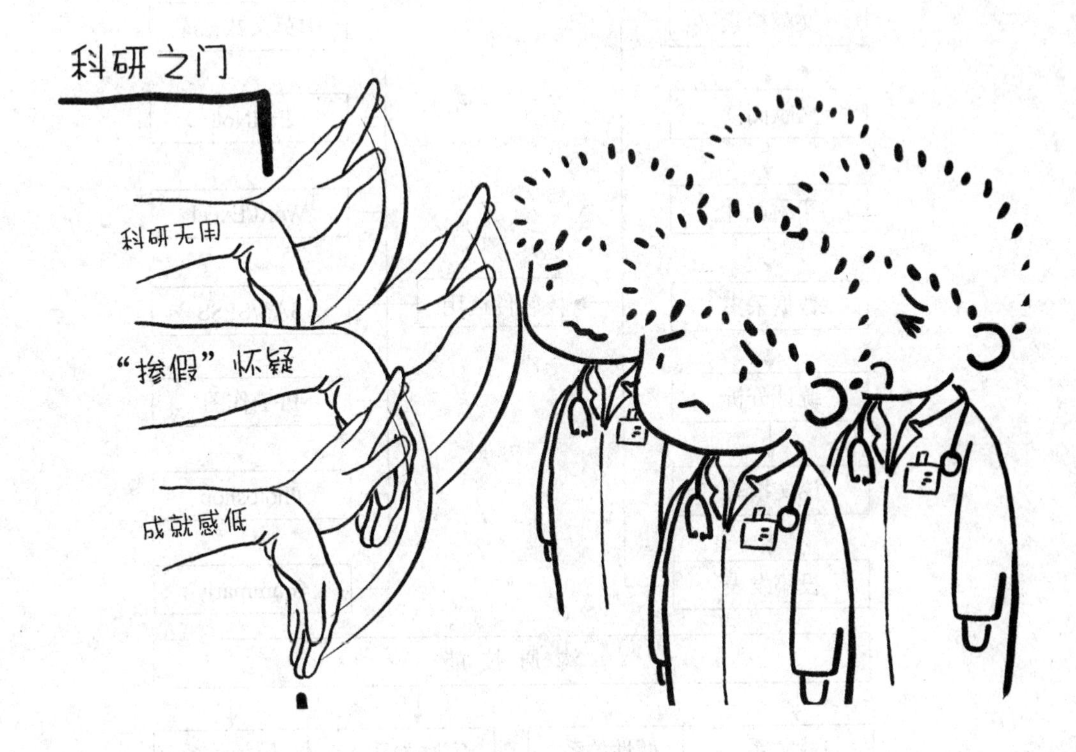

图 1–3 科研抵触情绪

性与门槛势必将进一步提高。我们掌握临床科研实践技能并不与科研现状氛围背道而驰。临床科研实践是一种精进的思维方式，这种抵制科研实践的情绪实质是在抵制学习一门新技能。无论我们怀有何种科研情绪，掌握科研实践技能必将有益于终身学习。

二、临床科研应具备哪些技能

系统的科研思维培养需要专门训练，必须要掌握一些必备技能，才能助力临床科研实践活动及论文发表。那么，发表一篇论文到底需要哪些技能呢？我们与一篇临床文章的距离到底有多远？笔者认为，尤其对于临床工作者，我们已经站立于临床科研的门槛之上，也就是说我们并不是“门外汉”，临床科研入门只需要我们再往门里跨一步。掌握基本的临床科研实践能力，发表一篇临床论文就没有那么困难了。然而，如果要精通临床科研，发表高质量的论文，就必须得对如下科研技能运用自如（图 1–4）。

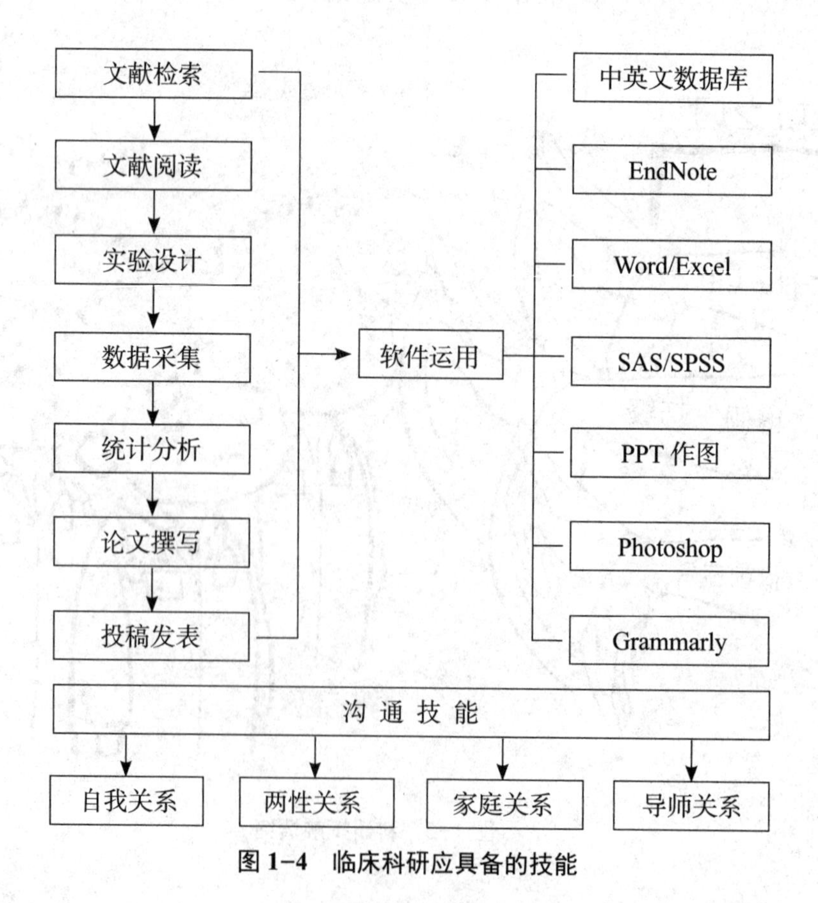

图 1–4 临床科研应具备的技能

1. 文献检索与阅读能力　笔者记得有一次外出开会，一位讲者授课，讲到所做课题创新性的时候，为证明所研究主题没有相关文章发表，授课者直接将课题标题复制入数据库检索框内进行检索，得出没有发现相关主题文献的结论。举这个例子是想告诉我们，第一，我们即使不理解文献检索，也可以进行傻瓜式检索，获取文献，开展文献调研与阅读；第二，文献检索有专门的检索思维、语言与逻辑，作为一个临床科研入门者与精通者，我们必须要掌握这项技能。文献检索是我们获取医学专业文献的手段，文献阅读是我们摄取医学专业文献知识与信息的途径。我们也许会抱怨，“看不懂英文专业医学文献”，“越读文献脑袋里越是一锅糨糊”。文献阅读首先我们需要问自己一个问题，“为什么要读文献”，也就是说我们阅读文献的目的是什么。而后，读者可以参考本书按照一定的阅读顺序，掌握阅读技巧，阅读文献可以事半功倍。

2. 实验设计与数据收集能力　临床研究设计的方法有多种，按照时间顺序，可以分为回顾性研究、前瞻性研究及半回顾性半前瞻性研究三大类；按照干预与否分组，又可以分为干预性研究和观察性研究；干预性对照研究还可以分为前后自身对照及组间对照研究。实验设计并不是凭空想象，而主要是根据科学问题，参考现有文献量身定制。数据收集一般需要借助 Excel 文档，收集的原始数据需要遵守一定的原则，否则将可能面临数据混乱，数据无法再次溯源，数据收集不全，反反复复收集数据的风险，这可能极其影响研究者的效率与热情。

3. 统计分析能力　统计可以视为是一门工具，工具只需要会用就行。我们也许并不需要深究其中的统计学原理。所以，本着“经世致用”的原则，在掌握统计分析方法抉择的基础上，掌握常用统计软件 SPSS 或者 SAS 的具体操作即可。常用统计学方法运用的前提条件(“适应证”)必须要掌握，这是我们选择恰当统计学方法的依据。如果统计学方法选择不恰当，这将直接导致后续统计分析错误。统计分析实践过程中，部分细节我们也需要留心，不然得出来的结果可能会令人匪夷所思。当得出的结论出乎我们的意料或与实际明显不符的时候，这往往提示我们需要更多地关注统计学细节操作问题。本书对 SPSS 和 SAS 软件的实践运用给出了详细的例子与具体的操作步骤，读者阅读过程中需要留心笔者总结的易出错点。

4. 科研软件使用能力　除了统计分析软件的实践外，临床科研过程中借助一些专业软件可大大简化科研实践过程。例如：运用文献管理软件 EndNote 我们可以将用过的文献进行分类整理，以及生成论文对应参考文献格式。我们也可以运用 Excel 绘制标准折线图与直方图，运用 Word 绘制标准三线表格，Photoshop 图片处理。软件的熟练运用可以提高读者科研效率，并对科研实践进行标准化。

5. *论文写作、修回与发表能力* 论文撰写涉及语言表达，中文论文需要我们具有一定的语文功底，英文论文需要我们具有英文写作功底。语文与英语，我们一般都有10多年的学习积累与积淀。无论如何，10年的语言基础不会随着人的意志所转移，所以我们要对自己的语言撰写能力有信心。再则，对于临床科研论文撰写，无论是中文还是英文，科研论文的写作均有特定的格式与思路。掌握本书总结的论文撰写格式与思路，逐步为文章添砖加瓦，终可建成一座房屋，发表论文，实现知识共享。

6. *沟通技能* 第一，临床科研实践活动与临床手术实施具有一定的相似之处。手术需要麻醉医生、护士、主刀与助手的相互配合，临床科研活动也讲究团队合作，需要专门的统计师、程序员、数据收集随访人员、伦理委员会及基金支持者。然而，两者又有不同之处，临床科研活动更加需要一个人全面地掌握统计、作图及论文撰写等技巧。简而言之，这台手术我们可能需要同时充当主刀与麻醉师角色，又偶尔充当护士角色。第二，科研实践过程中，我们可能会受到多种人际关系的干扰或者困扰，包括自我关系、两性关系、家庭关系及导师关系等。正确的沟通技巧与方式显得尤为重要，不恰当的人际关系处理与沟通，往往可能导致人际关系恶化，临床实践无法正常开展。

三、临床科研科学问题来源

临床科研的科学问题大致上主要有两大来源，一是直接从临床问题出发；二是从已有文献报道出发。从临床问题出发的科学问题主要是临床医生在临床上发现现有临床方法存在某些问题或者不足，基于此进行针对性挖掘与探究；从已有文献报道出发的科学问题主要是研究者通过阅读文献作为突破口，发现不同于文献的创新点，并进一步在临床上进行深度探讨。

1. *临床问题出发寻找科学问题* 临床问题出发需要基于临床经验的积累。普遍来说，临床工作者经过几年的临床工作或多或少地会产生一些想法。例如，他们可能知道有些手术这样做或者在手术中采取某些特定措施，患者的手术效果就要比原来好。但是，为什么会出现这种现象，手术者可能回答不了。即使能够回答，也只是说可能是由于某种原因。我们平时需要多留心具有多年临床经验的高年资医生、前辈所提出的疑问与想法。针对临床问题进行文献检索，查阅现在的文献报道是否已经对这个问题有了解决方案，有哪些不足，又有哪些值得进一步探索与改进的地方。这些都可能是非常珍贵的科学问题。

2. 通过阅读文献寻找科学问题　本质上，无论是从临床问题出发寻找科学问题，还是直接通过阅读文献寻找科学问题，两者均需要进行文献检索与阅读。通过文献检索了解临床发现问题的研究现状，或者基于阅读文献发现新的突破口，并在临床上进一步研究。通过阅读文献，进行实验设计与实施，在此过程中又可能产生新的临床科学问题，再次进行文献检索与阅读，从而形成一个不断更新知识体系的良性循环。在循环中，可以形成多个研究主题或者探索最佳临床科学问题（图 1–5）。

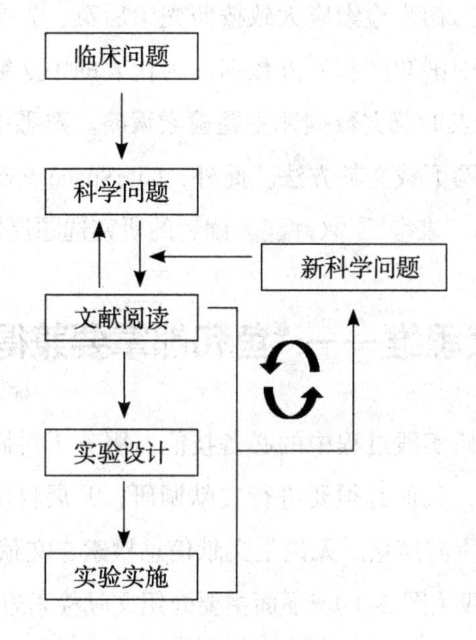

图 1–5　临床科研科学问题来源

Chapter 2 文献检索与下载

文献检索是一切临床科研实践活动的基本技能，主体思想是“查全率”与“查准率”之间的动态平衡。初步检索应大致按照先中后英、先文摘后全文的逻辑检索顺序。我们需要掌握以中国知网和万方数据库为代表的中文数据库检索技巧，以及PubMed 和 Embase 为代表的英文数据库主题检索策略。熟悉中英文文献被引次数查询方法，以及常规互联网下载文献方法。此外，CiteSpace 文献分析能阐述某研究领域的“前世”“今生”和“来世”，兴许能为读者的研究选题提供帮助。

一、文献检索思维——“鱼和熊掌要兼得”

文献信息检索是科研实践过程中的必备技能，服务于科研实践的各个阶段与环节。开展科研实践之前，我们必须要进行文献调研；开展科研实践时，我们也需要通过文献检索不断获取所需信息。无论是文献信息检索、文献管理，还是文献分析，最终均是服务于科研实践（图 2-1）。下面主要介绍文献检索思维与检索顺序。

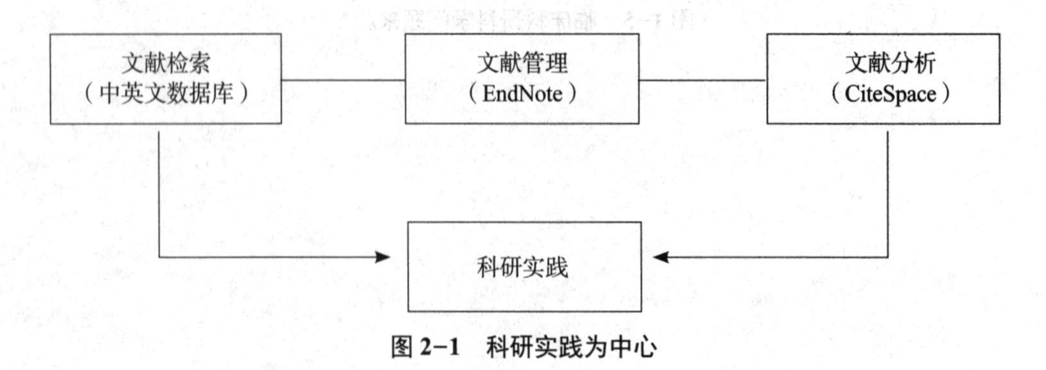

图 2-1　科研实践为中心

1. 主体思想　文献检索的主体思想是“查全率”与“查准率”的平衡[①]。“查全率”主要是指我们文献检索的“靶文章”占现有文献报道所有“靶文章”的比值，“靶文章”

① 罗爱静 . 医学文献信息检索 [M]. 北京：人民卫生出版社，2010：32-33

即这些文章与检索主题吻合，为我们所需的文章。1 —查全率 = 我们所需但没能被检索出来的“靶文章”。“查准率”主要指文献检索的“靶文章”占文献检索所得到的所有文章的比值。1 —查准率 = 我们检索出来但并不需要的文章。

文献检索就是要根据实际情况在“查全率”和“查准率”之间寻找平衡点（图 2–2）。注重“查全率”则导致“查准率”下降，注重“查准率”则会导致“查全率”下降。这就是鱼和熊掌不能兼得的道理。如果我们检索出来的文献多，那么可以通过限制检索条件，更换检索词或增加检索词，迫使“查准率”提高、“查全率”适当下调；如果我们检索出来的文献相当少，则可通过放宽检索条件，例如使用主题词检索、减少检索词等，促使“查全率”提高、“查准率”适当下调。多次调整检索策略，“查全率”和“查准率”达到平衡，那么这种情况就可以近似达到鱼和熊掌兼得。

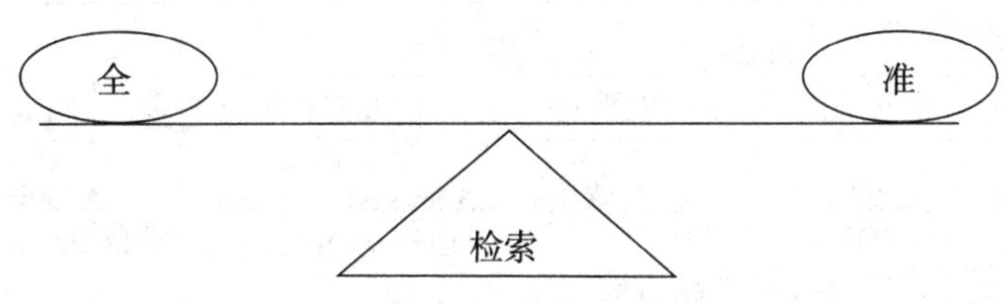

图 2–2　文献检索“全”与“准”的博弈

2. 文献检索顺序

(1) 先中文后英文：为什么是先中文后英文呢？原因主要有两种。① 先中、后英，符合由浅入深的文献阅读模式；② 通过中文获得相应英文检索词的拼写名称。我们进行英文文献检索时，如果不知道检索词的英文名称，可以通过以下方法获取：a. 通过阅读中文文献获取；b. 通过百度、Google 翻译获取；c. 通过“知网翻译”获取，选择频率最高词；d. 通过中国生物医学文献数据库（China Biology Medicine disc, CBM）主题检索获取；e. 在万方数据库中的检索结果摘要列表中寻找中文对应的英文关键词。推荐等级：d ＞ e ＞ c ＞ a ＞ b。

(2) 先文摘后全文：数据库可以分为文摘类数据库和全文类数据库。文摘数据库没有全文，常用文摘类型数据库包括 CBM、中国生物医学期刊引文数据库（Chinese Medical Citation Index, CMCI）等；常用全文数据库包括万方、中国知网、PubMed 及 Embase 等。先文摘了解大概内容，后全文细致研究，符合由粗到细、由广至专的逻辑思维。

3. 总结　文献检索为“查全率”与“查准率”之间的博弈。“查全”与“查准”，两者不可兼得；当博弈达到平衡时，可以认为“查全”与“查准”为动态平衡状态。文献检索应该按照先易后难的思路，符合阅读文献由浅入深的策略。

二、检索词、逻辑运算符及检索条件限定

检索词的选取，逻辑运算符的运用，以及检索条件的限定是文献检索的基本功，开展文献检索的基础。我们务必掌握，并且反复实践。

1. 关键词、自由词和主题词　检索词一般分为关键词、自由词和主题词，它们的关系见图 2–3。一般认为，关键词 = 自由词，将关键词或自由词进行“规范化”统一名称后形成了主题词。主题词 =MeSH 词（PubMed 里面的麦氏词），Embase 数据库里有其专门的 Emtree 词。

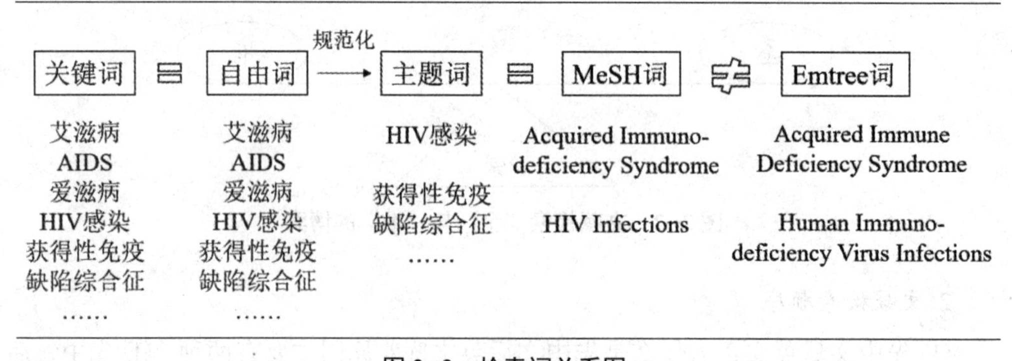

图 2–3　检索词关系图

为了读者能够直观地了解上述检索词之间的关系，我们在 CBM 数据库里分别进行主题词和关键词检索。据图 2–4 可见，主题词检索结果（序号 3）获取 48 223 篇文献，关键词检索结果（序号 9）总共获取 19 627 篇文献。主题词是关键词规范化之后的词，多个关键词指向同一个主题词，因此主题词检索的文献会更全面，准确性也会更高。以单个关键词为检索词，准确性不会低，但查全率远比不上主题词检索高。

图 2–5 显示 HIV 感染树形结构下的一些词上述关键词并没能涉及。上述检索关键词仅用了艾滋病、AIDS、爱滋病、HIV 感染及获得性免疫缺陷综合征。然而，HIV 感染主题词下还包括急性反转录病毒综合征、艾滋病相关综合征等。也就是说，用 HIV 感染这个主题词检索，HIV 感染树形图下面的所有关键词文案均会被检出。这是主题词检索获取的文献量明显多于关键词检索的原因。

关键词检索和主题词检索的比较见表 2–1。

序号	检索表达式	结果	时间
9	(#8) OR (#7) OR (#6) OR (#5) OR (#4)	19627	15:56:36
8	"获得性免疫缺陷综合征"[关键词:智能]	18249	15:56:25
7	"HIV感染"[关键词:智能]	981	15:55:38
6	"爱滋病"[关键词:智能]	88	15:55:24
5	"AIDS"[关键词:智能]	18771	15:55:07
4	"艾滋病"[关键词:智能]	18249	15:54:53
3	(#2) OR (#1)	48223	15:47:42
2	"HIV感染"[不加权:扩展]	48223	15:43:57
1	"获得性免疫缺陷综合征"[不加权:扩展]	38617	15:43:33

图 2-4 主题检索与关键词检索所获得文章数量

HIV 感染
- 急性逆转录病毒综合征
- 获得性免疫缺陷综合征
- 艾滋病相关综合征
- HIV 血清阳性
- 艾滋病痴呆复合征
- 艾滋病相关性肾病
- 艾滋病相关机会致病菌感染
- HIV 肠病
- HIV 消耗综合征
- 艾滋病动脉炎，中枢神经系统
- HIV 相关脂质营养不良综合征

图 2-5 “HIV 感染”树形结构

表 2-1 关键词检索与主题词检索的比较

关 键 词	主 题 词
必须是录入的文本词	文献的主要概念，不一定出现
以词的拼写相同为查找目标	以主题词相同为查找目标
需要把同义词查全	单个主题词可集中同义词
不需要查词表可直接键入	需查词表
不能直接与副主题词组配	能与副主题词组配
复杂关系表达不明确	复杂关系可明确表达

续 表

关　键　词	主　题　词
常出现虚假命中	不会出现虚假命中
多自由词短语要逐一查找	主题词和副主题词可作为一词检出
不能提供相关检索	提供相关检索
方便	相对准、相对全

2. *逻辑运算符的运用*　逻辑运算符一共包括三个，分别是and、or和not。如图2–6所示：and为A和B的交集；or为A和B的并集；not为A且非B。

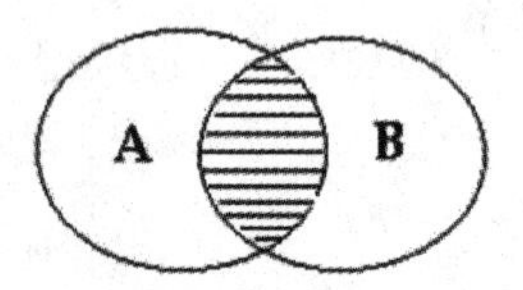

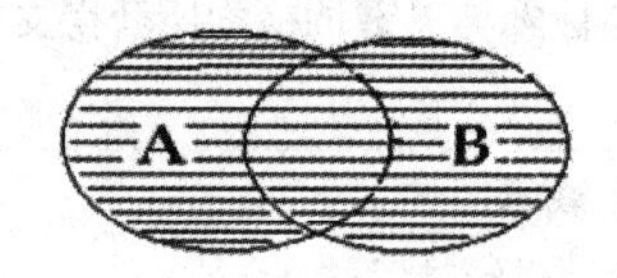

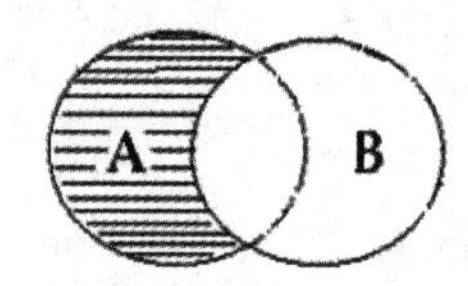

图2–6　逻辑运算符

3. *检索条件的限定*　常用中英文数据库的检索条件限制项目有所不同，但一般主要包括文献出版时间、文献类型、研究类型及杂志名称等。CBM数据库还包括年代、文献类型、年龄组及性别等限定条件（图2–7）。检索条件限制项目对已检文献进行相应条件限制，可进一步缩小“靶文章”范围，有利于文献挑选和阅读。例如，如果我们只想看最近5年的文章，完全可以把文献出版时间设定为最近5年。

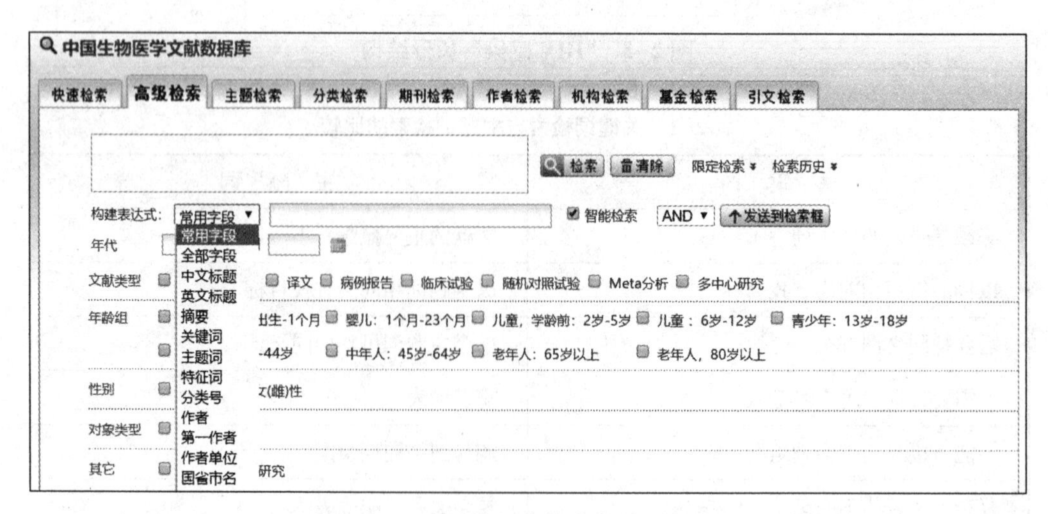

图2–7　CBM数据库检索条件限制项目

4. 技巧提示

(1) 众多科研初学者在文献检索的时候难以检索准确，其中一个重要问题是不知道如何进行主题检索。因此，推荐读者尽量使用主题词检索。如果只能找到部分主题词时，可利用自由词与主题词联合检索。

(2) 自由词检索时，若检索文献数量不足、准确率不高，则尽可能找全自由词，多重组合自由词观察文献数量和准确率。

(3) 文献检索是要根据论文撰写内容，不断调整检索词，反复检索的过程。即使是文献检索的顶级高手也不太可能做到一步检索到位。

三、主题检索策略与技巧

众多科研工作者在文献检索的时候，往往会有这种困惑，那就是“靶文献”难以检索准确。我们检索结果中发现大量主题无关文献，其中一个重要原因是没有掌握如何进行主题检索。主题检索是保证“查全率”与“查准率”的基石。科研实践过程中极其重要，我们务必反复尝试、掌握这一项基本技能。下面主要介绍如何在 CBM 中寻找主题词并进行主题词检索。

我们以“微创治疗腰椎间盘突出症疗效研究”为例，提取出关键词，“微创”“腰椎间盘突出症”及“疗效研究”。以关键词开始在 CBM 中寻找主题词。

1. “微创”主题词寻找方法　CBM 主题检索的检索入口对话框中输入“微创”，可获得关键词“微创”对应的主题词为“最小侵入性外科手术”(图 2-8)。

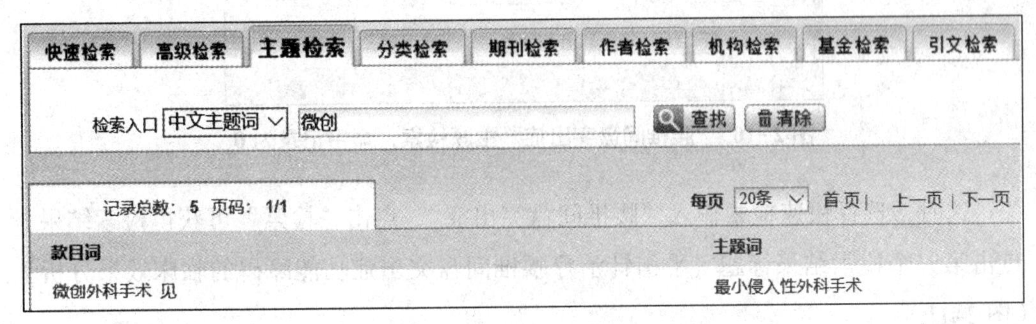

图 2-8　CBM 寻找“微创”主题词

点击“最小侵入性外科手术”蓝色字体，可进入如下界面(图 2-9)。据图可选择“加权检索”可以提高文献检索的查准率，为命中核心概念文献；不选择则效果相反，提高文献检索的查全率，也纳入非核心概念文献。副主题词是对主题词的进一步补充和限定，可以提高文献的查准率。选择时需慎重，要选择主题贴切，确实能起到补充作用的词。若不选择，则默认全部检出（查全率高）。图片最下方，显示主题词的英文全称为“Minimally Invasive Surgical Procedures”。最后点击“发送到检索框”，点击“检索”，进行主题检索。

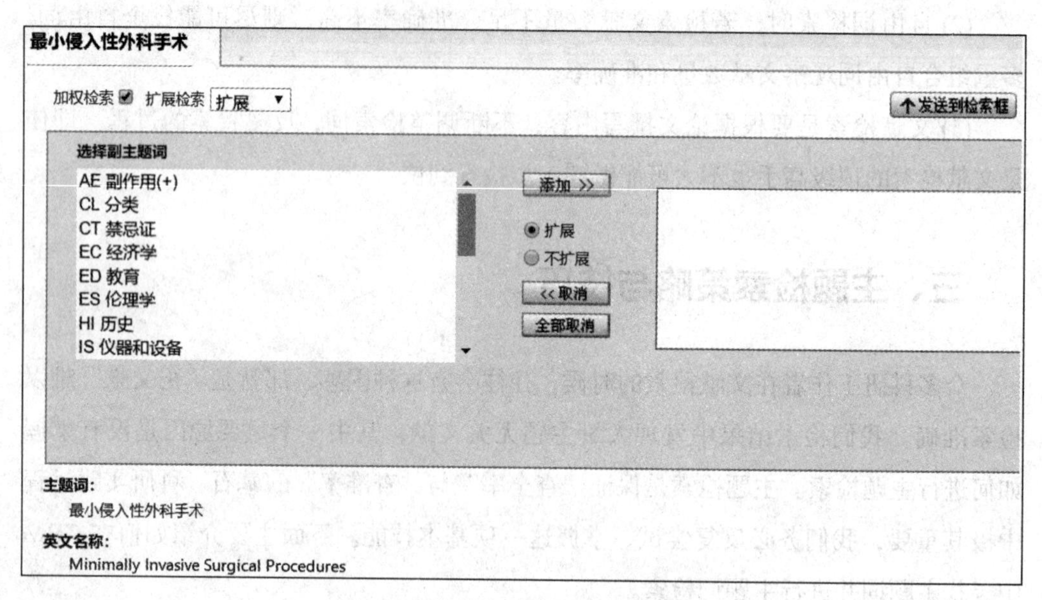

图 2–9　点击主题词后进入的界面

2.“腰椎间盘突出症”主题词寻找方法　CBM 主题检索的检索入口对话框中输入“腰椎间盘突出症”，命中记录为 0（图 2–10），可见该关键词并不是主题词。

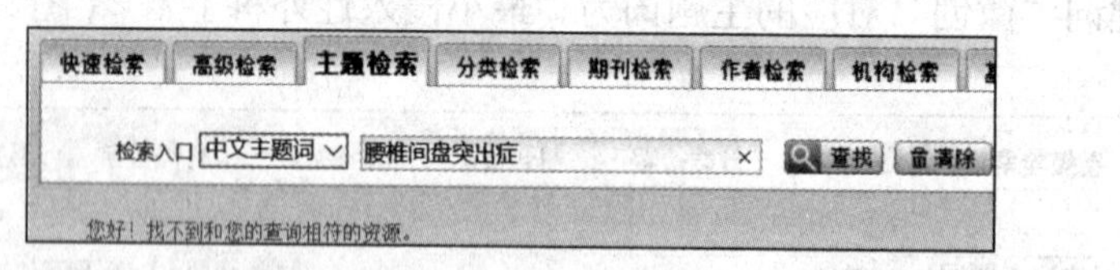

图 2–10　“腰椎间盘突出症”主题检索，命中记录为 0

这时，选择快速检索输入“腰椎间盘突出症”，点击“检索”可获得检索结果，点击第一个检索结果标题《平衡针治疗腰椎间盘突出症功能障碍的临床效果分析》（图 2–11）。

点击文献名称标题后，可进入图 2–12 的界面。在主题词一行，我们可以发现，“腰椎”及“椎间盘移位”为主题词。因此，可以认为“腰椎间盘突出症”的主题词等同于“腰椎”联合“椎间盘移位”。若前面几篇参考文献仍不能提示关键词对应的主题词，则需继续往下寻找，或者更换检索词按上述方法再次进行寻找。

1. 平衡针治疗腰椎间盘突出症功能障碍的临床效果分析

原文索取　我的数据库

作者:　马志红; 白玉

作者单位:　郑州市骨科医院治未病科，河南郑州 450052

出处:　河南医学研究　2018; 27(23)：4257-4258

相关链接:　主题相关　作者相关

图 2-11　CBM 快速检索结果

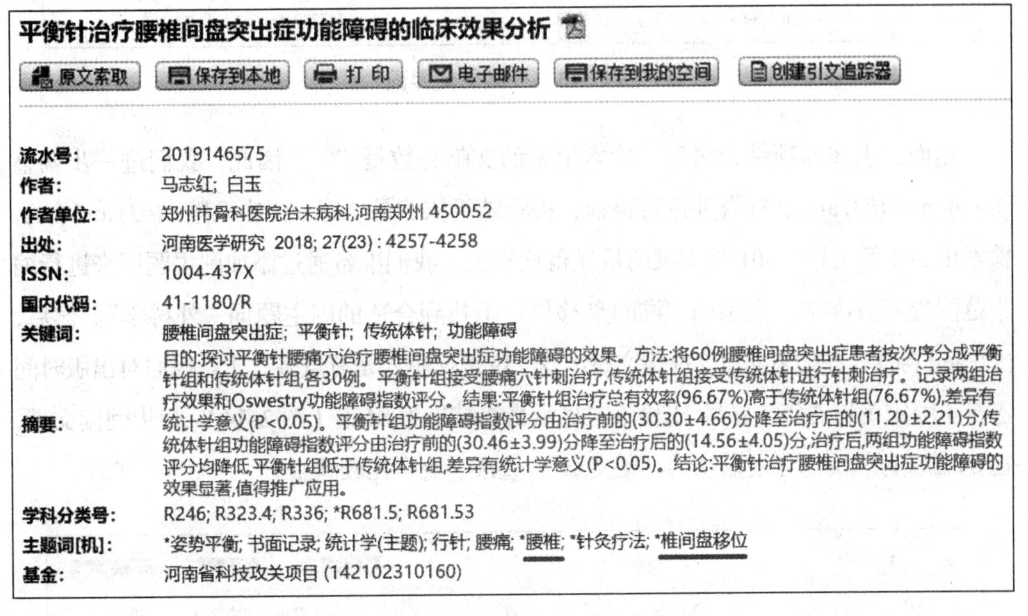

平衡针治疗腰椎间盘突出症功能障碍的临床效果分析

原文索取　保存到本地　打 印　电子邮件　保存到我的空间　创建引文追踪器

流水号:　2019146575

作者:　马志红; 白玉

作者单位:　郑州市骨科医院治未病科,河南郑州 450052

出处:　河南医学研究 2018; 27(23) : 4257-4258

ISSN:　1004-437X

国内代码:　41-1180/R

关键词:　腰椎间盘突出症; 平衡针; 传统体针; 功能障碍

摘要:　目的:探讨平衡针腰痛穴治疗腰椎间盘突出症功能障碍的效果。方法:将60例腰椎间盘突出症患者按次序分成平衡针组和传统体针组,各30例。平衡针组接受腰痛穴针刺治疗,传统体针组接受传统体针进行针刺治疗。记录两组治疗效果和Oswestry功能障碍指数评分。结果:平衡针组治疗总有效率(96.67%)高于传统体针组(76.67%),差异有统计学意义(P<0.05)。平衡针组功能障碍指数评分由治疗前的(30.30±4.66)分降至治疗后的(11.20±2.21)分,传统体针组功能障碍指数评分由治疗前的(30.46±3.99)分降至治疗后的(14.56±4.05)分,治疗后,两组功能障碍指数评分均降低,平衡针组低于传统体针组,差异有统计学意义(P<0.05)。结论:平衡针治疗腰椎间盘突出症功能障碍的效果显著,值得推广应用。

学科分类号:　R246; R323.4; R336; *R681.5; R681.53

主题词[机]:　*姿势平衡; 书面记录; 统计学(主题); 行针; 腰痛; *腰椎; *针灸疗法; *椎间盘移位

基金:　河南省科技攻关项目 (142102310160)

图 2-12　CBM 检索文献内容提要

同理，在 CBM 主题检索的检索入口对话框中分别输入“腰椎”“椎间盘移位”，进行主题检索，相应英文名称分别为“Lumbar Vertebrae”和“Intervertebral Disk Displacement”。

3. *“疗效”主题词寻找方法*　CBM 主题检索的检索入口对话框中输入“疗效”，可得“疗效”对应的主题词为“治疗结果”，英文名称为“Treatment Outcome”。

4. *主题词合并检索*　单个的主题词通过主题检索，检索完毕后点击“检索历史”，进入如下界面（图 2-13）。选择图片中主题检索序号 1、2、3、4，根据逻辑运算符应点击“and”，检索入口中会出现“(#4) and (#3) and (#2) and (#1)”，最后点击“检索”。

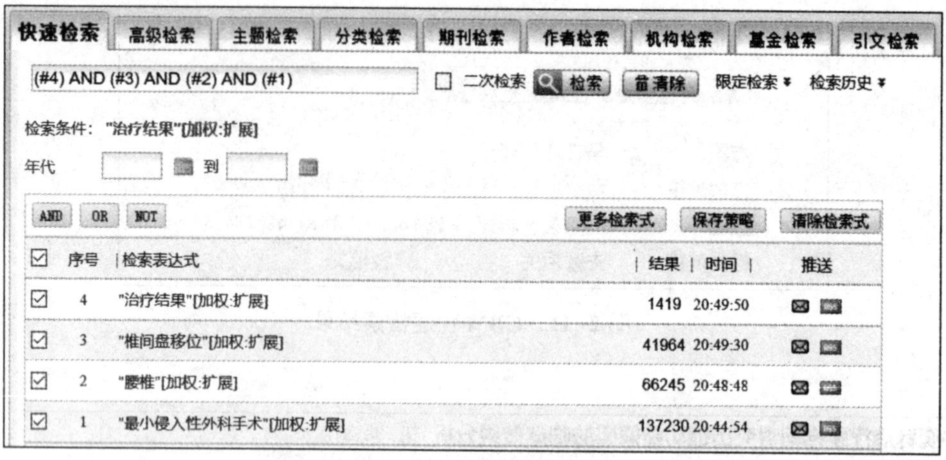

快速检索 | 高级检索 | 主题检索 | 分类检索 | 期刊检索 | 作者检索 | 机构检索 | 基金检索 | 引文检索

(#4) AND (#3) AND (#2) AND (#1)　☐ 二次检索　检索　清除　限定检索　检索历史

检索条件："治疗结果"[加权:扩展]

年代　　到

AND　OR　NOT　　更多检索式　保存策略　清除检索式

序号	检索表达式	结果	时间	推送
4	"治疗结果"[加权:扩展]	1419	20:49:50	
3	"椎间盘移位"[加权:扩展]	41964	20:49:30	
2	"腰椎"[加权:扩展]	66245	20:48:48	
1	"最小侵入性外科手术"[加权:扩展]	137230	20:44:54	

图 2-13　检索历史界面

然而，上述四项结合之后，检索出来的文献总数是“0”。因此，我们进一步调整将 (#4) and (#3) and (#1) 合并进行检索，检索结果依然是“0”。再次调整，(#3) and (#1)，检索出 301 篇文献。301 篇文献的量显得比较大，我们准备通过添加副主题词来进行缩小范围提高查准率。主题词“椎间盘移位”下找到合适的副主题词“外科学”。然后，(#9) and (#1) 合并检索获得 239 篇文献。这 239 篇文献还是有点多，于是我们对出版时间进行了限定为近五年。序号 11 检索式显示最终结果为 84 篇（图 2-14）。初步阅读文献，这 84 篇文献均为与主题贴切的“靶文章”，查准、查全比较满意。

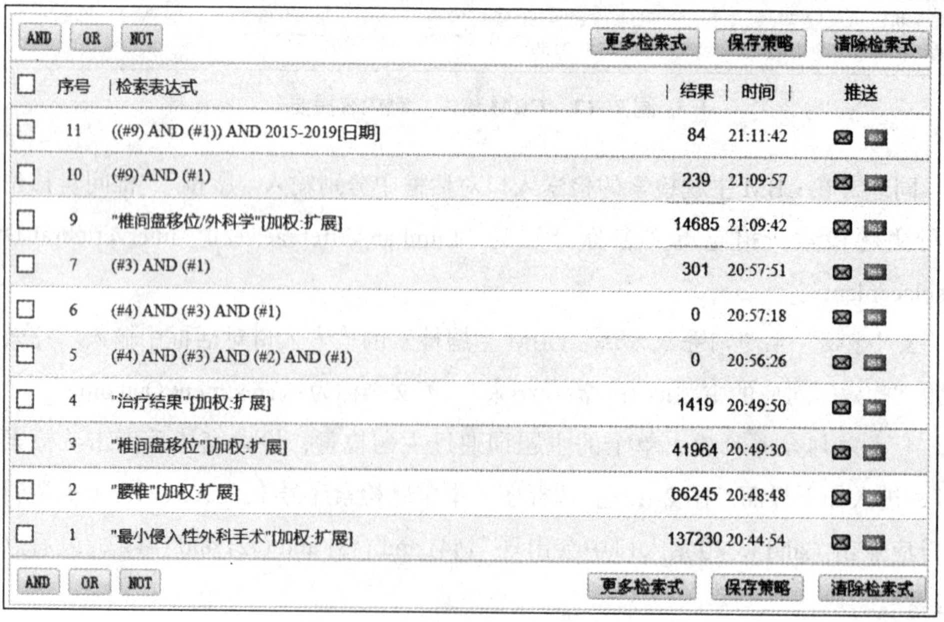

AND　OR　NOT　　更多检索式　保存策略　清除检索式

序号	检索表达式	结果	时间	推送
11	((#9) AND (#1)) AND 2015-2019[日期]	84	21:11:42	
10	(#9) AND (#1)	239	21:09:57	
9	"椎间盘移位/外科学"[加权:扩展]	14685	21:09:42	
7	(#3) AND (#1)	301	20:57:51	
6	(#4) AND (#3) AND (#1)	0	20:57:18	
5	(#4) AND (#3) AND (#2) AND (#1)	0	20:56:26	
4	"治疗结果"[加权:扩展]	1419	20:49:50	
3	"椎间盘移位"[加权:扩展]	41964	20:49:30	
2	"腰椎"[加权:扩展]	66245	20:48:48	
1	"最小侵入性外科手术"[加权:扩展]	137230	20:44:54	

AND　OR　NOT　　更多检索式　保存策略　清除检索式

图 2-14　主题词检索策略调整

5. 总结

(1) 文献检索不能一蹴而就，需要根据实际情况不断地进行调整，如检索词选择、检索条件限定及检索逻辑运算的选择。

(2) 随着数据库不断升级与更新，CBM 数据库功能与版本可能会发生一定变化，检索结果可能会有所差别。未来数据库的检索也会朝着智能化的方向发展。然而，无论如何变化，我们都需要掌握基本检索技能才能够举一反三。

四、中国知网与万方数据库文献检索

中国知网与万方数据库是中文文献检索最常用的数据库，掌握这两个中文数据库的基本检索方法，是科研工作者必须要掌握的基本技能。本节我们以“腰椎间盘突出症手术治疗并发症研究”作为检索主题在中国知网与万方数据库进行示例检索。我们根据主题提取出主要检索词“腰椎间盘突出症”“手术”及“并发症”。

1. 中国知网（CNKI） 下图为中国知网高级检索界面（图 2–15），检索入口可选词包括“主题”“关键词”“篇名”“摘要”及“全文”等。“主题”入口为在文章的题目、摘要及关键词中进行检索；“关键词”为在文章的关键词中进行检索；“篇名”在文章的标题中进行检索；“摘要”为在文章的摘要中进行检索；“全文”为在文章的全文中进行检索。此外，还可以对文献发表时间、文献来源及支持基金提供限定。

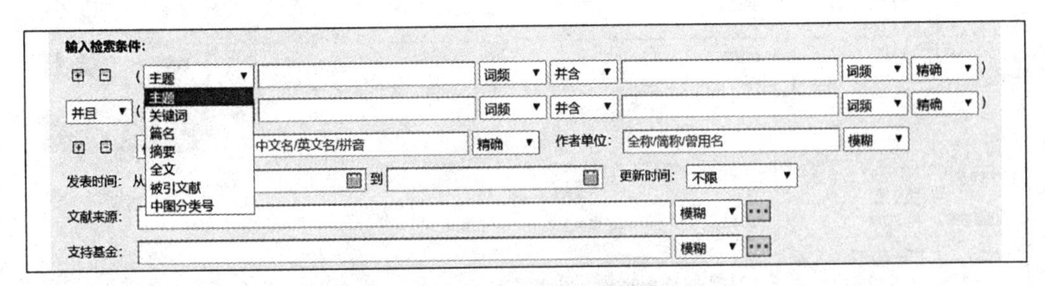

图 2–15 中国知网高级检索界面

以“腰椎间盘突出症”“手术”及“并发症”进行检索，可根据实际情况进行检索入口选择。我们这里选择了主题入口，限定发表时间为最近 5 年。我们发现检索结果中出现了非手术治疗，因此进行进一步调整，利用“不含”排除了有非手术治疗的文献（图 2–16）。

检索结果如下（图 2–17），共获得 159 篇文献。检索结果上方有分组浏览方式，包括主题浏览、发表年度浏览等。

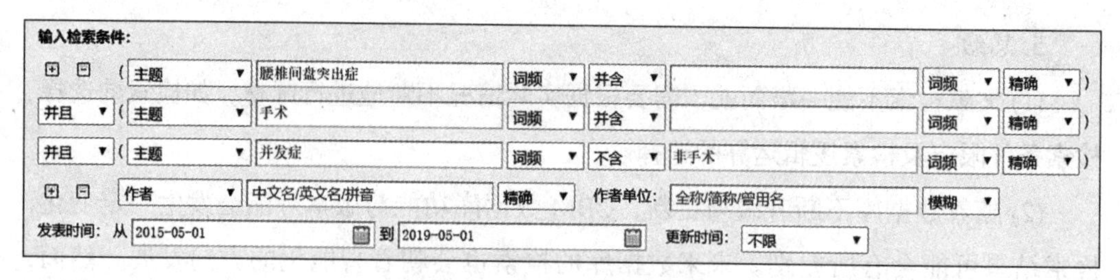

图 2–16　中国知网高级检索

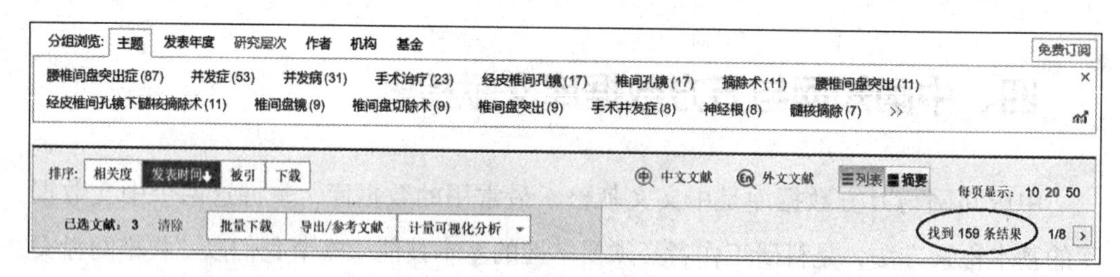

图 2–17　中国知网检索结果

2. *万方数据库*　万方数据库检索入口字段包括，“全部字段”“题名”“作者”“作者单位”“关键词”“摘要”“期刊 – 刊名”“期刊 – 第一作者”等。我们这里选择“关键词”检索入口，“腰椎间盘突出症”“手术”及“并发症”（图 2–18）。限定出版时间为最近 5 年，资源类型选择中文期刊及学位论文。

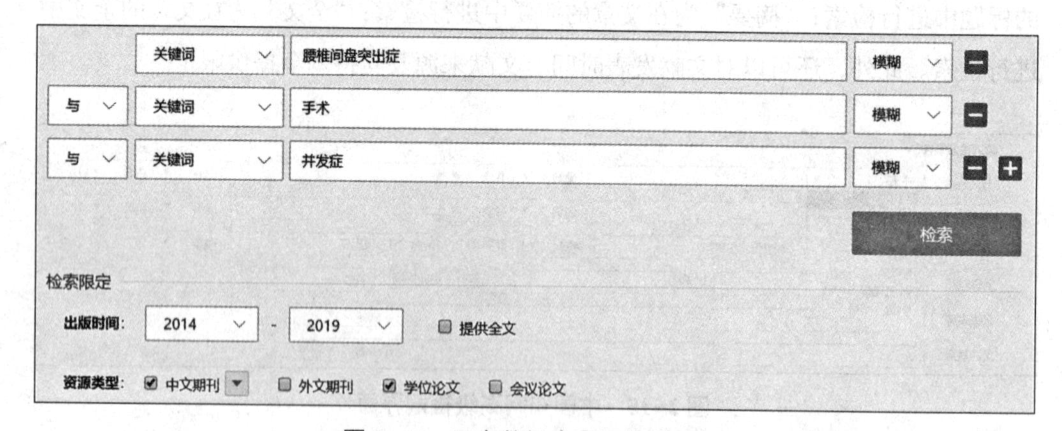

图 2–18　万方数据库高级检索界面

检索结果如下，共计获得 18 条文献（图 2–19）。此外，我们也可以选择不同的入口进行检索文献，根据检索文献的数量再次调整检索策略。如果检索获得的文献比较少，那么我们可以对检索词“手术”进行进一步具体化，例如“经椎间孔镜术”，然后用逻辑连接词“or”进行连接。

3. *注意事项*　下面对文献检索策略进行基本阐述。实际的文献检索，我们需要根据实际文献检索数量与质量对检索词和检索策略进行进一步调整。没有绝对完善的检索式，检索式都是需要根据实际检索结果不断进行调整，以达到检索全面性与准确性的平衡。

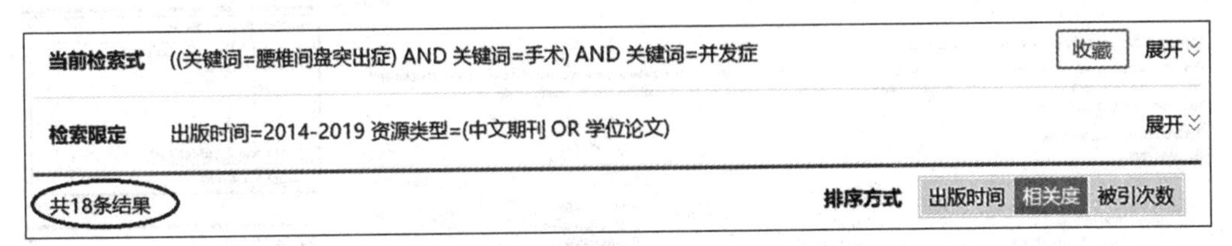

图 2-19　万方数据库高级检索结果

五、PubMed MeSH 词主题检索策略

我们已经知道 CBM 主题词 =MeSH 词。通过 CMB 数据库检索获得 MeSH 词，因此“微创治疗腰椎间盘突出症疗效研究”对应的 MeSH 词分别为“Minimally Invasive Surgical Procedures”“Lumbar Vertebrae”“Intervertebral Disk Displacement”及“Treatment Outcome”。

PubMed 检索框一栏，选择 MeSH（图 2-20）。

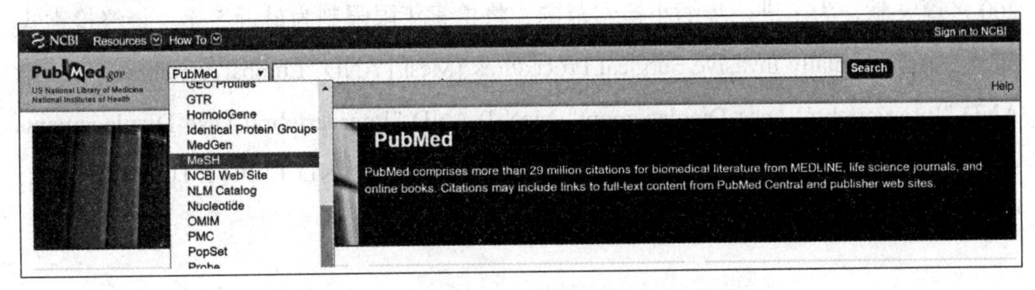

图 2-20　PubMed 主界面选择 MeSH 词检索

检索框内输入“Minimally Invasive Surgical Procedures”，点击“Search”，获得图 2-21 界面。从图中可见，这里列出了许多副主题词（Subheadings）。这里我们研究的主题是微创治疗腰椎间盘突出症的疗效，评估的是微创疗效。副主题词中没有 outcome 相关选项，那么可以不选。选择副主题词意味着缩小检索范围，针对主题适当选择。图 2-21 的最下方“Restrict to MeSH Major Topic”及“Do not include MeSH terms found below this term in the MeSH hierarchy（不搜索该 MeSH 词树形结构以下的其他 MeSH 词，即搜索“主根”，不搜“次根”）”。勾选后可缩小检索范围，提高文

献检索的准确率。选择完毕后，点击右侧“Add to search builder”。

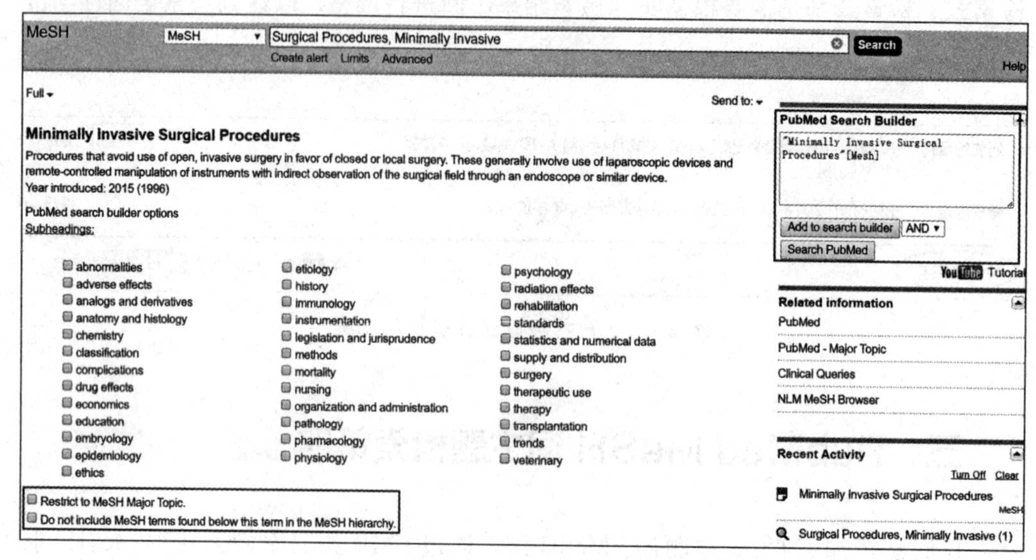

图 2-21 PubMed MeSH 词检索界面

同理，利用上述方法添加其他 MeSH 词。这里注意，在“Add to search builder”的时候，选择合适逻辑主题词 and、or 或者 not。“Intervertebral Disk Displacement”，可选副主题词“Surgery”。最后，点击“Search PubMed”可获得检索的文献。共计获得 200 多篇文献，为了进一步缩小检索范围，将检索年限限制为最近 5 年。最终检索式如下：((("Minimally Invasive Surgical Procedures"[Mesh] AND "Lumbar Vertebrae"[Mesh]) AND "Intervertebral Disc Displacement"[Mesh]) AND "Intervertebral Disc Displacement/surgery"[Mesh]) AND "Treatment Outcome"[Mesh] AND ("2011/10/10"[PDat]: "2016/10/07"[PDat])。

六、Embase Emtree 词主题检索

Embase 数据库有其专用的 Emtree 词，找准 Emtree 词能使我们查找文献事半功倍。选择 Embase 主界面 Browse 中的 Emtree（图 2-22）。

进入界面，在对话框中输入‘surgical procedures, minimally invasive’，点击“Find Term”。可见，Embase 推荐运用“minimally invasive surgery”（图 2-23）。

点击上图蓝色字体，进入界面（图 2-24）。图中 Explode 和 As major focus 相当于扩展和加权检索（也即扩大和缩小检索范围）。

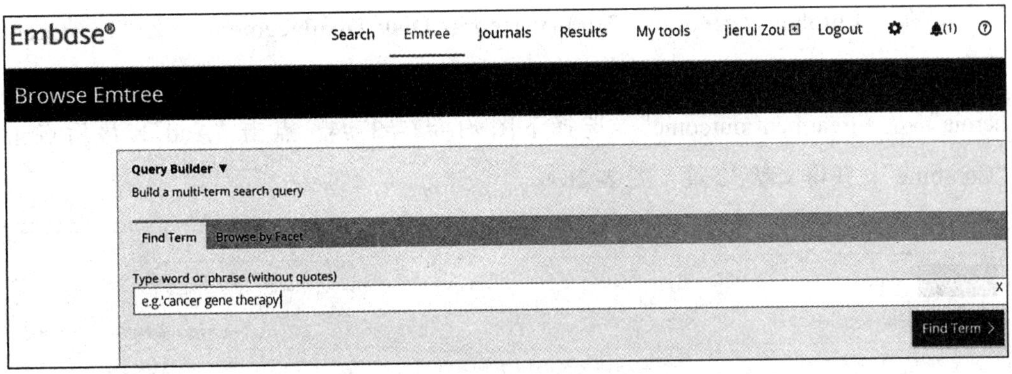

图 2–22　Embase 主界面 Browse 选择 Emtree 词

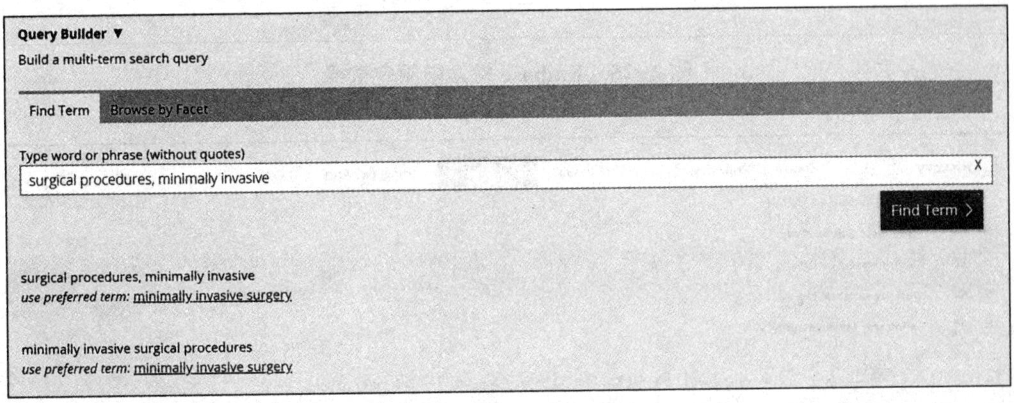

图 2–23　Embase 推荐运用“minimally invasive surgery”作为 Emtree 词

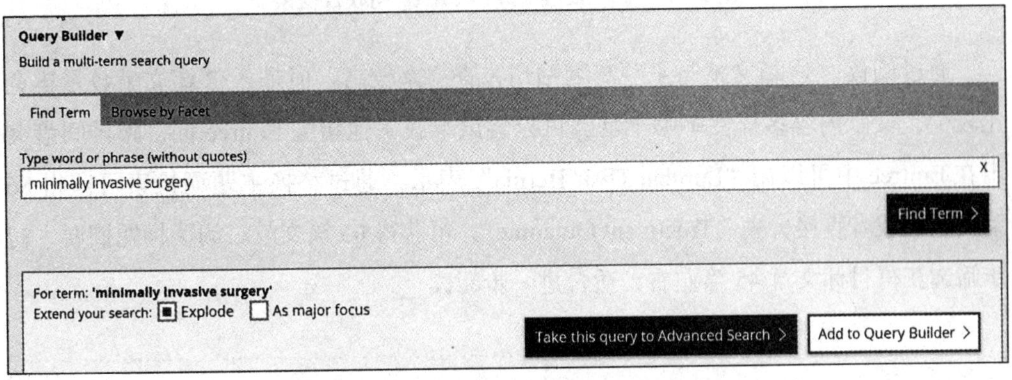

图 2–24　Embase 扩展和加权检索选项

点击“Take this query to Advanced Search”，进入界面（图 2–25）。图中“Search as broadly as possible（尽可能全，提高查全率）”和“Limit to terms indexed in article as ‘major focus’（只命中与检索词要点相符的文献，提高查准率）”，根据实际文献数量和准确性，两者选一个或不选。最后点击“Search”，检索文献。

同理，“Lumbar Vertebrae”“Intervertebral Disk Displacement”及“Treatment Outcome”在Embase中对应的Emtree词分别为“lumbar vertebra”“intervertebral disk hernia”及“treatment outcome”。选择下图#1-#2-#3-#4，点击“And”，最后点击“Combine”，获得文献32篇（图2-26）。

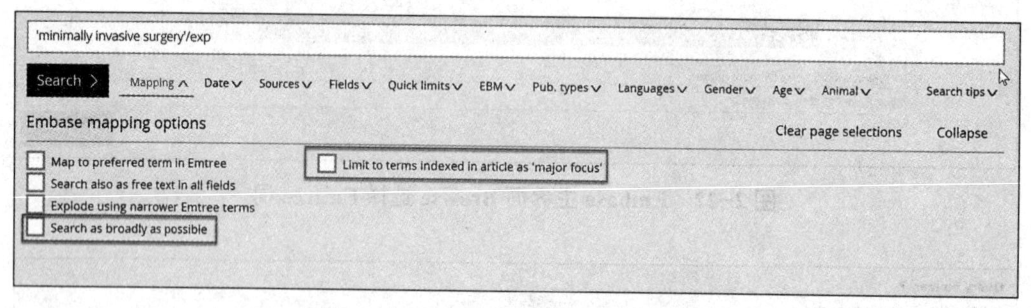

图2-25 Embase检索前限定选择

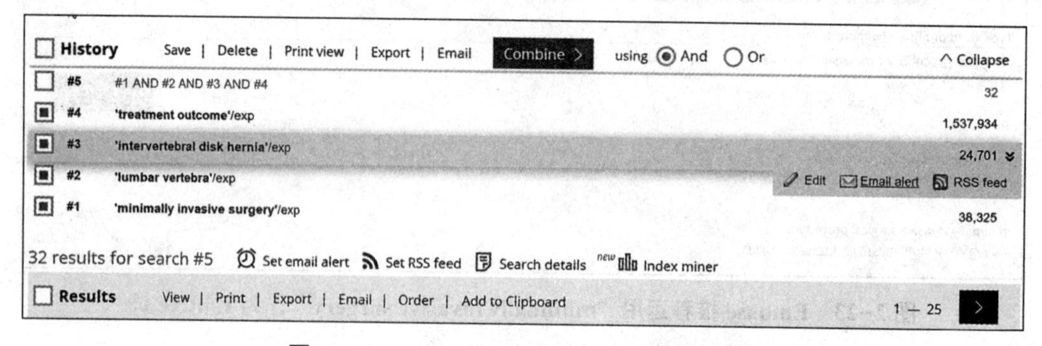

图2-26 #1-#2-#3-#4 Emtree词联合检索

通过阅读，32篇文献与主题高度贴切，查全率较高。但是，32篇文献数量毕竟比较少，文献内容多样性不够丰富。可以尝试寻找其他相关Emtree词，腰椎间盘突出在Emtree中可以用“Lumbar Disk Hernia”表示，通过替换主题词检索可获得86篇文献。或者直接舍去“Treatment Outcome”，可获得65篇文献。阅读标题摘要，初步筛选获得目标文章45篇左右，适合进一步阅读。

技巧提示

①文献检索可以视为一种“工具”，多用、多尝试、多操作。我们这里仅介绍了基本常用的主题词检索方法，检索的入口、方式和限定条件还有较多。读者可以在文献检索过程中进入每一个选项界面，尝试性地检索对比，有利于读者理解各选项的功能。

② Embase 中寻找 Emtree 词时，输入的关键词不需要引号；Quick 检索对话框中直接检索时，关键词需要加引号，否则无法检索。

③ 现在的数据库检索都在向智能化、方便快捷化方向发展，例如 CBM 的缺省智能检索、Embase 的 Quick 检索，在对话框中输入检索词时，系统会自动提示一些推荐用词，方便实用。

④ 由于数据库不断更新，数据库的使用也可能存在变化，然而无论如何变化，基本检索的思维与策略不变。掌握这些技能，举一反三，以不变应万变。

七、中文文章被引次数查询方法

我们申报课题时有可能要求将申请人的文章被引用次数列出，导师也可能会让学生查询自己已发表文章的引用次数。那么，掌握文章被引用次数的查询方法就显得非常有必要了。中文文章被引用次数的查询数据库比较多，它们各有优劣，具体介绍如下。

1. 中国生物医学期刊引文库（CMCI） 主界面作者一栏输入需要检索的作者名字（图 2-27）。我们可以在检索词一栏输入所需检索作者的单位。因不同的杂志对单位的具体记录形式可能不一致，那么这里运用作者和作者单位联合检索，检出率可能并不高。所以，我们可以直接使用作者一栏进行检索，不限定作者单位，以提高检全率。如果作者名字为常用名，例如“李刚”等，那么可以进一步限定作者单位。输入作者单位时，充分考虑作者单位可能表达形式，例如解放军总医院，可以是中国人民解放军总医院，也可以是 301 医院等。把这些可能的单位名称全部用逻辑连接词“or”连接起来以提高查全率。

点击开始检索，得到如下结果（图 2-28），据统计共 18 条结果，图片右侧显示了被引次数。依次点击每篇文章的标题，可进入文章界面查看作者单位。点击被引次数可以查看引用文章，从而区别自引或者他引。

通过具体查阅发现，该数据库一共检索出目标第一作者文章 14 篇，单篇最高引用次数 16 次，总共引用次数 48 次。依次编号 1 ～ 14，具体如表 2-2 所示。

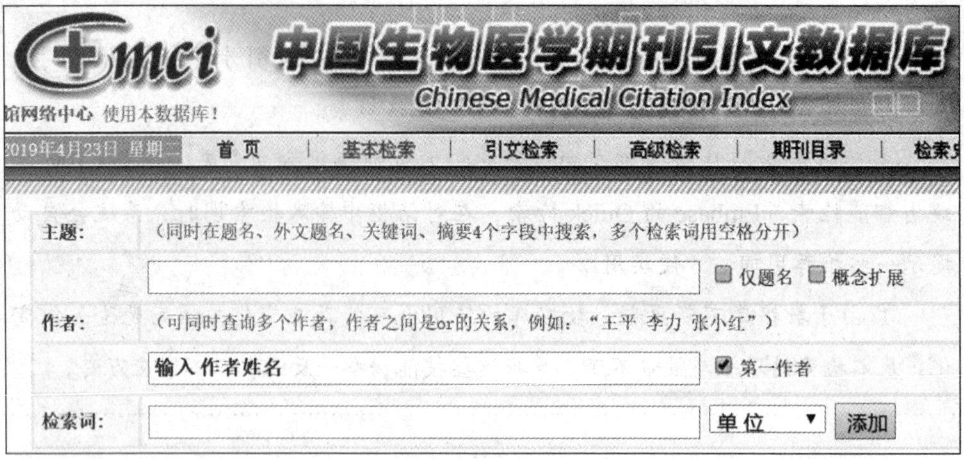

中国生物医学期刊引文数据库

Chinese Medical Citation Index

馆网络中心 使用本数据库！

2019年4月23日 星期二 首 页 | 基本检索 | 引文检索 | 高级检索 | 期刊目录 | 检索史

主题：（同时在题名、外文题名、关键词、摘要4个字段中搜索，多个检索词用空格分开）

仅题名 概念扩展

作者：（可同时查询多个作者，作者之间是or的关系，例如："王平 李力 张小红"）

输入作者姓名 第一作者

检索词： 单位 添加

图 2-27 CMCI 主界面

共检中：18 条，当前页：1/2 2 页

选择	题名	刊名	年	第一作者	参考文献	被引次数	相关文献
1	创伤评分系统的研究进展	灾害医学与救援(电子版)	2017	......	6	1	70
2	放射性粒子植入治疗脊柱转移瘤的研究进展	中国骨与关节杂志	2017	......	12	2	27
3	脊柱转移瘤的外科治疗原则	中华损伤与修复杂志	2017	......	7	–	38
4	后路减压内固定术结合术中^{125}I粒子永久性植入治疗脊柱转移瘤脊髓压迫症	脊柱外科杂志	2017	......	7	–	20
5	脊柱转移瘤预后预测模型的研究进展	中华骨科杂志	2017	......	8	1	70
6	颈椎转移瘤的外科治疗进展	中国矫形外科杂志	2016	......	7	1	30
7	MicroRNA与骨转移瘤	中华医学杂志	2016	......	6	–	39
8	骨转移瘤的溶骨与成骨机制研究进展	中华损伤与修复杂志	2016	......	–	4	–
9	免疫细胞调节骨转移瘤"恶性"循环的研究进展	中华医学杂志	2016	......	2	–	11
10	核因子-κB受体活化因子配体与骨转移瘤	脊柱外科杂志	2016	......	1	2	15

图 2-28 CMCI 检索结果

表 2-2 CMCI 作者检索结果中第一作者文献被引情况

编 号	标 题	被引次数
1	创伤评分系统的研究进展	1
2	放射性粒子植入治疗脊柱转移瘤的研究进展	2
3	脊柱转移瘤的外科治疗原则	0
4	后路减压内固定术结合术中 ^{125}I 粒子永久性植入治疗脊柱转移瘤脊髓压迫症	0
5	脊柱转移瘤预后预测模型的研究进展	1

续　表

编　号	标　题	被引次数
6	颈椎转移瘤的外科治疗进展	1
7	MicroRNA 与骨转移瘤	0
8	骨转移瘤的溶骨与成骨机制研究进展	4
9	免疫细胞调节骨转移瘤“恶性”循环的研究进展	0
10	核因子 -κB 受体活化因子配体与骨转移瘤	2
11	骨转移瘤系统性分子靶向治疗靶点与药理学制剂研究	9
12	恶性肿瘤骨转移机制的研究进展	4
13	骨转移瘤发病的细胞生物学机制与细胞分子靶向治疗	8
14	脊柱转移瘤预后、预测研究进展	16

CMCI 查询文章被引次数优缺点如下。① 优点：可一次性检出多篇文章，以及相应被引次数，查看引用的文章，明确自引或他引。② 缺点：不可下载文献全文。

2. 中国知网（CNKI） CNKI 高级检索界面选择“第一作者”，“输入作者姓名”，或联合“作者单位”进行检索（图 2–29）。

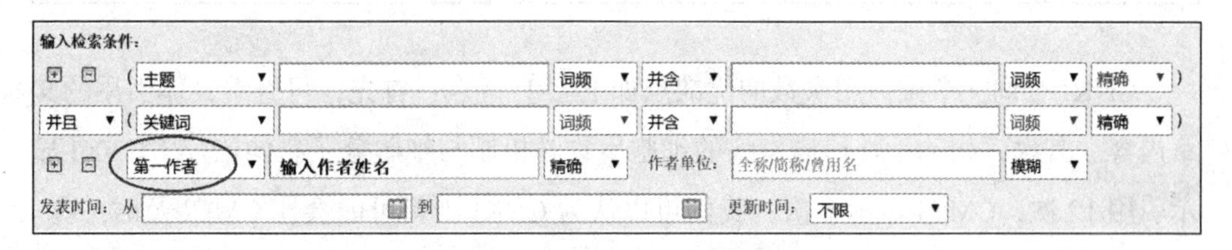

图 2–29　CNKI 高级检索界面

这里检索得到结果 19 条（图 2–30 右上角），点击题名可以查看作者单位。右侧有显示被引次数，点击被引次数的数字可以查看具体引用的文献，从而可以明确自引或者他引。

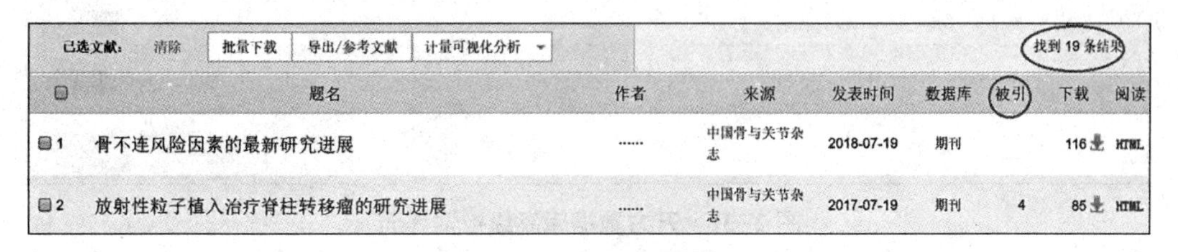

图 2–30　CNKI 检索结果

通过查阅发现，该数据库共检索出目标第一作者文章 11 篇，单篇最高引用次数 12 次，总共引用次数 45 次，具体见表 2–3（新检出 3 篇文献，新编号为 15 ～ 17）。

表 2–3　CNKI 作者检索结果中第一作者文献被引情况

编号	标　题	被引次数
1	创伤评分系统的研究进展	3
2	放射性粒子植入治疗脊柱转移瘤的研究进展	4
3	脊柱转移瘤的外科治疗原则	0
4	后路减压内固定术结合术中 ^{125}I 粒子永久性植入治疗脊柱转移瘤脊髓压迫症	0
6	颈椎转移瘤的外科治疗进展	3
8	骨转移瘤的溶骨与成骨机制研究进展	8
10	核因子 -κB 受体活化因子配体与骨转移瘤	2
13	骨转移瘤发病的细胞生物学机制与细胞分子靶向治疗	12
15	骨不连风险因素的最新研究进展	0
16	肺癌脊柱转移瘤脊髓压迫后路减压内固定术生存期预测模型的建立	8
17	股骨近端转移瘤的治疗进展	5

CNKI 查询文章被引用次数的优缺点如下。① 优点：首先，可查看具体引用的文章内容。其次，如《骨转移瘤发病的细胞生物学机制与细胞分子靶向治疗》CNKI 显示引用 12 次，CMCI 显示 8 次，我们可以认为 CNKI 更新可能会比 CMCI 及时一些。最后，可下载全文，并新检出 3 篇文献（文献 15 ～ 17）。② 缺点：查全率不高，文献 5、7、9、12 及 14 没有被检出。

3. *万方数据库*　万方数据库高级检索，选择“期刊第一作者”，或联合“作者单位”共同检索（图 2–31）。

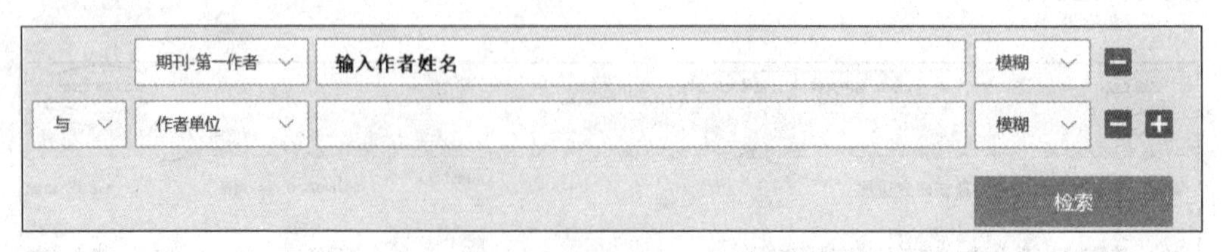

图 2–31　万方数据库高级检索界面

这里共获得期刊文献结果 22 条，点击标题可以查看作者单位，被引次数显示在页码之后（图 2–32）。

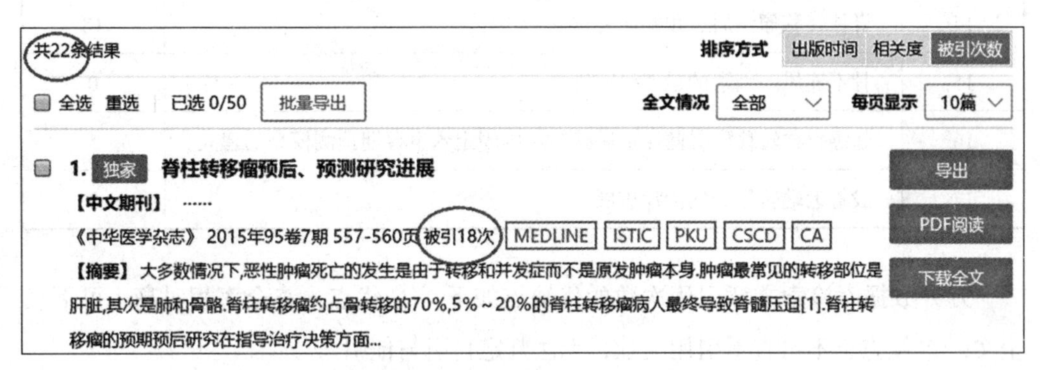

图 2–32 万方数据库检索结果

通过查阅发现，该数据库共检索出目标第一作者文章 17 篇，单篇最高引用次数 18 次，总共引用次数 52 次，具体见表 2–4。

表 2–4 万方数据库检索结果中第一作者文献被引情况

编号	标题	被引次数
1	创伤评分系统的研究进展	1
2	放射性粒子植入治疗脊柱转移瘤的研究进展	1
3	脊柱转移瘤的外科治疗原则	0
4	后路减压内固定术结合术中 ^{125}I 粒子永久性植入治疗脊柱转移瘤脊髓压迫症	0
5	脊柱转移瘤预后预测模型的研究进展	0
6	颈椎转移瘤的外科治疗进展	3
7	MicroRNA 与骨转移瘤	1
8	骨转移瘤的溶骨与成骨机制研究进展	3
9	免疫细胞调节骨转移瘤“恶性”循环的研究进展	0
10	核因子 -κB 受体活化因子配体与骨转移瘤	1
11	骨转移瘤系统性分子靶向治疗靶点与药理学制剂研究	7
12	恶性肿瘤骨转移机制的研究进展	2
13	骨转移瘤发病的细胞生物学机制与细胞分子靶向治疗	8

续 表

编 号	标 题	被引次数
14	脊柱转移瘤预后、预测研究进展	18
15	骨不连风险因素的最新研究进展	0
16	肺癌脊柱转移瘤脊髓压迫后路减压内固定术生存期预测模型的建立	5
17	股骨近端转移瘤的治疗进展	2

万方数据库检索文章引用次数的优缺点如下。① 优点：查全率相对高，可下载全文；② 缺点：不可查看引用文献，无法判定自引与他引。

4. Google 学术　Google学术也可以检索文献被引次数。将上述17篇文献的标题，依次复制入检索框，点击检索，可检出文献 16 篇，单篇最高 7 次，共计 19 次。检索到文章后，在文章标题的下方即显示被引用次数。点击被引次数，可以查看引用的具体文献。右侧有 sci-hub 下载链接，部分文献可下载全文。通过查阅发现，该数据库具体检索引用次数如下（表 2-5）。

表 2-5　Google 学术中第一作者文献被引情况

编 号	标 题	被引次数
1	创伤评分系统的研究进展	0
2	放射性粒子植入治疗脊柱转移瘤的研究进展	0
3	脊柱转移瘤的外科治疗原则	0
4	后路减压内固定术结合术中 ^{125}I 粒子永久性植入治疗脊柱转移瘤脊髓压迫症	0
5	脊柱转移瘤预后预测模型的研究进展	N
6	颈椎转移瘤的外科治疗进展	1
7	MicroRNA 与骨转移瘤	0
8	骨转移瘤的溶骨与成骨机制研究进展	0
9	免疫细胞调节骨转移瘤“恶性”循环的研究进展	0
10	核因子 -κB 受体活化因子配体与骨转移瘤	1
11	骨转移瘤系统性分子靶向治疗靶点与药理学制剂研究	2

续 表

编 号	标 题	被引次数
12	恶性肿瘤骨转移机制的研究进展	0
13	骨转移瘤发病的细胞生物学机制与细胞分子靶向治疗	4
14	脊柱转移瘤预后、预测研究进展	7
15	骨不连风险因素的最新研究进展	0
16	肺癌脊柱转移瘤脊髓压迫后路减压内固定术生存期预测模型的建立	4
17	股骨近端转移瘤的治疗进展	0

Google 学术检索文章引用次数的优缺点如下。① 优点：可输入作者姓名进行检索，可查询到引用的具体文献。② 缺点：一篇一篇地检索，文章不能被批量地检出，引用次数更新不及时。

5. 结果汇总　将目标第一作者文章在各数据库中的被引用次数总结见表 2-6。

表 2-6　第一作者文献在各中文数据库中的被引情况

文献编号	数据库				
	CMCI	CNKI	万方	Google	最高引用次数
1	1	3	1	0	3
2	2	4	1	0	4
3	0	0	0	0	0
4	0	0	0	0	0
5	1	N	0	N	1
6	1	3	3	1	3
7	0	N	1	0	1
8	4	8	3	0	8
9	0	N	0	0	0
10	2	2	1	1	2
11	9	N	7	2	9
12	4	N	2	0	4

续 表

文献编号	数据库				
	CMCI	CNKI	万方	Google	最高引用次数
13	8	12	8	4	12
14	16	N	18	7	18
15	N	0	0	0	0
16	N	8	5	4	8
17	N	5	2	0	5
合计	48	45	52	19	78

注：N 表示在相应数据库没有检索到该文献；CMCI. 中国生物医学引文数据库；CNKI. 中国知网；Google. Google 学术

从上述表格可见，可以相当准确地说，截至目前（2019），该目标作者中文可查文献的总被引用次数为 78 次，以万方数据库的总被引次数（52 次）最为接近。4 个数据库中，CMCI 最高次数 2 次（文献 5 与 11），CNKI 最高次数 7 次（文献 1、2、6、8、13、16、17），万方最高次数 1 次（文献 14），Google 最高次数 0 次。

6. 总结　笔者对上述数据库进行推荐，给出推荐等级如下。① CMCI 期刊引文库，推荐等级二颗星；② CNKI，推荐等级三颗星；③ 万方数据库，推荐等级四颗星；④ Google 学术，推荐等级一颗星。笔者推荐读者进行多个数据库联合文献检索，互相补充。联合单位检索时，应充分考虑到单位名称可能有多种变化形式，输入多种可能的单位名称以提高检全率。被引用次数是一组动态数据，随着时间的推移会产生一定变化。

八、英文文章被引次数查询方法

英文文章被引用次数查询主要用的数据库包括 Web of Science、PubMed、Embase 及 Google 学术。各个数据库均有其优缺点，下面针对每一个数据库，详细讲解具体查询方法与技巧。

1. Web of Science 数据库　“基本检索”界面，选择作者检索入口，输入作者姓名（一般为全拼），而后点击“检索”（图 2–33）。

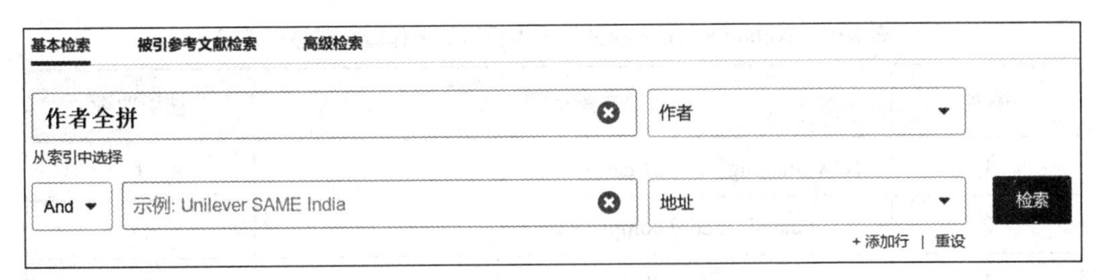

图 2–33　Web of Science 基本检索界面

输入目标作者后，我们共获得检索结果文献 34 篇，点击标题可查看作者单位。经过查阅单位，Web of Science 共检出目标作者一作英文文章 7 篇。被引频次位于标题右侧，点击被引频率的数字可查看引用的具体文献（图 2–34）。

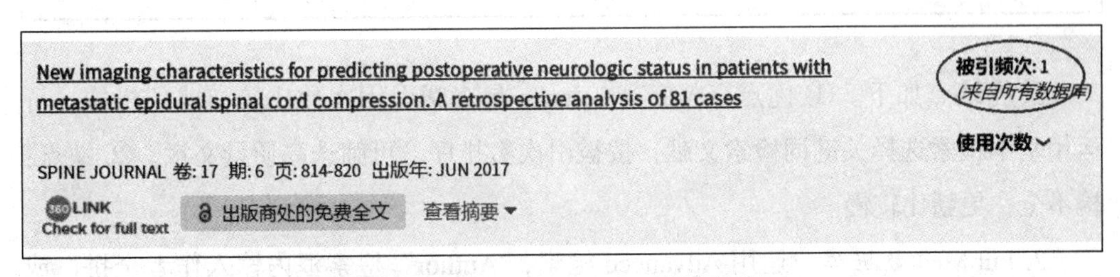

图 2–34　Web of Science 检索结果

我们也可联合作者单位共同检索（选择“地址”，逻辑检索词“AND”）。这里注意，作者单位填写有如下字段要求，输入时要格外小心，否则容易导致错误信息出现。

检索“地址”字段。

① 通过在作者地址中输入机构和（或）地点的完整或部分名称，可以检索“地址”字段。例如，Univ 和 University 可查找记录中的地址字段出现检索词“Univ”的机构。

② 输入全名时，请不要在名称中使用冠词（a、an、the）和介词（of、in、for）。例如，可以输入 UNIV Pennsyvania，但输入 University of Pennsylvania 将导致错误信息。

③ 请注意，常用地址检索词可能在产品数据库中采用缩写形式。例如，单词 Department 可能缩写为 Dept 或 Dep。

④ 建议您将“地址”检索与“作者”检索结合起来使用，这样可扩大或缩小检索结果。

注意：在 Web of Science 核心合集和 Current Contents Connect 记录中，全记录的作者姓名后可能会带有上标数字。这表示已经在该作者姓名与地址之间建立了关联。单击数字链接时，系统将转到“地址”字段，您可以从中看到作者的地址。

Web of Science 检索结果中目标第一作者文献被引用情况见表 2–7。

表 2-7 Web of Science 检索结果中目标第一作者文献被引情况

编号	文献标题	被引次数
1	New imaging … of 81 cases	1
2	A validated … cord compression	11
3	Who are … Scoring System	16
4	What are … systematic comparison	1
5	Percutaneous … a case report	1
6	Prediction … lung cancer	19
7	Clinical … stabilization surgery	0

其优缺点如下。① 优点：Web of Science 是查阅引用次数比较权威的机构，可运用基本检索选择关键词检索文献，按被引次数排序，可筛选高质量文章。② 缺点：检不全，更新比较慢。

2. PubMed 数据库　运用 Advanced 检索，“Author”检索框内输入作者全拼，或联合“Affiliation”检索框内（也可选择“All Fields”检索入口）输入作者单位（不能加冠词 the，否则无法检索）(图 2-35)。点击“Search”，检索获得目标第一作者英文文章共计 5 篇。图 2-36 显示文献被引用次数。

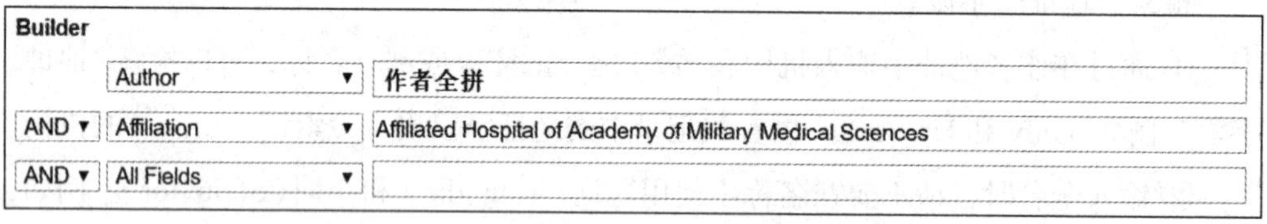

Builder
Author ▾ 作者全拼
AND ▾ Affiliation ▾ Affiliated Hospital of Academy of Military Medical Sciences
AND ▾ All Fields ▾

图 2-35　PubMed Advanced 检索界面

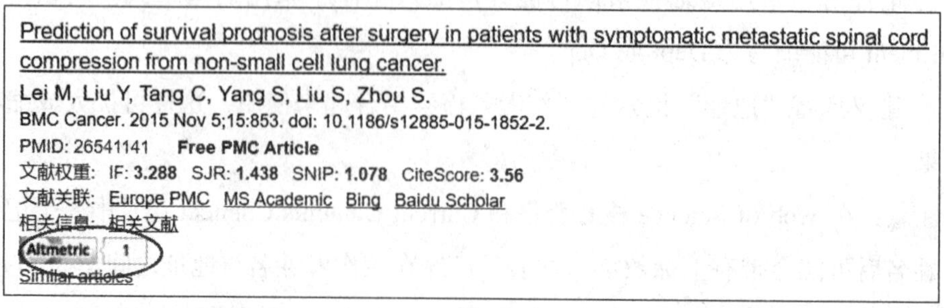

Prediction of survival prognosis after surgery in patients with symptomatic metastatic spinal cord compression from non-small cell lung cancer.
Lei M, Liu Y, Tang C, Yang S, Liu S, Zhou S.
BMC Cancer. 2015 Nov 5;15:853. doi: 10.1186/s12885-015-1852-2.
PMID: 26541141　Free PMC Article
文献权重：IF: 3.288　SJR: 1.438　SNIP: 1.078　CiteScore: 3.56
文献关联：Europe PMC　MS Academic　Bing　Baidu Scholar
相关信息：相关文献
Altmetric 1
Similar articles

图 2-36　PubMed Advanced 检索结果显示被引用次数

PubMed 检索结果目标第一作者文献被引用情况见表 2–8。

表 2–8 PubMed 检索结果中目标第一作者文献被引情况

编 号	文献标题	被引用次数
1	New imaging … of 81 cases	1
2	A validated … cord compression	0
3	Who are … Scoring System	11
5	Percutaneous … a case report	0
6	Prediction … lung cancer	1

PubMed 数据库优缺点如下。① 优点：PubMed 有普通网络（非图书馆链接入口）即可进行检索。② 缺点：检索获得的“靶文章”数量比 Web of Sciences 少，被引用次数更新状态也不快。

3. Embase 数据库　Embase 主界面，选择 Search、Quick search 检索（图 2–37）。选择“Author name”，输入名字（姓 + 名的第一个大写字母，并用英文单引号括住，否则检不出）。选择逻辑运算符“and”，选择“All fields”，输入单位名称（去掉冠词 the，并用英文单引号括住，否则检不出）。

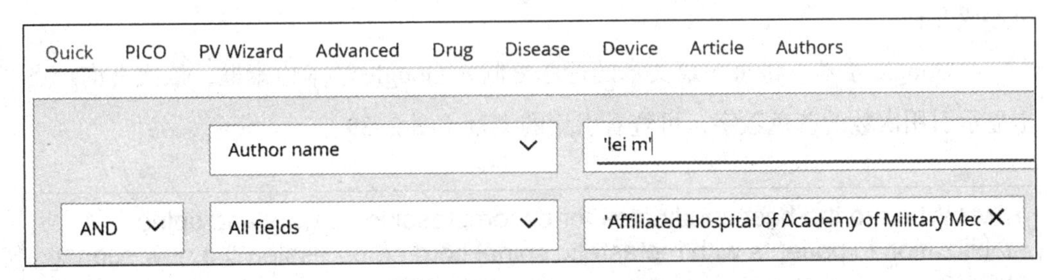

图 2–37　Embase 主界面

点击检索，获得英文文献 11 篇，其中目标第一作者英文文章 9 篇。文章标题下方，页码正后方显示，Cited by 即为该文献被引用次数（图 2–38）。

Prediction of survival prognosis after surgery in patients with symptomatic metastatic spinal cord compression from non-small cell lung cancer
Lei M., Liu Y., Tang C., Yang S., Liu S., Zhou S.
BMC Cancer 2015 15:1 Article Number 853 Cited by: 16

图 2–38　Embase 检索结果显示被引次数位置

Embase 检索结果目标第一作者文献被引用情况见表 2–9。

表 2–9　Embase 检索结果中目标第一作者文献被引情况

编　号	文献标题	被引次数
1	New imaging … of 81 cases	1
2	A validated … cord compression	12
3	Who are … Scoring System	13
4	What are … systematic comparison	1
5	Percutaneous … a case report	1
6	Prediction … lung cancer	16
8	Validation of … metastatic cancers	0
9	Individual strategy … cord compression	13
10	Posterior … pair analysis	13

Embase 数据库检索被引用次数的优缺点如下。① 优点：检索靶文献相对比较全，引用次数更新相对较新。② 缺点：被引用次数与 Web of Sciences 有一定差异，可形成互补。

4. Google 学术　将每一篇文章的标题复制入 Google 学术检索框，依次查询。点击显示引用次数的蓝色数字，可查看引用的文章（图 2–39）。

[HTML] Who are the best candidates for decompressive surgery and spine stabilization in patients with metastatic spinal cord compression?: a new scoring system

M Lei, J Li, Y Liu, W Jiang, S Liu, S Zhou - Spine, 2016 - ncbi.nlm.nih.gov

Study Design. A retrospective study. Objective. This study aims to develop a new scoring system that can guild surgeons to select the best candidates for decompressive surgery in patients with metastatic spinal cord compression (MSCC). Summary of Background Data …

☆ 99 被引用次数：20 相关文章 所有 6 个版本

图 2–39　Google 学术查询结果

Google 学术检索结果目标第一作者文献被引用情况见表 2–10。

表 2-10 Google 学术目标第一作者文献被引情况

编 号	文献标题	被引次数
1	New imaging … of 81 cases	2
2	A validated … cord compression	21
3	Who are … Scoring System	20
4	What are … systematic comparison	1
5	Percutaneous … a case report	1
6	Prediction … lung cancer	32
7	Clinical … stabilization surgery	0
8	Validation of … metastatic cancers	N
9	Individual strategy … cord compression	20
10	Posterior … pair analysis	22

注：N 表示没有检索到该文献

Google 学术查询文章被引用次数的优缺点如下。① 优点：引文更新快、全，可以查看引用的具体文献。② 缺点：虽然可以输入名字查询，然而并不准确。需要我们一篇一篇地依次检索查阅。

5. 文章被引次数汇总 各英文数据库显示，目标第一作者文章的被引用次数汇总见表 2-11。

表 2-11 第一作者文献在各英文数据库中的被引情况

文献编号	数 据 库				最高引用次数
	Web of Sci	PubMed	Embase	Google	
1	1	1	1	2	2
2	11	0	12	21	21
3	16	11	13	20	20
4	1	N	1	1	1
5	1	0	1	1	1
6	19	1	16	32	32

续 表

文献编号	数 据 库				最高引用次数
	Web of Sci	PubMed	Embase	Google	
7	0	N	N	0	0
8	N	N	0	N	0
9	N	N	13	20	20
10	N	N	13	22	22
合计次数	49	13	70	119	119

注：N 表示没有检索到该文献

从上表可见，截至 2019 年检索日期，目标第一作者英文可查文献总被引用次数为 119 次。

6. 总结　上述四个数据库，推荐等级如下。① Web of Science，推荐等级二颗星；② PubMed，推荐等级二颗星；③ Embase，推荐等级三颗星；④ Google 学术，推荐等级五颗星。推荐读者使用 Web of Science 按照被引用次数排序筛选高质量英文论文。文献检索获得的靶文献比较少时，推荐读者运用 Google 学术，通过阅读引文文献寻找与主题相关的论文。英文重名比较多，单纯作者检索时检出来的文献比较多，不好筛选。联合作者单位检索需注意各数据库对单位格式的字段要求。

九、互联网下载文献方法

一般普通高校或者大型医院均定购有文献数据库，因此读者可以通过自己的大学或者研究机构内网获取文献全文。各机构所购买的数据库不同，并且研发的文献下载系统和方式各有差异。大多数研究机构受网络限制，其研究人员只有在内部网络的情况下方能下载获取全文，部分研究机构在有常规互联网的情况下登录该机构的账号与密码便可以获取下载文献全文的权限，这无疑大大方便了科研工作者。

本节主要向读者介绍在常规互联网的情况下获取文献全文的方法。

1. SCI-HUB　读者可以网上搜索“SCI–HUB”获取到具体网址。网址的主界面见图 2–40，在 SCI–HUB 对话框内，输入文献的网址或 PMID 或 DOI，点击“open”，填写网页生成的验证码后，便可以获取文献全文。PMID 是 PubMed 数据库对每一篇文献的编码，DOI 是文章编码，相当于文献的身份证。

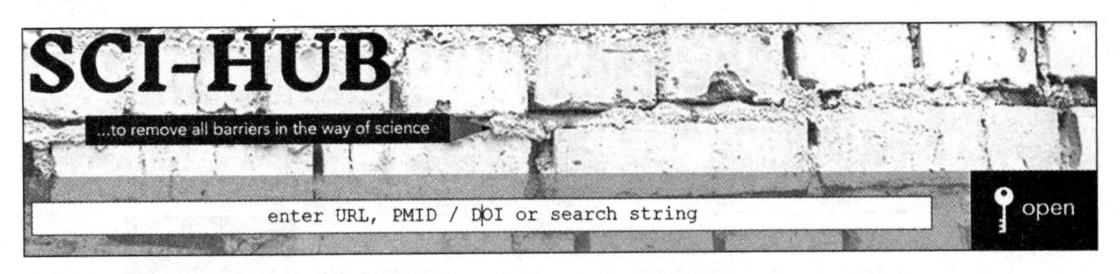

图 2-40　SCI-HUB 的主界面

2. Google 学术镜像　读者可以网上搜索“Google 学术镜像网址”获取到具体网址。进入 Google 学术镜像后，会出现图 2-41 界面。绿色的表示可以使用，红色的表示不可使用。点击绿色，进入 Google 学术。复制文献名称到检索框，点击“查找”，检索所需文献。点击引号（文献下方左侧五角星之后图标），可获得该文献三种格式的参考文献。引文下方，第二个为 EndNote，点击 EndNote 可以将文献添加入本机 EndNote 软件。部分文献的名词右侧会出现绿色可下载字样，点击可下载该文献全文。

Google
镜像导航
学术搜索
网页搜索
学术镜像1：takes 0.37s.
现在访问
学术镜像2：takes 0.33s.
现在访问
学术镜像3：takes 0.16s.
现在访问
网页镜像1：takes 0.02s.
现在访问
网页镜像2：连接超时！
网页镜像3：takes 3.56s.
现在访问

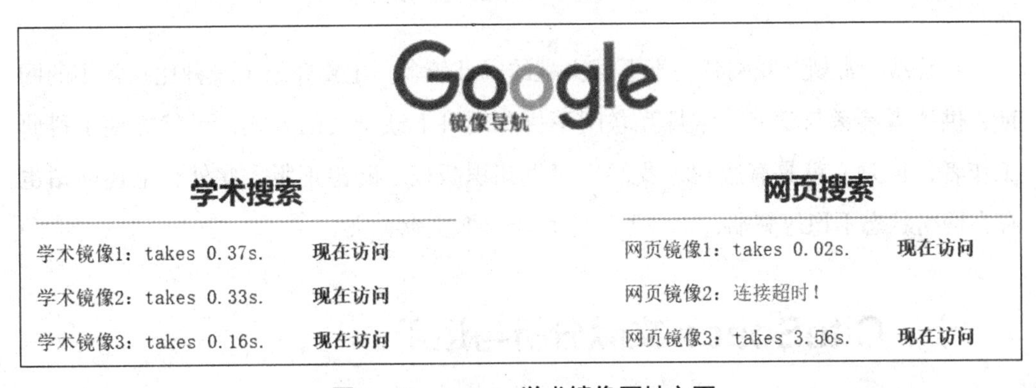

图 2-41　Google 学术镜像网址主页

3. GeenMedical　互联网搜索“GeenMedical”可进入主页。从主页面，我们可以看到 PubMed 选项入口，检索框内可以输入英文检索词 / 英文标题 /DOI/PMID/ 检索式（图 2-42）。点击检索框右侧可以进入高级检索，可以对检索字段中标题 / 第一作者 / 最后一位作者 / 期刊名称 / 出版日期等做出限定。从 PubMed 复制的检索式也可以直接粘贴到 GeenMedical 进行检索。

检索文献后，还可以对文献进一步进行限定，例如 GeenMedical 可以对文献类型、出版年份、影响因子等进行限定，缩小文章范围，便于读者获取靶文献（图 2-43）。

检索到的结果，文献下方显示了引用次数，导出至 EndNote 等。点击右下角“点击下载”便可下载文献。

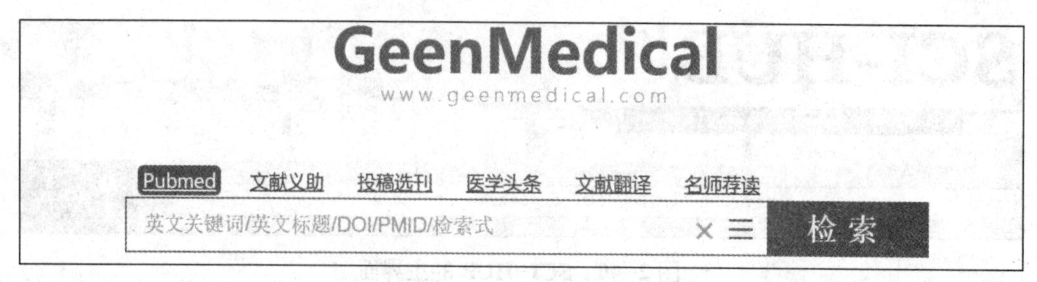

图 2-42　GeenMedical 主页面

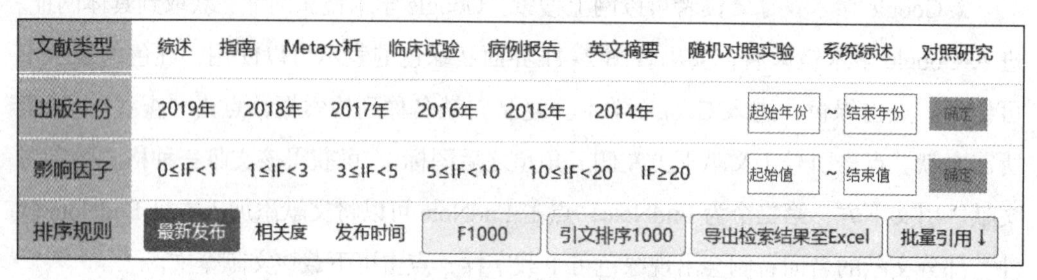

图 2-43　GeenMedical 检索限定条件

4. 总结　常规互联网状态下下载文献的网址较多，主要介绍了三种比较常用的网址，供读者参考与学习。常规互联网不付费便可下载全文的方式，虽然方便了科研工作者，但是文献具有版权，我们应尊重知识版权，购买正版。此外，上述网站也存在网络状态不稳等弊端，也并不一定均能获取文献全文。

十、CiteSpace 文献分析与运用

面对呈指数增长的医学文献信息，我们可能会陷入选题困难症。科学选题快速了解某领域的“前世”“今生”和“来世”，最快、最好的方法之一就是利用知识图谱的工具帮助构建知识体系①。本节为读者推荐可视化分析软件 CiteSpace，该软件是一款可视化科学文献分析工具，可以探寻出学科领域演化的关键路径及知识转折点。并且，该软件完全免费，功能强大，更新频率高，是欧美和中国学者目前最喜欢的可视化软件之一。本节将以“腰椎间盘突出症”为例为读者介绍 CiteSpace 基本的使用方法。

1. 软件下载和安装　下载地址 https://sourceforge.net/projects/citespace/files/latest/download (Accessed July 9, 2019)，或读者自行网上搜索。安装过程需要注意，因为

① 李杰，陈超美 . 科技文本挖掘及可视化 [M]. 北京：高等教育出版社，2017：120-122.

CiteSpace 基于 JAVA 编写，所以要运行该软件还必须先安装 JAVA。CiteSpace 下载完毕后，解压打开软件，点击 StartCiteSpace_Windows 文件即可运行软件。运行后，弹出对话框选择运行区域，一般选择“2”即可。弹出“欢迎”页面，选择最下端的“Agree”。安装成功后，打开使用页面（图 2-44），待用。

2. 数据准备：检索和导出 下方的例子为笔者从 Web of Science 上下载近十年关于“腰椎间盘突出症（lumbar disc herniation）”的文章数据。步骤说明如下。

(1) 建立项目：建立一个文件夹，将其命名为“lumbar disc herniation”。在该文件夹下面建立两个子文件夹“data”和“project”（图 2-45）。data 文件夹主要是为了软件使用者存放导出的文件。project 文件夹主要是用于该软件自动存放分析后的结果。

(2) 数据库检索：打开 Web of Science 数据库，注意要在选择数据库处选择“Web of Science 核心合集”（图 2-46）。根据检索的需求设定检索条件。检索内容上，检索框内填入“lumbar disc herniation”，选择主题检索。检索时间上，查询近 10 年的文献，故自定义年代为 2009—2018。最后点击“检索”，检索后共获得 1625 条文献。注意，Web of Science 只有核心合集的数据肯定含有参考文献，如果选择数据库不注意选择核心合集的话，导出的文件将不一定有参考文献。

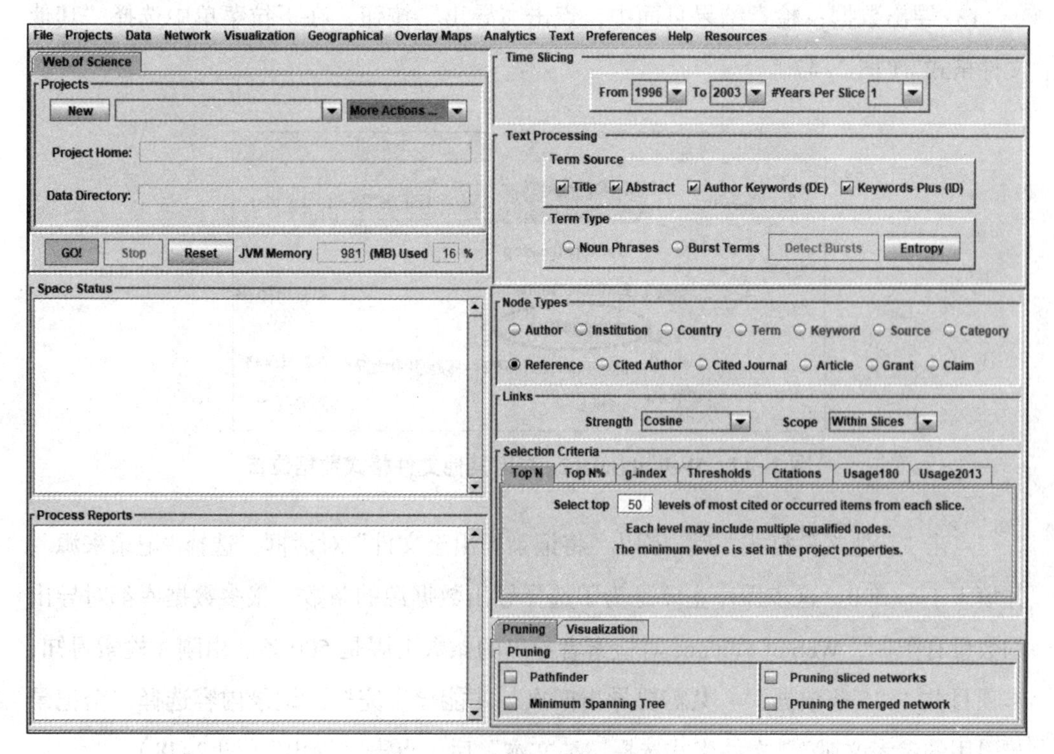

图 2-44 CiteSpace 主页面

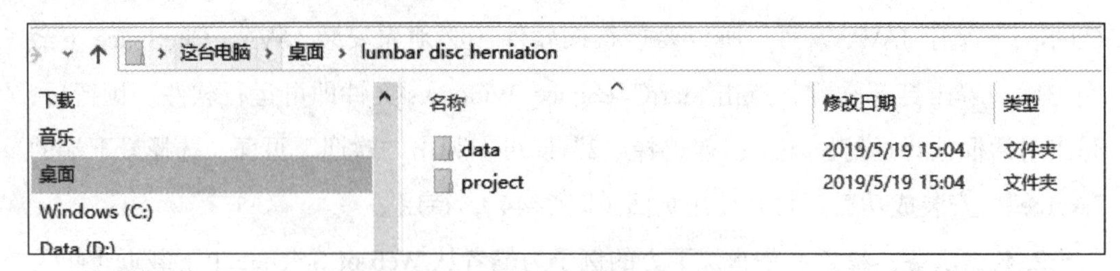

图 2-45　建立文件夹准备存储文件

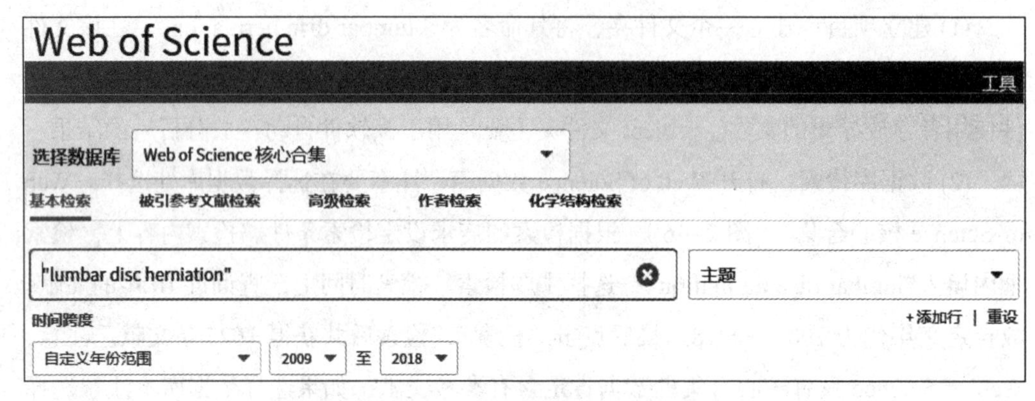

图 2-46　Web of Science 核心合集检索式

(3) 导出数据：检索结果页面中，点击“导出”按钮，在下拉菜单中选择“其他文件格式”（图 2-47）。

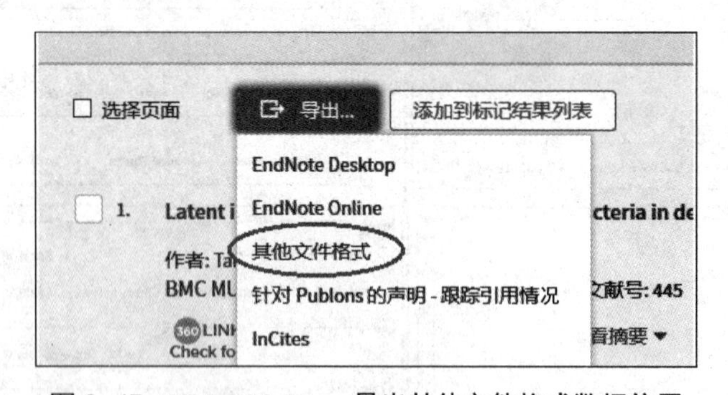

图 2-47　Web of Science 导出其他文件格式数据位置

点击“其他文件格式”后，弹出“将记录导出至文件”对话框，选择“记录来源”，并填入 1 ~ 500。这步操作主要是为了选择导出数据源的条数。很多数据库都对导出的数量有限制，Web of Science 对检索者导出的条数上限是 500 条。由刚才检索得知，本项目共 1625 条数据，一共需要导出四次，才能导出完毕。记录内容选择“全记录与引用的参考文献”，文件格式选择“纯文本”后，点击“导出”（图 2-48）。

将记录导出至文件
页面上的所有记录
记录来源: 1 至 500
一次不超过 500 条记录。
记录内容:
全记录与引用的参考文献
文件格式
纯文本
取消
导出

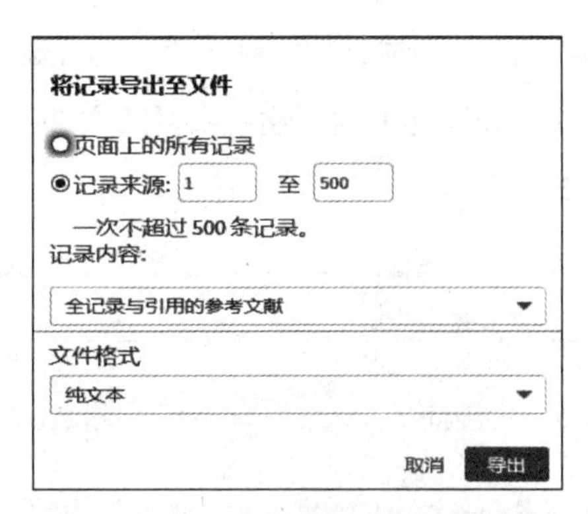

图 2–48 将记录导出至文件设置

点击"导出"后，弹出对话框，选择将导出的数据存放到刚才建立的项目文件夹的 data 内，并命名为"download_1–500"。点击保存。由于本项目共 1625 条数据，Web of Science 对检索者每次能导出的条数上限是 500 条，所以以上导出数据的过程应重复三次。后三次在"将记录导出至文件"对话框中分别选择数据 501 ～ 1000、1001 ～ 1500 和 1501 ～ 1625，保存的文件分别对应命名为"download_501–1000""download_1001–1500"及"download_1501–1625"，都保存到 data 文件夹中待用（图 2–49）。数据的准备已经全部完毕。注意，下载好的数据一定要转化成 download_1–***（数据数量）的格式，否则软件无法识别。

download_1-500	2019/5/19 15:07	文本文档	2,731 KB
download_501-1000	2019/5/19 15:10	文本文档	2,712 KB
download_1001-1500	2019/5/19 15:10	文本文档	2,860 KB
download_1501-1625	2019/5/19 15:12	文本文档	633 KB

图 2–49 数据库命名保存方式

3. 数据准备：导入和设置参数 回到软件打开界面，在软件中建立项目。点击"New"按钮（图 2–50）。

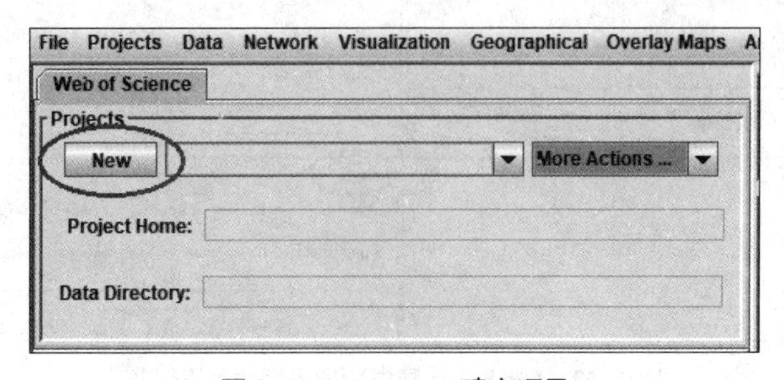

图 2–50 CiteSpace 建立项目

弹出建立新项目对话框，将“Title”命名为“lumbar disc herniation”“Project Home”和“Data Directory”分别选中刚才建立项目的文件的 project 文件夹和 data 文件夹（图 2–51）。点击“Save”。

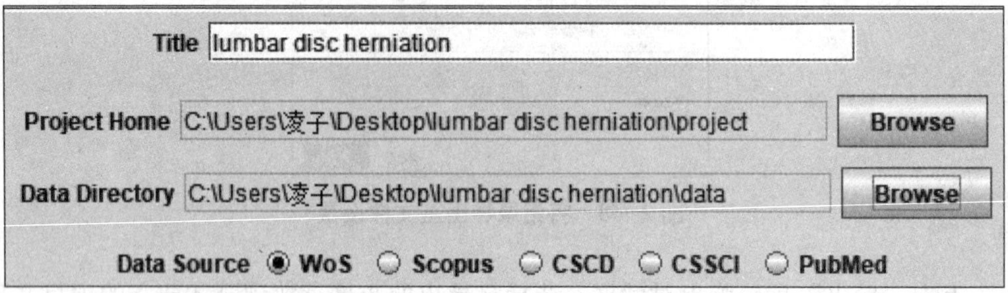

Title lumbar disc herniation

Project Home C:\Users\凌子\Desktop\lumbar disc herniation\project Browse

Data Directory C:\Users\凌子\Desktop\lumbar disc herniation\data Browse

Data Source WoS Scopus CSCD CSSCI PubMed

图 2–51 CiteSpace 建立新项目

此时,Projects 区域，出现了刚才建立的“lumbar disc herniation”项目。在“Time Slicing（时间切片）”区域选择刚才检索的时间区 2009—2018，默认为 1 年一分割。在“Node Types（节点类型）”选择“Reference（文献共被引）”进行分析。点击“GO！”按钮，软件就开始读取数据了（图 2–52）。

可以看到此时“Space Status”区域，已经有按年的数据在以 1 年为一类的不断产生（图 2–53）。

数据处理完毕后，会自动弹出对话框，点击“Visualize”（可视化）即可展现数据可视化后的效果。注意：如果点击“Save As GraphML”则可以导出另外一个可视化软件 GraphML 可读的数据文件（图 2–54）。

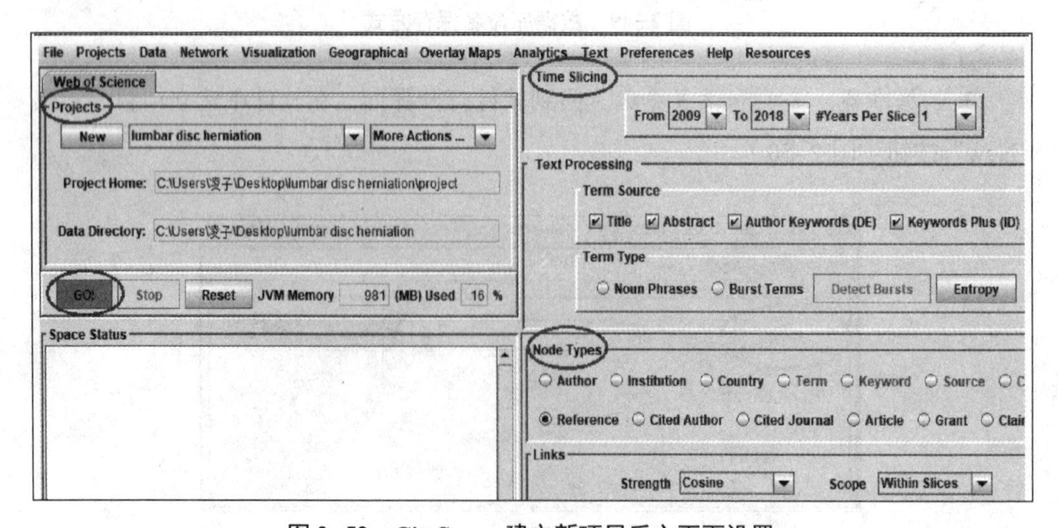

图 2–52 CiteSpace 建立新项目后主页面设置

Space Status

Note that counts in the space column include both citer and citee entries.
The process may take several minutes to complete.
Similarity measure: Cosine
Link retaining factor: 2.0 times of #nodes

1-year slices	criteria	space	nodes	links / all
Pruning configuration:				
2009-2009	top 30	1033	37	74 / 291
2010-2010	top 30	1510	32	64 / 168
2011-2011	top 30	1877	39	78 / 216

Process Reports

	_1501-1625	126	77	0.236
	_501-1000	500	0	0.398
2010-2010	_1-500	500	0	0.268
	_1001-1500	500	77	0.504
	_1501-1625	126	49	0.151
	_501-1000	500	0	0.331
2011-2011	_1-500	500	0	0.454
	_1001-1500	500	122	0.395
	_1501-1625	126	0	0.084
	_501-1000	500	0	0.448
2012-2012	_1-500	500	0	0.316

图 2-53 CiteSpace 软件主界面 Space Status 区域数据生成

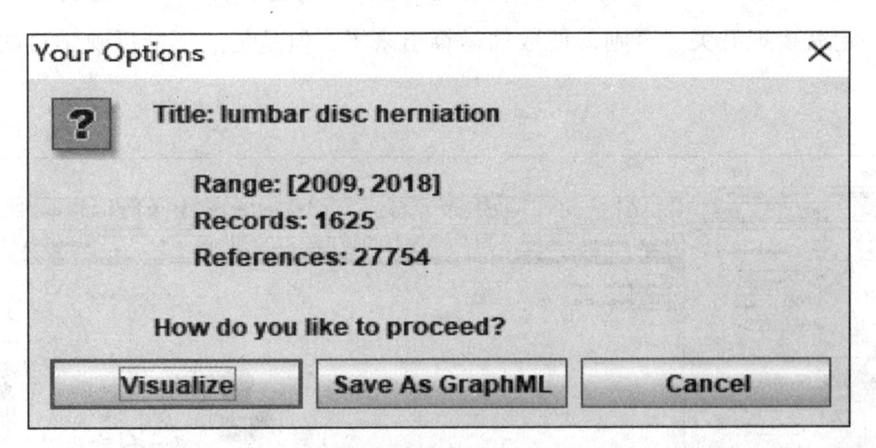

图 2-54 选择可展现数据可视化效果

4. 可视化分析 呈现的可视化初始文件如图 2-55。图左侧的 "Control Panel"（控制面板）主要是标签形式快捷功能区。最常用同时也是默认的选项是 "Labels"（标签的设置），可以调整字体的大小、显示的频度及节点的大小等。最下的 "Minimizing Overlaps"（最小化覆盖），可以调整各个标签之前相应的位置，防止标签之间的覆盖。

反复调整、聚类后，可视化相对满意图片如图 2-56。

5. 可视化解读　可视化解读是本软件比较难的一个环节，也是本软件最重要的环节。若为跨领域分析，我们建议配合本领域的专家，以便得到相对客观公正的阐述。从本项目看，可以看出腰椎间盘突出症的发文量，近 10 年来科研人员对该病症的研究一直在改进和变化。10 年前，提到该病症，科研人员多是将它当成大而化之的临床类论文（clinical article），后面态势逐渐发生了改变。研究方法从关注临床实验，到主动控制（active-control trial）实验，到近两年较火的最佳证据合成分析法（bests evidence synthesis）。术式从几年前的硬膜外注射（epidural injection）治疗该病症到经皮内镜腰椎间盘切除术（percutaneous endoscopic lumbar discectomy），精细化程度得到大大提高，大力地减轻了患者的疼痛，同时也孕育出一批以 Ruetten S.（2008）和 Teli M.（2010）为代表的科学家，专门从事该术式的研究。这演变的 10 年间，研究人员还关注到该医疗保险的庞大人群（medicare population）和病人疼痛的行为学疗法（pain-related behavior）。所有的研究者中，Weinstin J. N. 和 Manchikanti L. 可作为该领域近 10 年代表性人物。Weinstin J. N. 主导该领域早期临床研究，而 Manchikanti L. 则是继他之后近 5 年来突出贡献的科学家。CiteSpace 软件是一个自主性非常大的软件，我们建议从检索开始，一定就要把好关，否则即便数据运算出来了，但是仍然不能反映学科的真实情况。

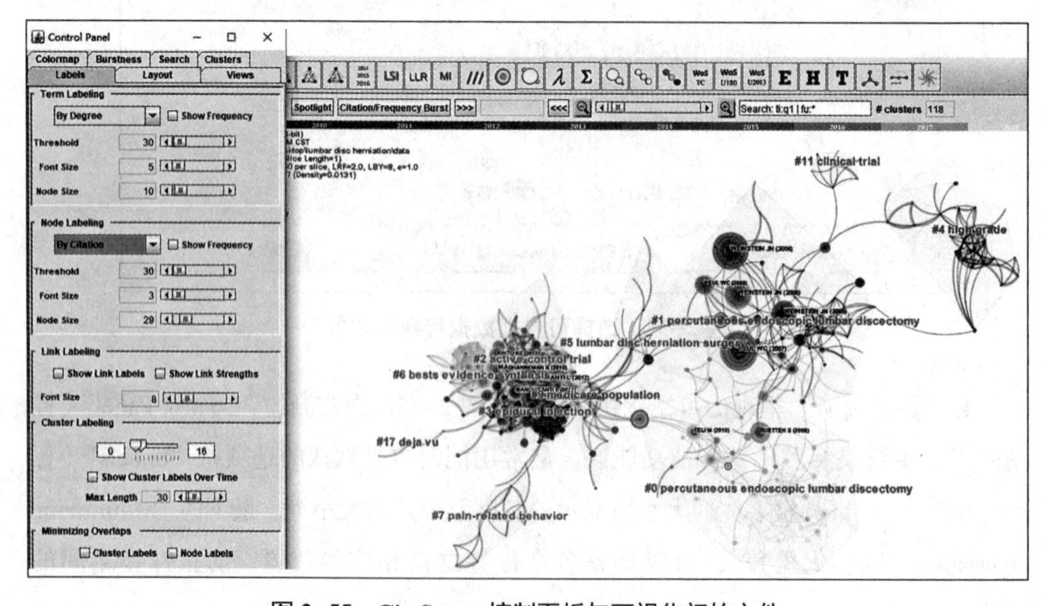

图 2-55　**CiteSpace** 控制面板与可视化初始文件

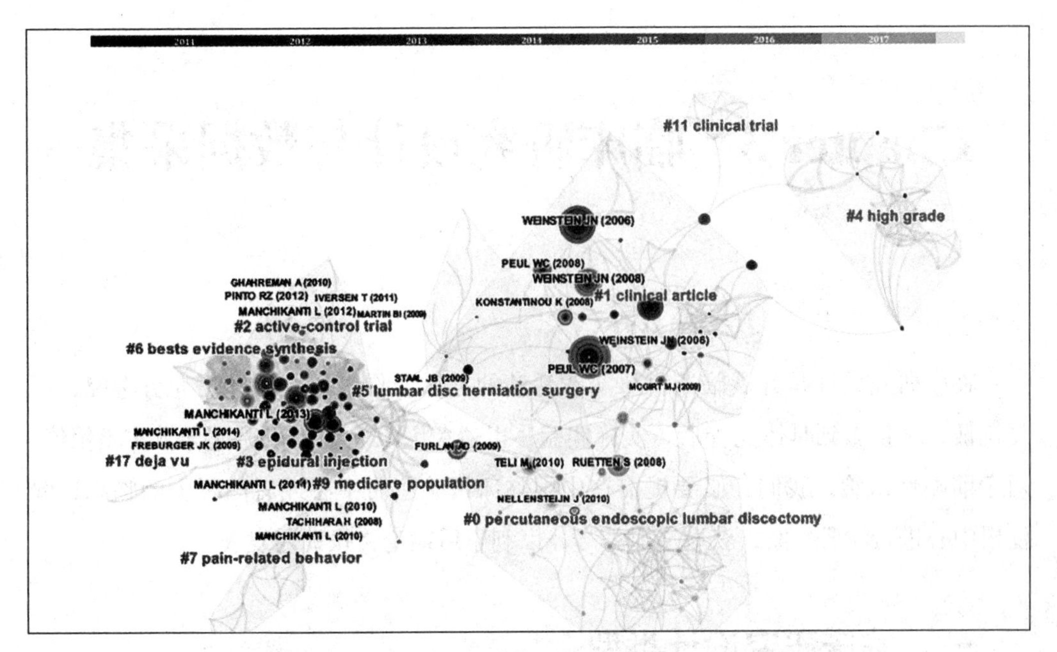

图 2-56 CiteSpace 控制面板与调整后可视化文件

Chapter 3 临床研究设计与数据采集

临床研究设计是开展临床科研实践活动的关键。临床研究设计需充分考究，反复论证，尽量做到具体完善后再实施实验，以避免因没有规矩可循而导致实验偏倚。对于前瞻性试验，我们务必要提前在中国临床试验注册中心或者国际上的临床试验注册中心进行注册备案，获取注册编号，以利于后期论文投稿与发表。

一、临床研究设计类型

临床研究设计类型依据不同可有不同分类，本节将主要从临床研究方法学特征来阐述临床研究设计类型（图 3-1）。基于流行病学的方法学特征，临床研究设计类型可分为观察性研究和实验性研究。观察性研究主要包括描述性研究和分析性研究。描述性研究包括个案报道和横断面研究；分析性研究包括病例对照研究和队列研究。观察性研究的主要特征是无人为设置的处理因素。实验性研究主要包括随机对照研究和前后对照研究，主要特征是有人为设置某些干预因素来进行实验研究。本节将对上述研究类型进行详细介绍和阐述。

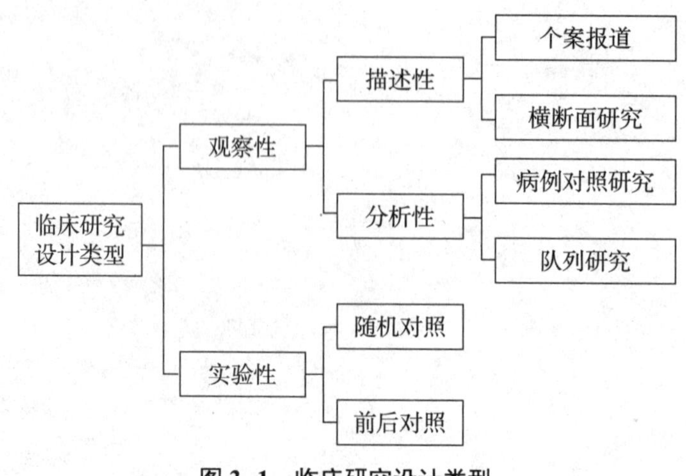

图 3-1 临床研究设计类型

1. 观察性研究（observational study） 观察性研究与实验性研究相比，观察性研究为非随机化研究，研究者不能人为设置处理因素。同时，受试对象接受何种处理因素，处理因素有多少个不同水平也不是由随机化而决定。观察性研究根据是否设置对照组分为描述性研究和分析性研究。

(1) 描述性研究（descriptive study）：描述性研究是流行病学研究方法中最基本的研究类型。它主要用来描述人群的疾病或健康状况，以及暴露因素的分布情况。描述性研究的主要目的是提出病因假设，为进一步调查研究提供参考，是分析性研究的基础。描述性研究包括个案报道和横断面研究。

① 个案报道（case report）：个案报道为临床实践中发现的一个或者多个特殊病例进行研究报道。它要求研究中仅研究 1 个或者 2 个病例，最多一般不超过 5 个病例[①]，主要描述前所未见或极其罕见的特殊病例、不典型或者少见复杂疾病的临床特征性问题。关于个案报道的研究，首先明确选题说明报告该病例的依据与价值；然后收集完整临床资料，包括患者症状、诊断、治疗及预后等信息；最后，通过文献检索，明确该病例的临床价值及指导意义，进行个案的撰写。

② 横断面研究（cross-sectional study）：横断面研究又称现状研究，是指在某特定的时间内调查某目标人群或具有代表性的一群人或者某种疾病的发病、患病情况。横断面研究包括普查、抽样调查及典型调查。研究流程主要为明确调查目的后确定调查方案，设计调查问卷，培训人员，调查实施，以及资料整理分析。

(2) 分析性研究（analytical study）：分析性研究不同于描述性研究，最重要的区别是分析性研究一般都设立了可供对比分析的两个组。常见分析性研究包括病例对照研究和队列研究。

① 病例对照研究（case-control study）：病例对照研究主要是通过病例与对照的对比探讨某暴露因素与疾病之间是否可能存在因果关系。病例对照研究是一种由“果”到“因”的研究，“果”是疾病或者某特征，“因”指的是病因或者风险因素，强调的是先由疾病入手去发现可能导致疾病的原因。

② 队列研究（cohort study）：队列研究又称为群组研究，是重要的医学研究方法之一。根据研究对象进入队列时间及终止观察的时间不同，可分为前瞻性队列研究、回顾性队列研究和双向队列研究（半前瞻性、半回顾性研究）。主要目的是评价治疗措施的效果、药物不良反应、影响预后的危险因素及疾病病因等方面。研究过程中，需要设立对照组，研究对象按照是否暴露于某因素进行分组，而非随机分组。研究

① 黄悦勤．临床流行病学 [M]. 北京：人民卫生出版社，2014：38-64.

是在疾病发生前开始，需经过一段时间随访观察后才能获得发病的病例，是一种先存在原因，再去追寻相应疾病结果是否发生的研究方法，也即由“因”寻“果”的研究。

2. 实验性研究（experimental study） 实验性研究是收集直接数据的一种方法。它选择适当的群体，通过人为设定某些干预因素，检验群体之间反应的差别，进而得出结论。一般做法是，研究者预先提出一种因果关系尝试性假设，然后通过实验操作来检验假设，是一种受控制的研究方法。实验性研究主要包括随机对照研究和前后对照研究。

(1) 随机对照研究（randomized controlled trial, RCT）：随机对照试验是按照正规随机方法，使每位研究对象有相同的机会被分到试验组和对照组。试验组接受治疗措施，对照组实施对照措施或者实施安慰剂。在相同的条件下，应用客观效应指标，经一段时间随访观察后评估比较两组的差别。

(2) 前后对照研究（before-after trial）：前后对照试验是将同一受试对象在应用处理措施或者对照措施前后的观察指标进行对比研究。试验过程分为试验前、后相等的两个阶段。第一阶段使用对照措施；第二阶段应用试验性措施。试验结束时，将前后两阶段的观察效果进行分析比较。前后两阶段的试验结束时，整个治疗新试验才算完成。

二、临床研究设计要点

合理的临床研究设计涉及多个方面，首先得符合国家相关法律及伦理道德规范。不符合伦理道德规范的研究论文，杂志编辑将一票否决。其次，研究者得有切实可行的研究设计方案，包括明确纳入、排除标准，以及评价指标。本文将从以下三方面对临床研究设计的要点进行简单介绍。

1. 临床研究伦理道德问题 伦理设计是临床研究中不可缺少的重要组成部分，临床研究的受试对象是人，伦理设计必须符合《赫尔辛基宣言》和国际医学科学组织委员会颁布的《人体生物医学研究国际道德指南》，保证受试者的尊严、权力、安全和健康。拟开展的研究项目要通过有资质伦理委员会的批准，研究者与研究对象需签订知情同意书。前瞻性临床试验的伦理道德规范比回顾性临床研究严格得多，因为前瞻性研究涉及受试者招募，前瞻性实验实施。前瞻性研究论文中伦理陈述部分一般为：This study was registered at Clinical Trial Registry（No. ×）. [本研究已在中国临床实验注册中心注册（编码 ×）。].This study was approved by the Medical Research Ethics Board of × Hospital, and informed consents for review of patient's images and medical records were obtained.（本研究由 × 医院医学研究伦理委员会批准，且已获得查阅患者影像学信息及医疗记录的知情同意。）然而，回顾性研究中，患者一般已经接受过治疗，研究者与受试对象的接触主要在随访过程中。论文伦理陈述部分可以为：The Research Ethics Boards from × University approved the study protocol and required neither patient approval nor informed consent for review of patients' images and medical records.（× 大学研究伦理委员会批准了本研究，查阅患者影像学信息及医疗记录无须患者批准或正式知情同意。）The data were retrospective in nature and anonymized by the Medical Research Ethics Board.（本研究数据为回顾性，且伦理委员会已匿名处理数据。）And this study was conducted in accordance with the declaration of Helsinki.（本研究实施符合赫尔辛基宣言。）

2. 如何制定合理的纳入与排除标准　样本的代表性直接影响临床试验结果的外部真实性。临床研究中受试者的选择应根据试验目的量身制定，合理的纳入、排除标准是保证临床试验科学、顺利开展的前提。诊断明确的病例不一定符合研究入组的要求，纳入标准需根据实际情况制定，标准太高、太多，增加工作量，不容易找到研究对象；反之，标准定得太低、太少，又会影响实验效果，产生偏倚。所以，纳入标准的制定必须合理。在制定纳入标准时，应尽量选择容易得出阳性结果的病例作为研究对象；对于一些反复发作、旧病例，如果实验设计不是研究该种类型疾病，则尽量不要纳入此类患者人群。除了统一的纳入标准之外，还需要制定统一的排除标准。一般情况下，下列患者不能作为研究对象：① 合并其他疾病，并且该疾病可能对治疗效果产生影响者；② 合并其他严重疾病，并且该疾病可能在研究中导致患者死亡；③ 孕妇、精神障碍不能配合随访者。论文部分的内容一般为：Inclusion criteria（纳入标准）：① age no less than … years old; ② …… ③ a minimum follow-up of … year。Exclusion criteria（排除标准）：① patients with serious comorbidity; ② pregnant woman; ③ lost to follow-up; ……

3. 如何确定评价指标　评价指标可以分为主要指标和次要指标。主要指标，又称主要终点，这与临床研究的目的有本质的联系，能确切反映临床研究的评价要点。主要指标通常只有一个，易于量化，客观性强重复性高，并且在相关领域已被公认的标准。这需要我们结合医学知识及文献信息决策。次要指标为临床研究相关的辅助性指标，次要指标可以为多个，但是数量上应有限。次要指标的定义也需要明确，收集时间节点需要在临床研究设计中明确指出。例如，评价治疗 2 型糖尿病药物的有效性，糖化血红蛋白为主要指标，空腹血糖及餐后 2 小时血糖是次要指标。

三、临床研究网络注册

临床试验注册制度不仅有利于增加临床试验信息的透明度、减少实验偏倚，更有利于保障临床试验质量、增加试验过程的规范性和试验结果的可信度。这已成为当今临床试验发展的规范，发表临床试验研究论文的前提条件。

临床研究类型按照时间流程可以分为回顾性研究、前瞻性研究，以及半前瞻性半回顾性研究。设现在的时间点为 A（图 3–2），从 A 点开始沿时间轴往前的区间 b 研究为前瞻性研究；从 A 点开始沿时间轴往后的区间 a 研究为回顾性研究；跨越 A，同时包含部分 a 与 b 的研究，则为半回顾性与半前瞻性研究。

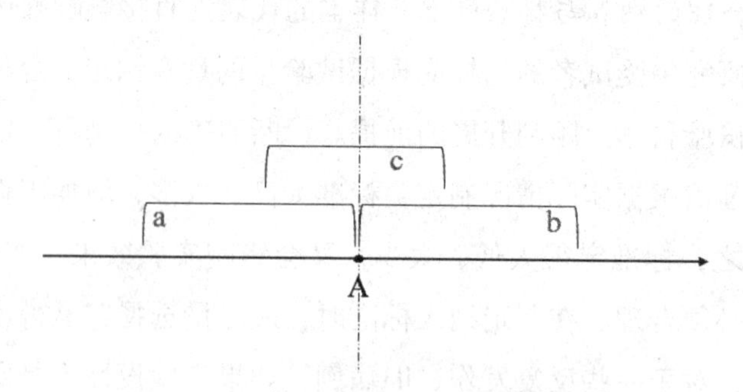

图 3–2　临床研究类型按时间流程分类

临床科研工作者站在 A 点的时候，准备了沿时间轴向前的 b 区域前瞻性研究。然而，临床试验实施完毕，论文稿件投了出去。结果期刊编辑要求作者提供临床试验的注册号，结果因无法提供临床试验注册号而被迫退稿。目前，以 RCT 为代表的临床试验必须注册，干预性前瞻性临床试验建议注册，观察性研究和回顾性研究没有强制性要求。随着临床研究的进一步规范化，任何以人为对象的前瞻性研究可能均需注册并公告，甚至对于回顾性研究，也将需要进行注册。目前国内临床试验注册并不规范，投稿时期刊也认同医院伦理委员会的审理与编号。随着未来科研规范化等级的提升，综合集中在某公开数据库注册审核必将是未来发展的趋势。

前瞻性的临床试验一般是在临床试验实施前在专门的公共数据库网址公开试验设计的信息，并跟踪与报告试验的结果。下面以中国临床试验注册中心及北美临床注册中心为例，就临床试验注册的流程做简单介绍。

1. 中国临床试验注册中心（http://www.chictr.org.cn/index.aspx，Accessed July 9，2019） 明确实验设计之后，我们就需要开始着手临床试验注册。注册开始之前，需要收集整理注册所需相关资料，包括中英文版实验设计方案、伦理证明，以及参与单位等信息。

(1) 新用户首先注册，获取用户名与密码后登录进入网站（图 3–3）。

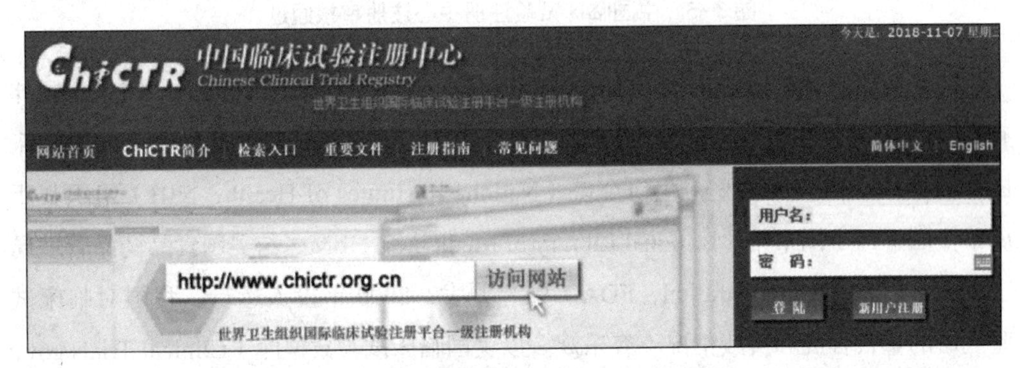

图 3–3 中国临床试验注册中心登录界面

(2) 点击“新注册项目”进入注册填写的主界面。填写语言可以选择“中文和英文”或“英文”，注册号状态可以选择“预注册”或“补注册”（图 3–4）。这里需要注意，如果填写实验的实施时间区间位于注册时间之后，则表示为预注册。一般情况下，预注册填写完善资料后，3 个工作日左右给出审核状态。如果填写实验实施时间区间位于注册时间之前，则表示为补注册，也即实验已经完成或开展，注册时间点位于实验完成或开展之后。一般情况下，补注册的实验需要提供原始数据及资料审核费用（3000 元，2019 年），审核之后给出最后结果。其他按照注册要求填写注册申请人信息、实施单位名称、干预措施及测量指标等。星号项目为必填项目，没有星号标识的项目可以不必填写。

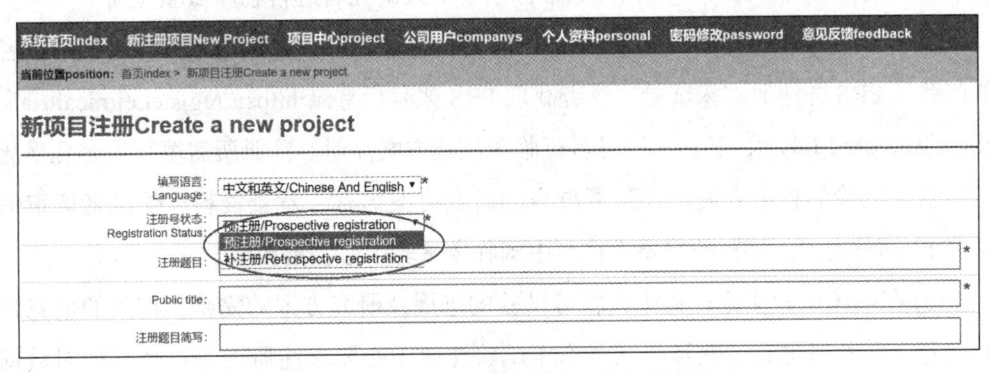

图 3–4 中国临床试验注册中心注册界面

(3) 待申请审核通过后，申请人可以获得注册号（图 3–5）。原始数据公开时间可以选择“即时公开”或者“试验完成后 6 个月内公开”。

注册号 Registration number	注册题目 Public title	审核状态 State	注册时间 Reg Date
ChiCTR18000······	······ 预后预测分析 Analysis of predicting survival prognosis in patients ······	通过审核 Successful	0:00:00

图 3–5　中国临床试验注册中心注册审核通过

2. 北美临床试验注册中心（https://clinicaltrials.gov, Accessed July 9，2019） 国外有不少临床试验注册数据库，最广为人知的还是北美临床试验注册中心。北美临床试验数据中心由美国国立卫生研究院（National Institutes of Health，NIH）组织其所属单位国立医学图书馆（National Library of Medicine，NLM）与美国食品药品管理局（Food and Drug Administration，FDA）联合开发，2000 年投入运行。我国对临床试验注册的重视程度和实践情况不容乐观。以美国临床试验数据库（Clinical Trials.gov）为例，截至 2019 年 5 月共有 170 多个国家和地区的 305 071 项临床试验在其数据库注册，而中国的临床试验只有 14 291 项，占比仅为 4.68%。

北美临床试验注册中心的主旨包括：① 向患者、医疗卫生人员和社会大众提供临床试验信息的查询服务；② 向医学科研人员和机构提供临床试验注册服务。北美临床试验注册中心是目前国际上最重要的临床试验注册机构之一，注册和查询临床试验均为免费，被誉为公开化、国际化临床试验注册的典范。北美临床试验注册中心要求在其数据库注册的临床试验必须符合伦理和当地法规两个条件。

北美临床试验的注册流程主要如下。

(1) 首先，申请研究方案注册系统（protocol registration system，PRS）账号。PRS 账号分为两种，一种是单位账号，适用于机构使用者，用于在一个机构内进行的多个临床试验注册；另一种是私人账号，用于个人研究者进行临床试验注册。

(2) 申请后 2 个工作日内，Clinical Trials.gov 生成账号，并以电子邮件告知申请者如何登录 PRS 并注册临床试验。读者获取 PRS 账号后登录 https://register.clinicaltrials.gov（Accessed July 9，2019）即可进行临床试验方案注册。注册所需填写内容几乎涵盖了临床试验的各个方面，大致可以分为研究方案名称、背景资料、受试者评审信息等 12 部分内容。填写的主要内容与中国临床试验中心基本相似。

(3) 在临床试验实施过程中，随着试验的进展及研究方案的完善，相关的信息单元内容亦需及时更新。并且，北美临床试验注册中心要求注册者每三个月即对数据进行更新一次。

四、临床研究数据采集

临床数据采集是指运用一定方法将临床患者的信息进行集合和标准化的过程，是科研实践的重要环节。标准化建立的数据库是论文原始数据的源头，临床数据采集过程中务必遵守一些原则：① 明确完善需要采集的信息后再开始收集数据；② 利用 Excel 表格采集数据；③ 定量资料务必以具体值记录；④ 完善记录采集多种类型资料，例如影像学图片和病理学信息等。这样可以大大避免反复采集，数据无法溯源等弯路。临床数据采集若没有经过深思熟虑地考量，那么我们不推荐读者立即着手数据采集。一旦开始临床数据采集，最佳状况是一个病例一次性采集完毕，系列病例一段时间采集完毕。

1. *设计数据采集 Excel 表格*　实验设计明确之后，我们依据实验方案，设计数据采集 Excel 表格，建立数据库（图 3-6）。表格第一行罗列需要采集的数据指标，包括患者的基本信息，例如患者 ID、姓名、年龄及性别等；患者治疗相关信息，例如手术方式、药物治疗种类及患者治疗疗效相关指标等。表格第二行开始，依次记录收集患者的个体具体信息。这里提醒读者尽量将数据采集的指标具体化，增加数据采集的可行性。若患者需多次随访，则需明确记录随访的时间及随访的结果。

	A	B	C	D	E	F	G	H
1	ID	姓名	住院号	年龄	性别	分组	入院时间	……
2	XXX	王XX						

图 3-6　Excel 表格原始数据采集

2. *定性资料与定量资料原始记录格式*　关于原始数据的收集，我们推荐原始数据必须以原始值记录，以便于后期整理。如果不以原始值记录，后期数据处理可能会遇到麻烦。如图 3-7 所示，年龄及性别的原始数据若以名义资料的格式记录。先前定义年龄＜ 65 岁为“0”，年龄≥ 65 岁为“1”，从第二行年龄为 0，可以得知该患者年龄＜ 65 岁，但是我们并不知道具体年龄值。先前定义性别 = “0” 为女性，性别 = “1” 为男性，第二行性别 =1，可知该患者为男性。从上述描述，我们可以发现对于定量资料（年龄），若以定性资料的格式进行原始记录，那么后期我们将无法知道患者年龄的具体值。这是我们推荐读者在原始数据记录时必须以原始值记录的原因。

	A	B	C	D	E	F	G	H
1	ID	姓名	住院号	年龄	性别	分组	入院时间	……
2	XXX	王XX	XXX	0	1			

图 3-7　Excel 表格原始数据错误记录方式示例

图 3-8 为原始数据的正确收集方式，原始数据可溯源。后期统计分析时，可针对年龄（定量资料）计算平均值及标准差等基本信息。

	A	B	C	D	E	F	G	H
1	ID	姓名	住院号	年龄	性别	分组	入院时间	……
2	XXX	王XX	XXX	45	女			

图 3-8　Excel 表格原始数据正确记录方式示例

记录方式明确后，我们可以先在表格中随意填写一些数据，而后针对这些数据进行规范处理，使之成为统计软件可以分析的数据。将这些数据在统计软件中进行模拟统计分析。这个过程有利于我们掌握原始数据收集要点，并且也有利于读者预先熟悉使用统计软件，掌握统计方法，为后续实验数据的采集奠定良好基础。

3. *随访注意事项*　随访的方式一般是定期接触研究对象，通过电话随访或者患者自报的方式获取随访信息。研究者需明确结局信息，结局信息为随访终点，例如随访患者生存期，患者死亡即为随访终点事件。随访的间隔为研究者进行两次随访时间间隔。随访间隔可视结局事件的变化速度、目前可以投入的人力与物力及具体科学问题等条件而决定。但是，这种随访方式也有缺陷，研究对象比较多、随访时间间隔短，则所需投入的人力与资源增加；因研究对象的失联、主观性拒绝等导致的失访问题也比较突出；通过研究对象自报获取临床结局信息，回忆偏倚难以避免，例如患者家属回忆患者死亡时间，有可能会出现偏倚。我们在随访患者的时候建议尽量用座机拨打电话。电话接通后立即自报家门，尽量以医生的名义（甚至以管床医生的名义），不要只讲到医院或者科室。例如："您好，我是 × 医院 × 科 × 医生。您的家属 × 在我们科住过院，我想了解一下他的情况。"随访过程中与研究无关的问题一概不问，不必问患者家属对医院或者科室有什么看法或者意见等之类的问题。如果有家属提问，请详细回答，因为我们可能要多次随访患者，避免造成随访对象的不良情绪。同时，我们也务必要做好应对随访对象可能出现不良情绪的心理准备。

4. *注意采集多种类型资料*　患者原始数据采集过程中，我们需要注意收集多种类型的资料，针对科室、病种不同，采集重点不一。一般情况下，我们除了需要考虑患者一般信息以外，还需要考虑患者实验室检查（如血常规、肝肾功能等）、辅助检查（如 CT、MRI 及 B 超等）、特殊科室检查（如肺功能等），以及患者专科影像学资料等。基于上述收集的资料，我们可以进一步建立患者影像学数据库等。

5. 实践出真理，坚持是胜利　原始数据采集的工作量一般比较庞大，需要的时间比较长，因此需要我们投入的时间及精力比较大。但是，一旦数据库建立后，我们可以定期对患者进行随访，并且随着时间的延续，读者可以往数据库里面不断地添加病例信息。这样数据库将会越建越大，可以针对相关研究主题进行数据统计与论文撰写，从而可以撰写出一系列文章。

Chapter 4　临床常用统计分析

统计分析是临床科研实践活动的必备技能。掌握统计分析方法不仅有利于实验数据分析处理，也有助于我们进行实验研究结果阐释。读者首先应掌握数据资料的分类及统计方法的选择，并在此基础上进一步掌握常用统计学方法的 SAS（Statistical Analysis System，统计分析系统）或者 SPSS（Statistical Product and Service Solution，统计产品与服务解决文案）软件运用。我们在本章将具体阐述统计方法选择策略及临床常用统计学方法的实践操作。

一、数据资料分类与统计方法概述

1. *数据资料分类*　一般而言，试验资料数据类型可分为定量资料和定性资料，定性资料有一类特殊资料为等级资料。明确数据类型是正确选择统计分析方法的基础。

(1) 定量资料：定量资料又称为计量资料，为描述指标大小而获得的资料。定量资料又可细分为连续型和离散型。连续型定量资料例如身高、体重等可以在特定范围内任意取值；离散型定量资料如患者人数等只取整数。

(2) 定性资料：定性资料又称计数资料，为描述指标属性或者类别的资料。其分组属性一般不兼容，最简单的为阴性和阳性之分。根据分类的数量，可分为二分类变量和多分类变量。二分类变量，如筛查试验的阴性和阳性；多分类变量，如人体血型的 A 型、B 型、AB 型及 O 型。

(3) 等级资料：等级资料又称为有序多分类变量资料，为按照指标的属性不同程度分级后分组计数的资料。例如，疾病的轻度、中度及重度三个等级；治疗措施的疗效可分为治愈、显著、好转及无效四个等级。

2. *统计方法概述*　统计方法的选择基于对数据资料分类认识的基础上，掌握一定的原则方可正确使用统计学方法。我们将主要的统计方法以及抉择策略用示意图的形式表示（图 4–1）。在日后的科研统计分析中，如果读者忘记了该用何种统计方法，

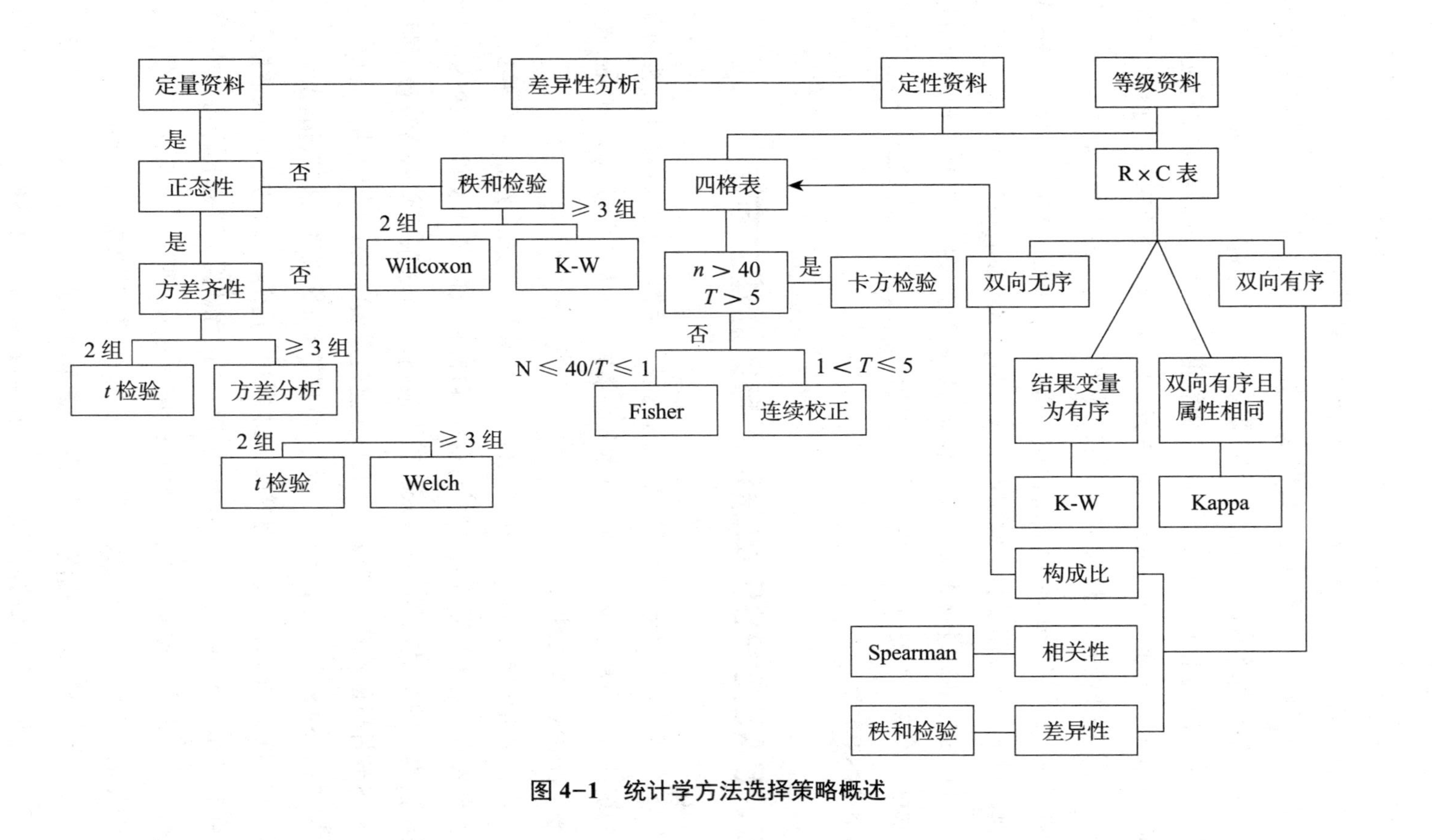

图 4-1　统计学方法选择策略概述

大可翻阅本节示意图。本书已将临床科研最常用的一些统计方法进行详细阐述与举例。读者可以在此基础上举一反三，掌握这些统计分析基本技能，并进一步探索读者所需其他统计分析方法。我们提供了两种统计软件的实践用法：SAS 和 SPSS。两种统计软件各有优劣，对于初学者，没有任何统计基础的读者，推荐使用 SPSS。SPSS 的使用相对简单，主要为建立数据库及选择性点击统计分析方法，按照操作步骤实施即可。SAS 涉及编程，虽然入门需要一定门槛，然而一旦掌握了一些最基本的语言，SAS 使用起来也非常方便，并且功能更为强大，可以导入多种文件类型。SPSS 统计分析时，需要一步一步地点击进行，例如先进行数据正态性检验，而后再进行 *t* 检验或者秩和检验，过程依次分开；SAS 统计分析，编好程序后可以一步到位，效率相对更高。我们对临床科研常用统计方法均纳入讲述，然而本书并不是一本统计学书籍。对于一些并不是特别常用的统计分析，本书没有讲述的内容，读者可以去寻找专业的统计书籍进行查阅。掌握本节内容能为读者阅读其他统计专业书籍奠定良好基础。本章主要是让读者能学会基本统计方法选择，以及临床常用统计方法的 SAS 和 SPSS 实践。

二、SAS/SPSS 数据导入与数据建立方法

1. SAS 数据导入　Excel 数据导入 SAS 为基本操作，是 SAS 统计分析的基础，在之后的统计实践中常常涉及，所以读者务必掌握。导入数据过程中，Excel 要处于关闭状态，否则数据将无法导入。

第一步：点击 SAS 软件任务栏“文件→导入数据”，进入界面（图 4–2）。该界面显示，导入的数据文件类型可以进行选择，包括 Excel、文本文件及 SPSS 文件等。这里提醒读者，图中显示导入的 Excel 版本最新为 2003 版，所以高级最新版本的 Excel，SAS 软件可能不能识别该数据文件。这时需要将 Excel 转化为符合要求的低级别版本即可，SAS 软件版本不同，可导入软件的 Excel 文件版本有所差异。

第二步：点击“Next”，会出现界面（图 4–3）。这个界面为选择导入数据文档的界面，点击“Browse”后显示本地电脑内文件，进行数据文件选择即可。如果没能识别数据文件，说明数据文件不符合该 SAS 版本的识别要求，需要进行转化。例如上述提到的将高版本 Excel 转变为低版本。选中后，点击“OK”即可。

第三步：点击“OK”，数据库就导入了 SAS 软件，而后点击“Next”出现界面（图 4–4）。下面的界面为给导入的数据库命名。在 Member 下方文本框内输入命名数据库

的名称。根据读者的喜好、方便命名，例如笔者比较习惯把数据命名为“star”。命名时需注意，名称后面不要加空格，否则程序无法读取。命名完毕后，点击“Next”，进入下一步。

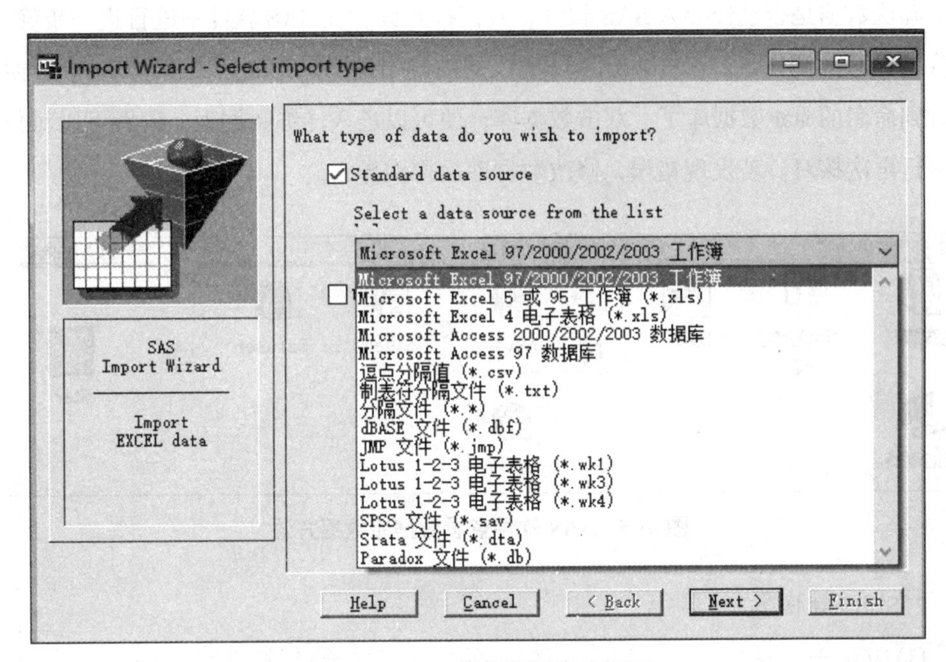

图 4-2　SAS 软件数据导入界面

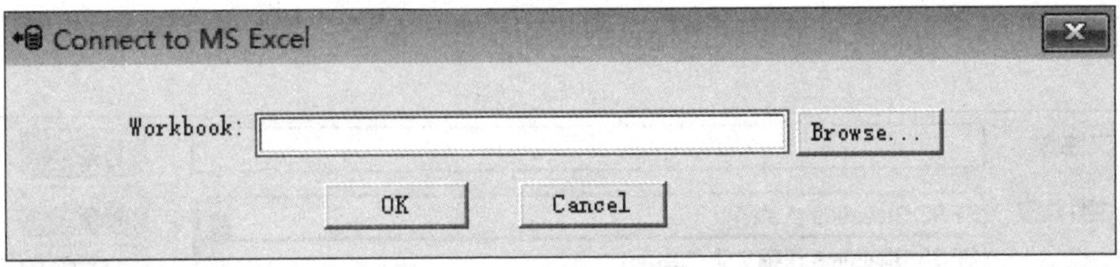

Connect to MS Excel

Workbook:　Browse...

OK　Cancel

图 4-3　SAS 选择导入数据文件界面

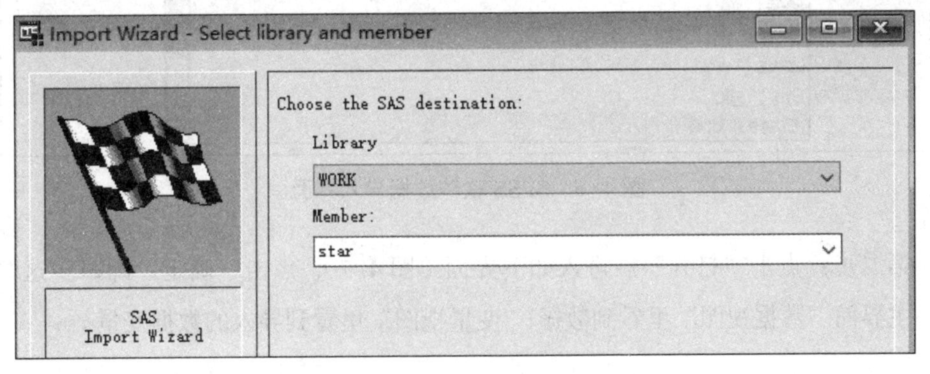

图 4-4　SAS 软件数据导入命名界面

第四步：点击“Next”后，会进入另一个界面。在该界面，我们不需要进行任何设置，只需要点击“Finish”，整个导入数据的过程就完成了。

第五步：数据已经导入 SAS，现在已经可以运行 SAS 来进行统计分析。但是，为了确认数据是否已经导入 SAS 软件，我们推荐读者在 SAS 软件中进行进一步确认。确认的方法如图 4-5，点击“SAS 环境”的内容中逻辑库，而后点击“Work”，便可以看到命名的 star 数据库了。双击数据库，便可以进入详细数据表，读者可以对数据库进行再次核对。若发现错误，修改数据库后再次导入。

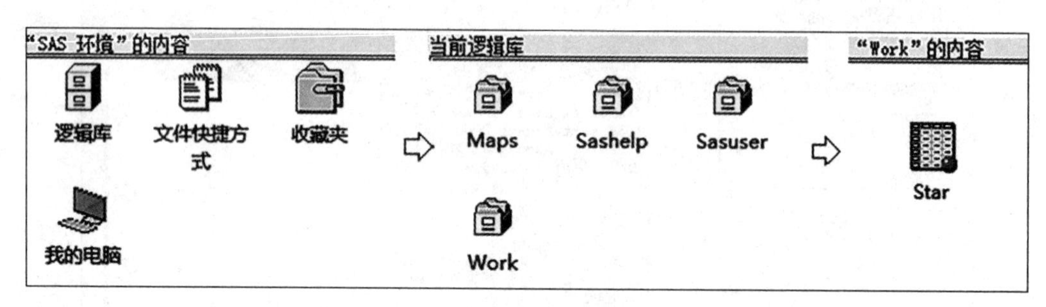

图 4-5　SAS 软件查看数据库数据方法

2. SPSS 数据导入

(1) 方法一

第一步：选择“文件→打开→数据”进入如下界面（图 4-6）。选择需要打开的合适文件类型，而后从本地电脑选择该数据库文件。最后，点击“打开”。

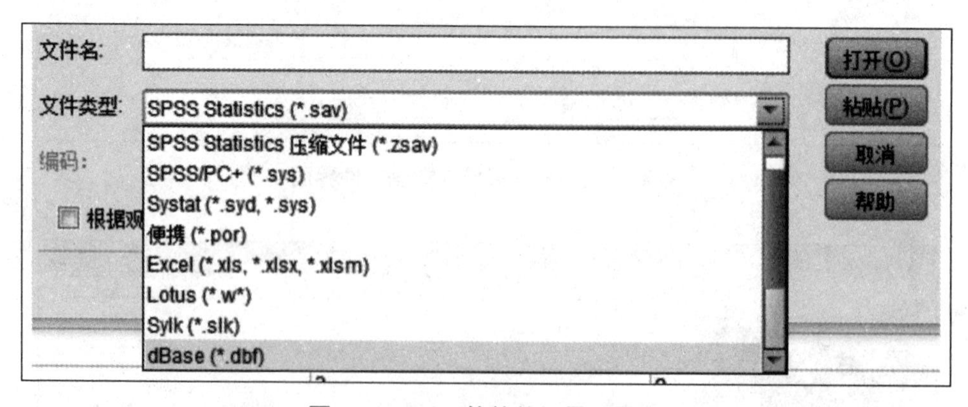

图 4-6　SPSS 软件数据导入界面

第二步：点击“打开”后进入如下界面（图 4-7），点击“确定”即可。这时可以在主界面“数据视图”里看到数据，“变量视图”里看到导入的数据变量。

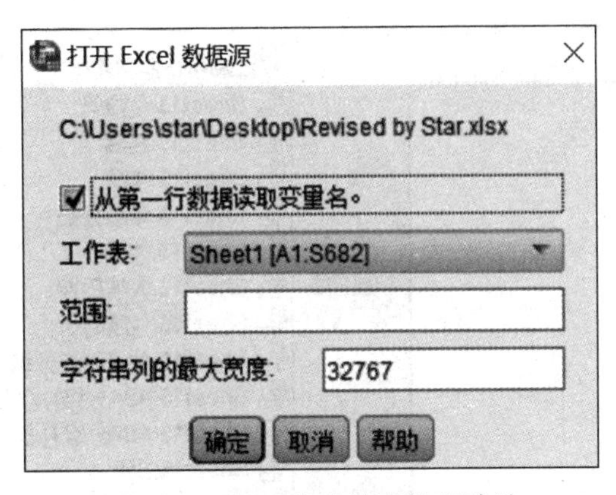

图 4–7　SPSS 软件读取数据确认

(2) 方法二

第一步：任务栏“文件→打开数据库→新建数据库”，进入如下界面（图 4–8，部分截图）。这个界面的主要作用是选择数据库类型，根据实际，我们将数据库源选为 Excel Files。之后，点击“下一步”。

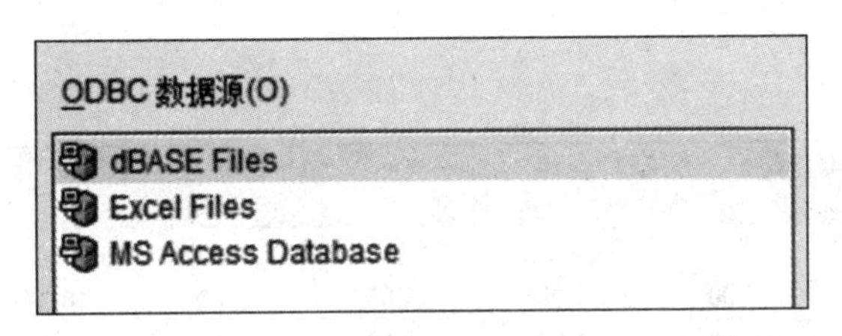

图 4–8　SPSS 软件导入数据选择数据源文件类型

第二步：接上一步进入如下界面（图 4–9）。该界面是选择 Excel 表格的界面，点击“浏览”进入本地电脑，选择需要导入的 Excel 文件即可。之后，点击“确定”。

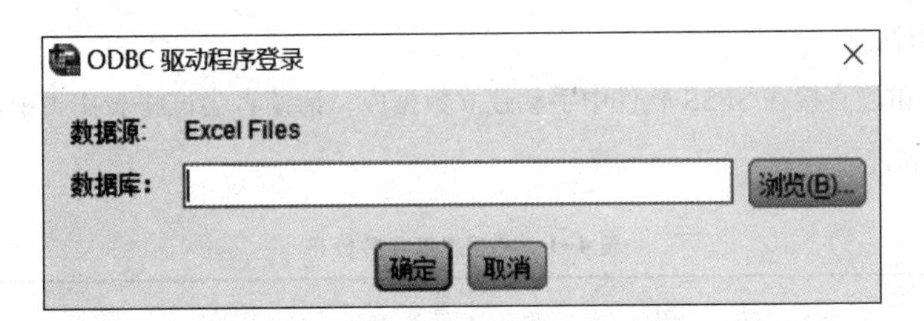

图 4–9　SPSS 软件选择导入数据文件界面

第三步：点击“确定”后，进入如下界面（图 4–10）。将可用表格中的所需表格选入“以此顺序检索字段”即可。之后，点击“完成”，数据库便顺利地导入。

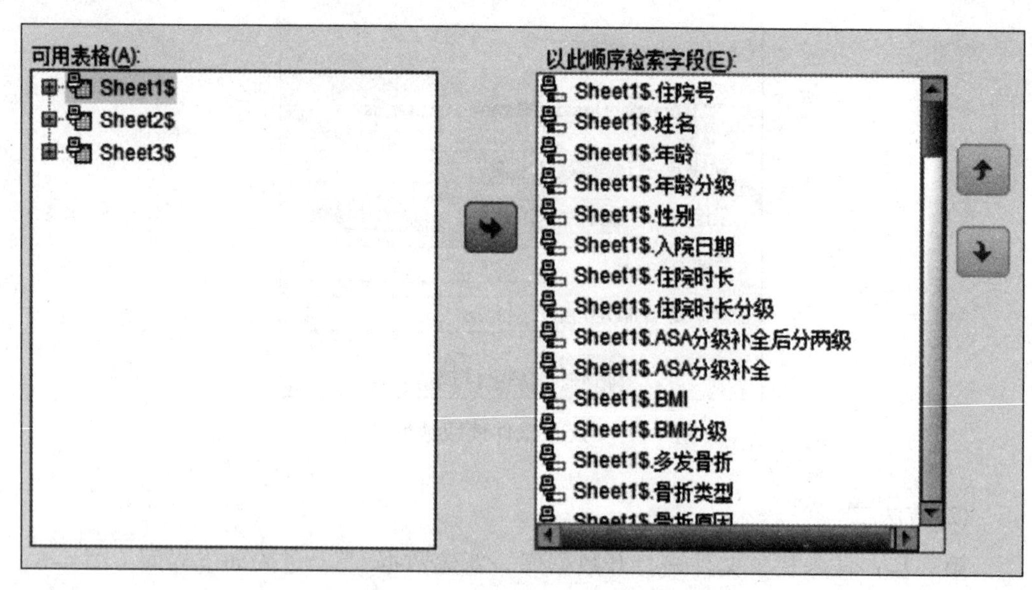

图 4-10　SPSS 软件导入数据选择文件

第四步：SPSS 主界面“数据视图”会显示导入的数据，“变量视图”会显示全部导入的变量，如下。

性别	入院日期	住院时长	住院时长分级	ASA分级补全	ASA分级补...	BMI	BMI分级	多发骨折
.	.	.	.	.	.	.	.	.
2.00	22-Oct-201...	1.00	1.00	1.00	2.00	18.37	1.00	.00
2.00	16-Oct-200...	1.00	1.00	1.00	2.00	24.61	3.00	.00
2.00	5-Aug-199...	1.00	1.00	1.00	2.00	22.66	2.00	.00
1.00	8-Feb-2010...	1.00	1.00	2.00	3.00	22.49	2.00	.00
1.00	1-Sep-200...	1.00	1.00	2.00	4.00	20.28	2.00	.00
2.00	24-Aug-19...	1.00	1.00	1.00	2.00	22.66	2.00	.00

(3) 方法三

下面讲述直接在 SPSS 软件中手动建立数据库，请读者尝试将表 4–1 中数据建立到 SPSS 软件。

表 4–1　两组患者年龄分布

年　龄	分　组	
	A	B
＜65 岁	12	65
≥65 岁	45	33

第一步：打开SPSS软件后，选择主界面"变量视图"，在第一个单元格内输入"分组"，变量类型选择"字符串"。同理，输入年龄，变量类型选择"字符串"，患者人数，变量类型选择"数值"。变量类型还包括日期、美元等。根据实际需求选择，可以对字符的大小、小数点的位数进行设定。最终获得如下效果。

	名称	类型
1	分组	字符串
2	年龄	字符串
3	患者人数	数值(N)

第二步:SPSS 主界面"数据视图"中，变量的位置会出现"分组""年龄"及"患者人数"。根据上述提问表格，将内容按照下图填入数据视图。这样具有一一对应关系的 SPSS 数据库便建好了。

	分组	年龄	患者人数
1	A	<65岁	12
2	A	≥65岁	45
3	B	<65岁	65
4	B	≥65岁	33

三、配对设计一元定量资料差异性分析——t 检验和符号检验

现有 15 例患者进行手术治疗，请比较手术前后血红蛋白的含量变化是否有统计学意义。数据如下 Excel 表，No. 为患者编号，x1 为术前血红蛋白值，x2 为术后血红蛋白值。左侧表格为原始数据，右侧表格 *d* 值为 x2 与 x1 的差值。

	A	B	C
1	No.	x1	x2
2	1	109	107
3	2	125	100
4	3	117	108
5	4	116	108
6	5	114	111
7	6	130	94
8	7	123	109
9	8	110	118
10	9	124	110
11	10	121	105
12	11	111	108
13	12	132	101
14	13	110	101
15	14	125	110
16	15	130	113

⇨

	A	B	C	D
1	No.	x1	x2	d
2	1	109	107	-2
3	2	125	100	-25
4	3	117	108	-9
5	4	116	108	-8
6	5	114	111	-3
7	6	130	94	-36
8	7	123	109	-14
9	8	110	118	8
10	9	124	110	-14
11	10	121	105	-16
12	11	111	108	-3
13	12	132	101	-31
14	13	110	101	-9
15	14	125	110	-15
16	15	130	113	-17

这里的 t 检验可以理解为差值的样本均数 $\bar{d}$ 所代表的未知总体均数 μ_d 与已知总体均值 $\mu_d=0$ 的比较，即单样本 t 检验。思路图如下（图 4-11）。

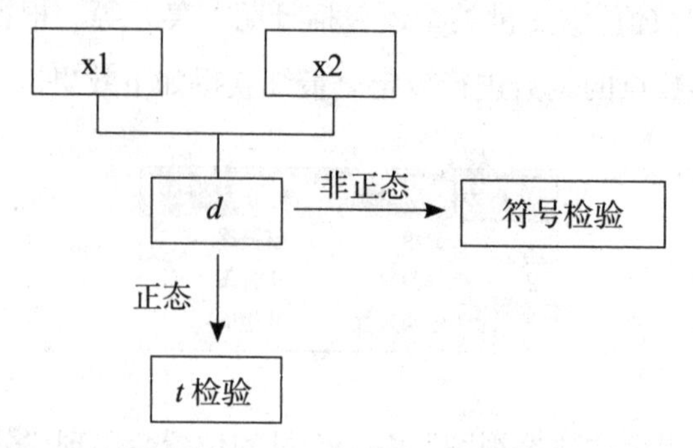

图 4-11　配对设计一元定量资料差异性分析思路图

上表中 d 的计算可以用 Excel 进行。例如，对于 D_2 单元格在单元格内输入"=(C_2-B_2)"，这里 C_2 为选中 C_2 单元格（x2 值）所生成，B_2 为选中相应 B_2 单元格（x1）所生成。点击"Enter"可以获得一个差值，而后将该单元格下拉生成 x2 与 x1 对应所有差值。

1. SAS 统计分析　表格准备完毕后，将表格导入 SAS 软件。而后，编写 SAS 程序，如下框。proc univariate 为调用 univariate 过程为定量资料进行分析。normal 为对数据进行正态性检验。data=star 为调用的数据名为 star。var d 为要分析的定量变量为 d。run 为运行程序。

```
proc univariate normal data=star;
var d;
run;
```

运行后结果如下。

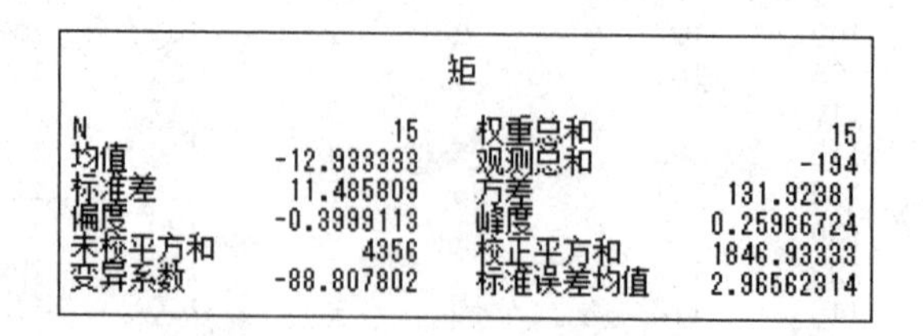

矩			
N	15	权重总和	15
均值	-12.933333	观测总和	-194
标准差	11.485809	方差	131.92381
偏度	-0.3999113	峰度	0.25966724
未校平方和	4356	校正平方和	1846.93333
变异系数	-88.807802	标准误差均值	2.96562314

上方为数据基本信息结果。可以看到该组数据的一些基本信息包括数据总数 N=15、均值为 −12.93 及标准差为 11.49 等。

```
                    正态性检验
检验                 ----统计量----      -------P 值-------

Shapiro-Wilk        W      0.963885     Pr < W        0.7595
Kolmogorov-Smirnov  D      0.161647     Pr > D       >0.1500
Cramer-von Mises    W-Sq   0.052335     Pr > W-Sq    >0.2500
Anderson-Darling    A-Sq   0.309752     Pr > A-Sq    >0.2500
```

上方为正态性检验结果。Shapiro–Wilk，W=0.96，P=0.76 > 0.05，说明数据变量 d 符合正态分布，可以进行单样本 t 检验；若 P < 0.05，则说明数据变量 d 不符合正态分布，应该进行符号检验或者符号秩和检验。

```
              位置检验: Mu0=0

检验        --统计量---       -------P 值-------

学生 t    t  -4.36108       Pr > |t|     0.0007
符号      M      -6.5       Pr >= |M|    0.0010
符号秩    S     -55.5       Pr >= |S|    0.0005
```

上方为单样本 t 检验和符号检验、符号秩和检验的结果。因 d 符合正态分布，则选择 t 检验，t= － 4.36，P=0.0007 < 0.05。按照 α 以 0.05 为标准，说明患者手术前后血红蛋白差值的平均值与 0 之间的差异具有统计学意义。可以认为手术后，患者血红蛋白含量明显降低。

2. SPSS 软件操作

(1) 正态性检验

第一步：数据导入后，SPSS 软件主界面任务栏，点击“分析→描述统计→探索”。

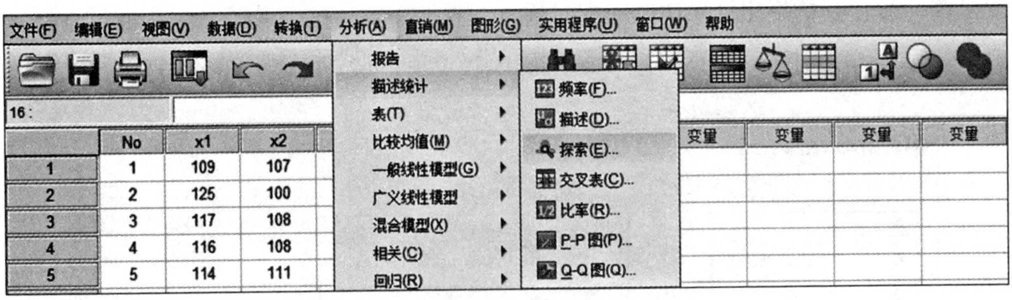

图 4–12　SPSS 软件选择统计分析类型

第二步：点击后进入界面（图 4–12）。将变量 d 选入因变量列表。点击“绘制”可以选择“带检验的正态图”或者其他绘图（图 4–13）。点击继续、确定。

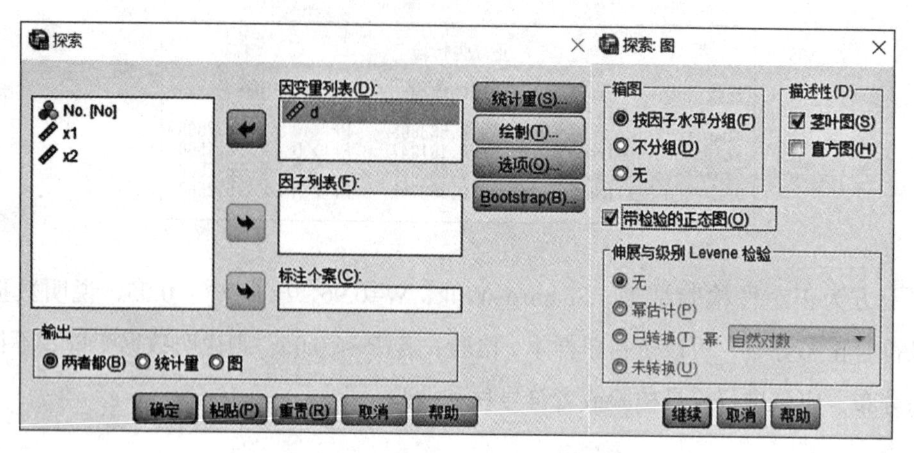

图 4-13　SPSS 软件正态性检验

运行后结果如下。

正态性检验

	Kolmogorov-Smirnov[a]			Shapiro-Wilk		
	统计量	df	Sig.	统计量	df	Sig.
d	0.162	15	0.200*	0.964	15	0.760

*. 这是真实显著水平的下限

a. Lilliefors 显著水平修正

正态性检验结果显示，变量 *d* 正态性检验 Shapiro-Wilk, W=0.964, P=0.76 > 0.05，可以认为该变量服从正态分布，应选择 t 检验。

(2) 配对 t 检验

第一步：分析→比较平均值→配对样本 T 检验。

第二步：分别把 x1 和 x2 选入 Variable1 和 Variable2 →确定（图 4-14）。

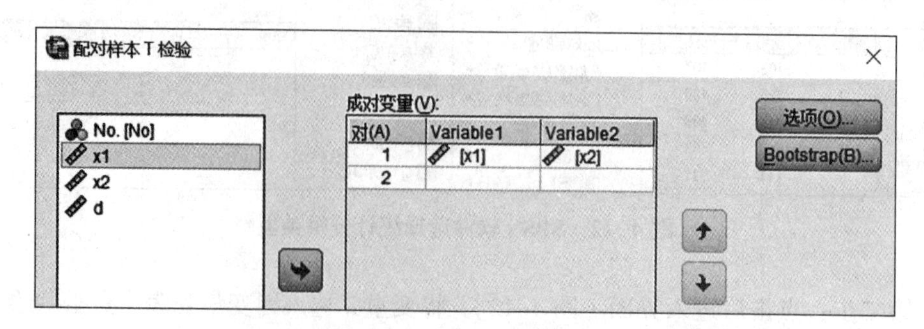

图 4-14　SPSS 软件配对 T 检验选择成对变量

点击“确认”后，运行结果如下。

配对样本检验

		配对差值					t	自由度	显著性（双尾）
		平均值	标准偏差	标准误差平均值	95% 置信区间				
					下限	上限			
配对 1	x1-x2	12.933	11.486	2.966	6.573	19.294	4.361	14	.001

上表为配对设计 t 检验结果。$t=-4.361$，$P=0.001<0.05$。按照 $\alpha=0.05$ 的标准，说明患者手术前后血红蛋白差值的平均值与 0 之间的差异具有统计学意义。可以认为手术后患者血红蛋白含量明显降低。

(3) 配对设计非参数检验

第一步：分析→非参数检验→单样本。

第二步：新对话框点击字段，将差值 d 选入检验字段（图 4–15）。

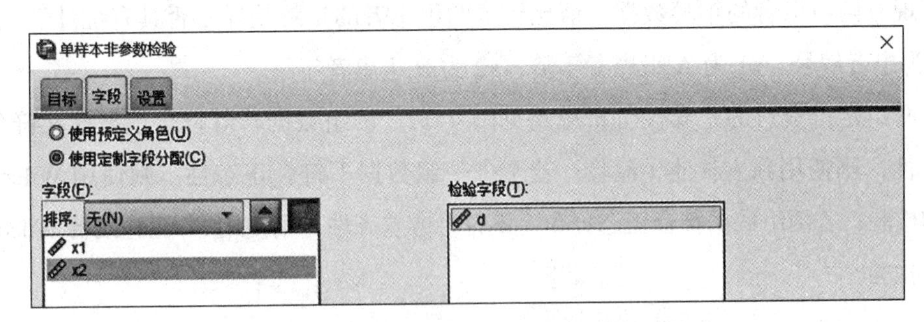

图 4–15 SPSS 软件配对 *T* 检验选择检验字段

第三步：设置→自定义检验→比较中位数和假设中位数，填入 0→运行（图 4–16）。

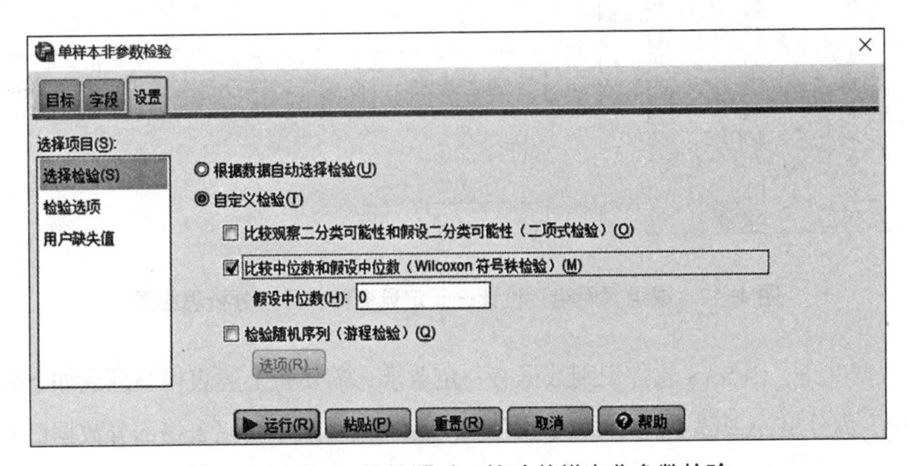

图 4–16 SPSS 软件配对 *T* 检验单样本非参数检验

运行后结果如下。

假设检验汇总

	原假设	检验	显著性	决策者
1	d 的中位数等于 0.000	单样本 Wilcoxon 符号秩检验	0.002	拒绝原假设

显示渐进显著性，显著性水平为 0.05。

上面结果可知，非参数检验结果 P=0.002 < 0.05，拒绝原假设，结论与参数检验一致。若变量 α 不服从正态分布，则选用上述非参数检验（符号检验）。

四、成组（两组）设计一元定量资料差异性分析——t 检验和 Wilcoxon 秩和检验

现有两组患者的年龄数据，请比较这两组患者的年龄差异是否具有统计学意义。No. 为患者编号，x1 为 A 组患者年龄，x2 为 B 组患者年龄。

两组定量资料的差异性分析思路见图 4–17。两组数据若既符合正态性又符合方差齐性，则使用独立样本 t 检验；若至少一组数据不符合正态性，则使用 Wilcoxon 秩和检验；若两组数据符合正态分布，不符合方差齐性，则使用 t' 检验或者 Wilcoxon 秩和检验。

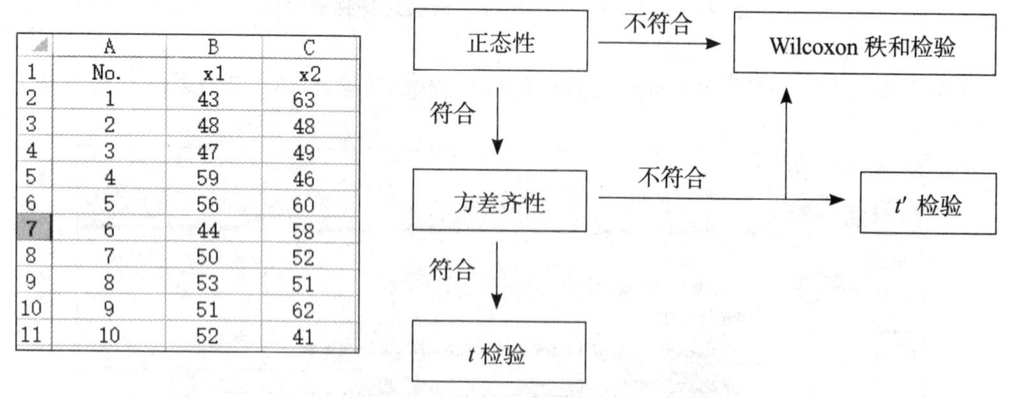

	A	B	C
1	No.	x1	x2
2	1	43	63
3	2	48	48
4	3	47	49
5	4	59	46
6	5	56	60
7	6	44	58
8	7	50	52
9	8	53	51
10	9	51	62
11	10	52	41

图 4–17　成组（两组）设计一元定量资料差异性分析思路图

数据准备：因 SAS 软件识别数据有一定要求，需要将上述表格整理成如下表格。“group” 为分组，A 组为“1”，B 组为“2”，“x” 为变量。限于篇幅表格部分数据已省略。

1. SAS 统计分析　表格准备完毕后，将表格导入 SAS 软件。而后，编写 SAS 程序，如下框。proc univariate normal 为调用 univariate 过程为两组定量资料进行正态检验。data=star 为调用的数据为 star。var x 为要分析的定量变量为 x。group 代表分组因素（A 组为“1”，B 组为“2”）。run 为运行程序。t-test 为进行成组设计一元定量资料的 t 检验和 t' 检验。cochran 用来给出 Cochran 近似法检验的结果。npar1way wilcoxon 为进行成组设计一元定量资料的 Wilcoxon 秩和检验。

	A	B	C
1	No.	group	x
2	1	1	43
3	2	1	48
4	3	1	47
5	4	1	59
6	5	1	56
7	6	1	44
……	……	……	……
16	15	2	60
17	16	2	58
18	17	2	52
19	18	2	51
20	19	2	62
21	20	2	41

```
proc univariate normal data=star;
var x;
class group;
run;
proc ttest cochran;
var x;
class group;
run;
proc npar1way wilcoxon;
var x;
class group;
run;
```

运行后结果如下。

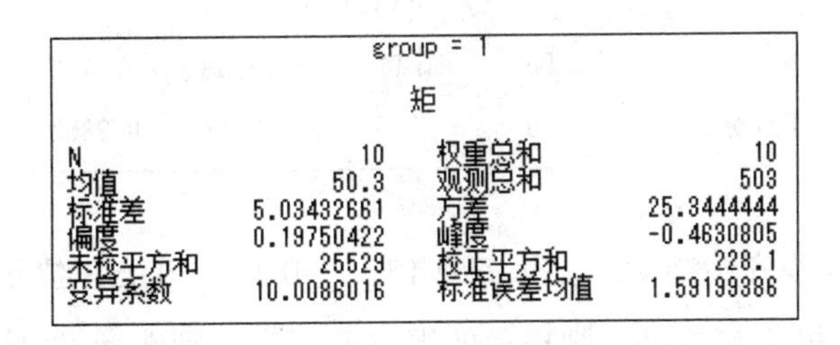

group = 1

矩

N	10	权重总和	10
均值	50.3	观测总和	503
标准差	5.03432661	方差	25.3444444
偏度	0.19750422	峰度	-0.4630805
未校平方和	25529	校正平方和	228.1
变异系数	10.0086016	标准误差均值	1.59199386

A 组患者的数据基本信息结果，包括数据总数 N、均值及标准差。

group = 2

矩

N	10	权重总和	10
均值	53	观测总和	530
标准差	7.40870359	方差	54.8888889
偏度	-0.0245908	峰度	-1.1792001
未校平方和	28584	校正平方和	494
变异系数	13.978686	标准误差均值	2.34283779

B 组患者的数据基本信息结果，包括数据总数 N、均值及标准差。

正态性检验

检验	----统计量----		-------P 值-------	
Shapiro-Wilk	W	0.979113	Pr < W	0.9602
Kolmogorov-Smirnov	D	0.095869	Pr > D	>0.1500
Cramer-von Mises	W-Sq	0.015248	Pr > W-Sq	>0.2500
Anderson-Darling	A-Sq	0.1279	Pr > A-Sq	>0.2500

A 组患者数据的正态性检验，Shapiro-Wilk，W=0.98，P=0.96 ＞ 0.05，说明 A 组患者年龄的数据变量符合正态分布，可以进行 t 检验；若 P ＜ 0.05，则说明该数据不符合正态分布，两组数据进行差异比较时应该进行 Wilcoxon 秩和检验。

正态性检验

检验	----统计量----		-------P 值-------	
Shapiro-Wilk	W	0.944684	Pr < W	0.6062
Kolmogorov-Smirnov	D	0.153685	Pr > D	>0.1500
Cramer-von Mises	W-Sq	0.044802	Pr > W-Sq	>0.2500
Anderson-Darling	A-Sq	0.27341	Pr > A-Sq	>0.2500

B 组患者数据的正态性检验，Shapiro-Wilk，W=0.94，P=0.61 ＞ 0.05，说明 B 组患者年龄的数据变量符合正态分布，可以进行 t 检验；若 P ＜ 0.05，则说明该数据不符合正态分布，两组数据进行差异比较时应该进行 Wilcoxon 秩和检验。

Equality of Variances

Method	Num DF	Den DF	F Value	Pr > F
Folded F	9	9	2.17	0.2652

上述为两组方差齐性结果，显示 F=2.17，P=0.27 ＞ 0.05，提示两组方差齐，可以用 t 检验。若这里 P ＜ 0.05，则提示两组方差不齐，则选择 t' 检验或者 Wilcoxon 秩和检验。

Method	Variances	DF	t Value	Pr > |t|
Pooled	Equal	18	-0.95	0.3531
Satterthwaite	Unequal	15.851	-0.95	0.3548
Cochran	Unequal	9	-0.95	0.3654

上述为两组 t 检验的结果。一共列出了三种方法（第一种为 t 检验的输出结果，后两种为 t' 检验的输出结果），$t=-0.95$，$P=0.35>0.05$。

```
 Wilcoxon Two-Sample Test

Statistic              94.5000

Normal Approximation
Z                      -0.7568
One-Sided Pr <  Z       0.2246
Two-Sided Pr > |Z|      0.4492
```

上述为 Wilcoxon 检验的结果。$Z=-0.76$，$P=0.45>0.05$。

综上所述，检验方法选择 t 检验，A 组与 B 组患者的年龄差异无统计学意义，可以认为两组患者的年龄相似。

2. SPSS 软件操作

(1) 成组设计 t 检验

第一步：分析→描述统计→探索；探索对话框中将变量 x 和 group 依次选入如下图位置，点击“绘图”。“探索：图”对话框中，选入带检验的正态图，伸展与级别 Levene 检验中选择“未转换”，点击“继续”；输出位置可以选择“两者都”或者“图”，点击“确定”运行（图 4–18）。

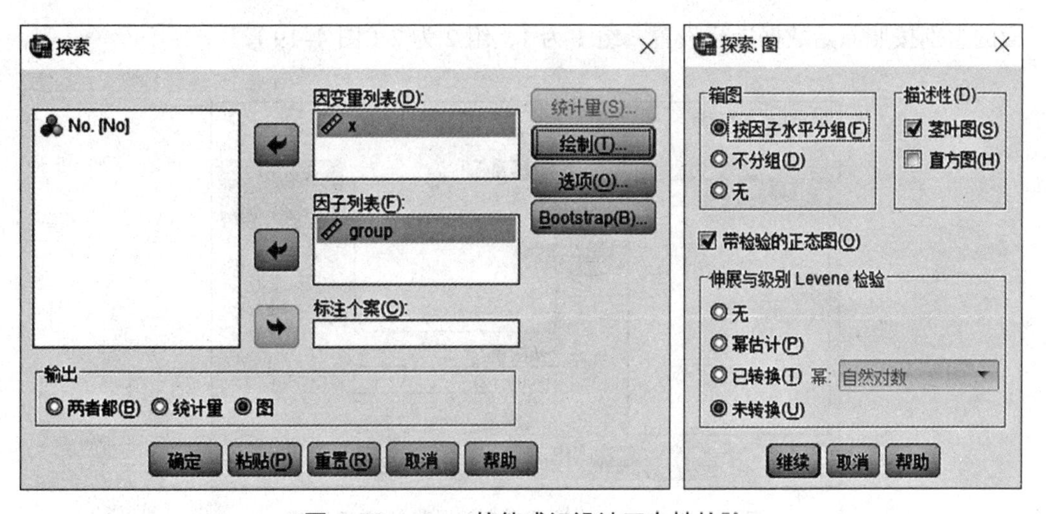

图 4–18　SPSS 软件成组设计正态性检验

运行后结果如下。

正态性检验

	group	Kolmogorov-Smirnov(K)			Shapiro-Wilk		
		统计	df	显著性	统计	df	显著性
x	A	0.096	10	0.200	0.979	10	0.960
	B	0.154	10	0.200	0.945	10	0.606

正态性检验结果，A 组正态性检验 P=0.96 > 0.05；B 组正态性检验 P=0.606 > 0.05，两组均服从正态分布（注意，这里分组使用了字符串 A、B，没使用数字分组）。

方差齐性检验

		Levene 统计量	df1	df2	Sig.
x	基于均值	2.565	1	18	0.127
	基于中值	1.704	1	18	0.208
	基于中值和带有调整后的 df	1.704	1	16.096	0.210
	基于修整均值	2.652	1	18	0.121

方差齐性检验结果，参考第一行"基于均值"，P=0.127 > 0.05，可以认为两组方差齐，应选择 t 检验。若 P < 0.05，则提示两组方差不齐，则选择 Wilcoxon 秩和检验。

第二步：分析→比较平均值→独立样本 T 检验。弹出的新对话框中，新对话框中将变量 x 选入检验变量中，将 group 选入分类变量中。点击"定义组"，注意这里面的组别按照原始数据进行设置，组 1 为 1，组 2 为 2（图 4–19）。

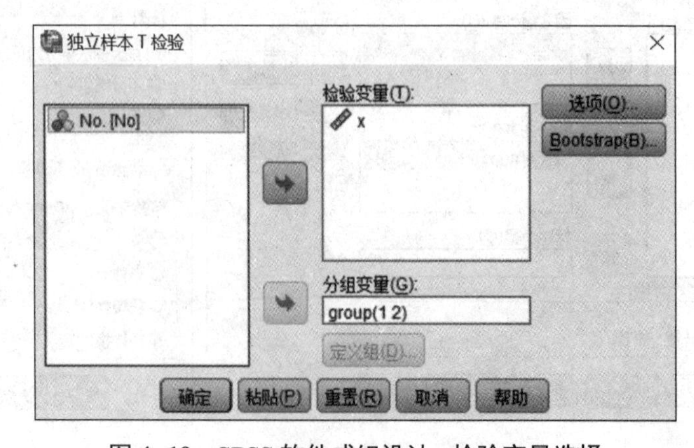

图 4–19　SPSS 软件成组设计 t 检验变量选择

运行后结果如下。

独立样本检验

		方差方程的 Levene 检验		均值方程的 *t* 检验						
		F	Sig.	t	df	Sig.（双侧）	均值差值	标准误差值	95% 置信区间	
									下限	上限
x	假设方差相等	2.565	0.127	−0.953	18	0.353	−2.700	2.833	−8.651	3.251
	假设方差不相等			−0.953	15.851	0.355	−2.700	2.833	−8.709	3.309

综上所述，检验方法选择 *t* 检验，$t=-0.953$，$P=0.353>0.05$，说明 A 组与 B 组患者的年龄差异无统计学意义，可以认为两组患者的年龄相似。

(2) 非参数检验：分析→非参数检验→旧对话框→ 2 个独立样本。在新对话框中将变量 x 和 group 选入相应位置。点击“定义组”，分别将组的名字录入组 1 和组 2 的框中，注意 group 分组定义为数值型。点击“继续”，选择相适应的检验类型后点击“确定”运行（图 4–20）。

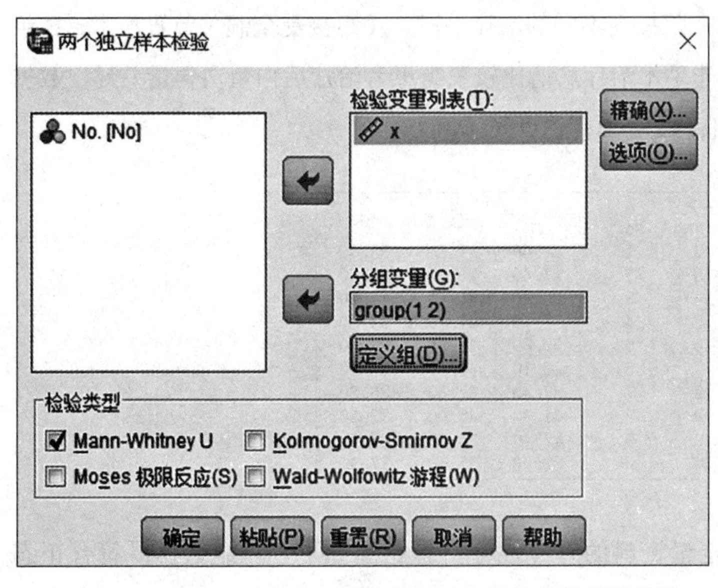

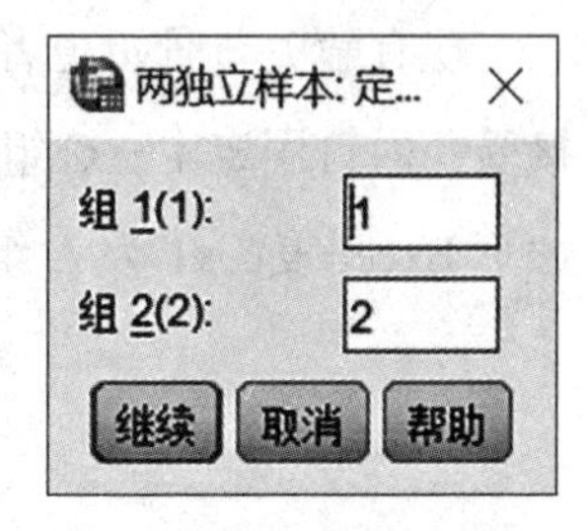

图 4–20 SPSS 软件非参数检验

运行后结果如下。

检验统计量[a]

	x
Mann-Whitney U	39.500
Wilcoxon W	94.500
Z	-0.795
渐近显著性 (双侧)	0.427
精确显著性 [2*（单侧显著性）]	0.436[b]

a. 分组变量：group

b. 没有对结进行修正

综上所述，成组设计非参数检验 Wilcoxon 秩和检验，A 组与 B 组患者的年龄比较 $P=0.427>0.05$，差异无统计学意义，可以认为两组患者的年龄分布相似。

五、多组设计（$k \geq 3$）定量资料差异性分析——方差分析和 Kruskal-Wallis 秩和检验

现有髋关节骨折患者在院接受不同的治疗手段，A 组接受全髋关节置换术；B 组接受髓内钉固定术；C 组非手术治疗。请比较三组患者治疗后白蛋白含量差异。数据如下 Excel 表：x1 为 A 组；x2 为 B；x3 为 C 组。

	A	B	C	D
1	No.	x1	x2	x3
2	1	37.40	37.50	38.00
3	2	37.40	26.50	35.50
4	3	37.40	45.20	41.90
5	4	37.40	27.70	44.30
6	5	39.80	42.50	37.80
7	6	38.10	40.60	46.10
8	7	37.40	37.40	35.80
9	8	41.90	42.00	32.10
10	9	37.40	36.30	37.40
11	10	32.70	35.50	37.40

多组设计（$k \geq 3$）定量资料的差异性分析思路图如下。三组数据既符合正态分布又符合方差齐性，则使用方差分析；若三组数据中有不符合正态性，则使用 Kruskal Wallis 秩和检验；若三组数据符合正态分布，不符合方差齐性，则使用 Welch 方差分析或者 Kruskal Wallis 秩和检验（图 4-21）。

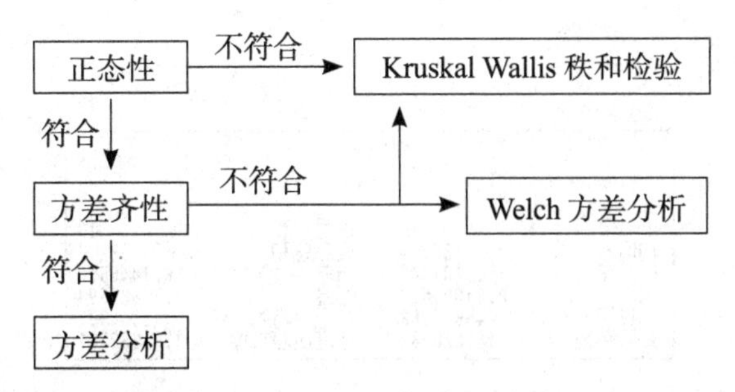

图 4–21 多组设计（$k \geqslant 3$）定量资料差异性分析思路

数据准备：将上述表格整理成如下表格。“group” 为分组，A 组为“1”，B 组为“2”，C 组为 “3”，“x” 为变量。这里限于篇幅，部分数据省略。

	A	B	C
1	No.	group	x
2	1	1	37.40
3	2	1	39.30
4	3	1	40.70
5	4	1	41.50
6	5	1	37.40
7	6	1	32.10
8	7	1	42.50
……	……	……	……
25	24	3	44.30
26	25	3	37.80
27	26	3	46.10
28	27	3	35.80
29	28	3	32.10
30	29	3	37.40
31	30	3	37.40

1. SAS 统计分析　表格准备完毕后，将表格导入 SAS 软件。而后，编写 SAS 程序，如下框。proc univariate normal 为调用 univariate 过程为两组定量资料进行正态检验。data=star 为调用的数据为 star。var x 为要分析的定量变量为 x。group 代表分组因素（A 组为 “1”，B 组为 “2”，C 组为 “3”）。run 为运行程序。glm 调用 glm 过程，hovtest 即为进行方差齐性检验，snk 为三组定量资料平均值之间的两两比较。

```
proc univariate normal data=star;
var x;
class group;
run;
proc glm data=star;
class group;
model x=group/ss3;
means group/hovtest snk;
run;
```

运行后结果如下。

group = 1

矩

N	10	权重总和	10
均值	39.27	观测总和	392.7
标准差	5.1131747	方差	26.1445556
偏度	0.81390522	峰度	1.71621504
未校平方和	15656.63	校正平方和	235.301
变异系数	13.020562	标准误差均值	1.61692781

A 组患者的数据基本信息结果，包括数据总数 N、均值及标准差。同理，可以得到 B 组和 C 组患者的数据基本信息结果，限于篇幅没有列出。

正态性检验

检验	----统计量----		-------P 值-------	
Shapiro-Wilk	W	0.93406	Pr < W	0.4890
Kolmogorov-Smirnov	D	0.163791	Pr > D	>0.1500
Cramer-von Mises	W-Sq	0.04713	Pr > W-Sq	>0.2500
Anderson-Darling	A-Sq	0.327736	Pr > A-Sq	>0.2500

A 组患者数据的正态性检验，Shapiro–Wilk，W=0.93，P=0.49 ＞ 0.05，说明 A 组患者白蛋白的数据变量符合正态分布。同理，获得 B 组患者数据的正态性检验，Shapiro–Wilk，W=0.92，P=0.32 ＞ 0.05，说明 B 组患者白蛋白的数据变量符合正态分布；C 组患者数据的正态性检验，Shapiro–Wilk，W=0.93，P=0.45 ＞ 0.05，说明 C 组患者白蛋白的数据变量符合正态分布。若三组中任意一组或多组 P ＜ 0.05，则说明该数据不符合正态分布。三组数据进行差异性比较时，应该进行 Kruskal Wallis 秩和检验。

Source	DF	Sum of Squares	Mean Square	F Value	Pr > F
Model	2	24.3740000	12.1870000	0.45	0.6433
Error	27	733.6980000	27.1740000		

上述结果为方差齐性检验，F=0.45，P=0.64 ＞ 0.05，这说明三组数据满足方差齐性要求。

Source	DF	Type III SS	Mean Square	F Value	Pr > F
group	2	24.37400000	12.18700000	0.45	0.6433

上述为方差分析的结果，F=0.45，P=0.64 ＞ 0.05，这说明三组数据差异无统计

学意义，可以认为三组患者治疗后白蛋白含量相似。

```
Means with the same letter are not significantly different.
    SNK Grouping          Mean      N    group

              A         39.270     10    1

              A         38.630     10    3

              A         37.120     10    2
```

上述为三组数据进行两两比较的结果。最左边的字母相同则表示两行上的平均值代表的两组无统计学意义，字母不同则表示差异有统计学意义。这里 group1 ～ 3 的字母均为 A，说明两两之间无统计学差异。

为什么不能用两两比较的 t 检验来计算三组数据之间的两两比较？

此时如果用两组比较的 t 检验，则会增加 I 类错误的概率[①]。例如：有 4 个样本均数，两两比较一共有 6 种组合，即要比较 6 次，每次犯 I 类错误的概率均为 0.05，不犯 I 类错误的概率为 $(1-0.05)$，那么 6 次比较同时不犯 I 类错误的概率为 $(1-0.05)^6$，这时，总的假设检验水准变为 $1-(1-0.05)^6=0.26$，已经远远大于开始设定的检验水准 0.05。同时可以看出，按照 t 检验，比较的次数越多，犯 I 类错误的概率就越大。

2. SPSS 软件操作

(1) 参数 ANOVA 方差分析

第一步：正态性检验与方差齐性检验，详见成组（两组）设计一元定量资料差异性分析——t 检验 SPSS 部分。

第二步：分析→比较平均值→单因素 ANOVA。在弹出的新对话框中，将变量 x 和 group 选入相应位置。点击“两两比较”（又名事后多重比较），勾选 LSD 选项（也可以勾选多个比较方法），点击“继续”“确定”后运行（图 4–22）。

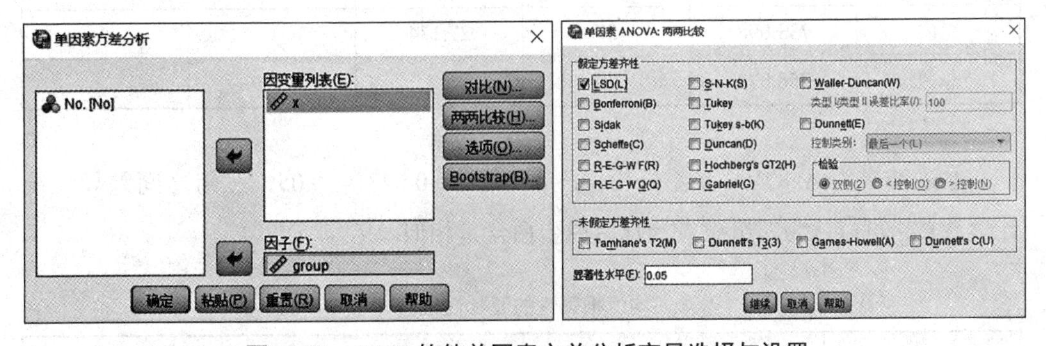

图 4–22　SPSS 软件单因素方差分析变量选择与设置

① 胡良平 . 科研设计与统计分析 [M]. 北京：军事医学科学出版社，2012：309-310.

选完多重比较后，点击“选项”，勾选方差同质性检验和 Welch（图 4-23）。最后，点击“确定”运行。

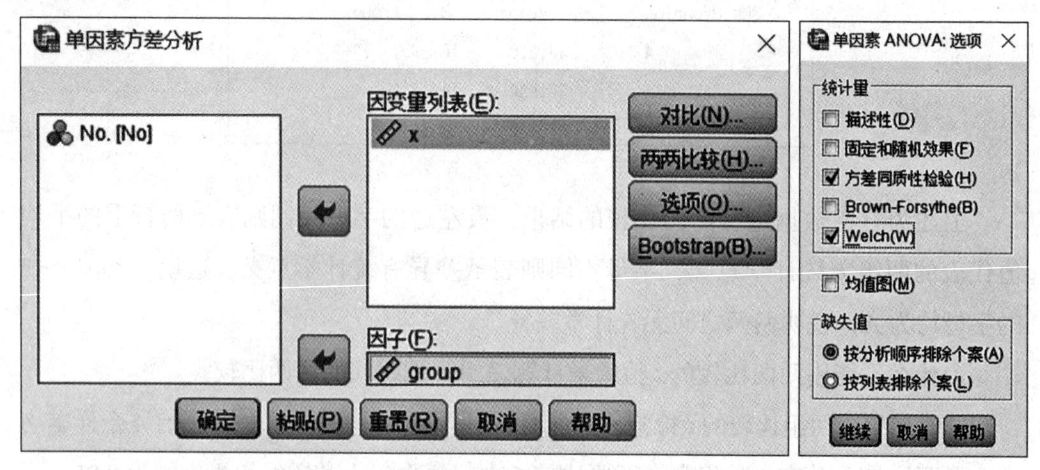

图 4-23　SPSS 软件单因素方差分析选项设置

运行获得结果如下。

方差齐性检验

Levene 统计量	df1	df2	显著性
0.365	2	27	0.698

上述结果为方差齐性检验，P=0.698 > 0.05，说明三组方差齐。

单因素方差分析

	平方和	df	均方	F	显著性
组间	24.374	2	12.187	0.448	0.643
组内	733.698	27	27.174		
总数	758.072	29			

上述结果为 ANOVA 方差分析，F=0.448，P=0.643 > 0.05，三组之间差异无统计学意义，可以认为三组患者治疗后白蛋白含量相似。

均值相等性的健壮性检验

	统计量	df1	df2	显著性
Welch	0.360	2	17.629	0.703

上述结果为 Welch 方差分析，虽然 P 值不同，不过结论相同 $P=0.703>0.05$，三组之间差异无统计学意义。

多重比较

(I) group	(J) group	均值差 (I-J)	标准误	显著性	95% 置信区间	
					下限	上限
1	2	2.1500	2.3313	0.365	-2.633	6.933
	3	0.6400	2.3313	0.786	-4.143	5.423
2	1	-2.1500	2.3313	0.365	-6.933	2.633
	3	-1.5100	2.3313	0.523	-6.293	3.273
3	1	-0.6400	2.3313	0.786	-5.423	4.143
	2	1.5100	2.3313	0.523	-3.273	6.293

上述结果为 LSD 法的两两比较，P 值均大于 0.05，说明两两之间差异均无统计学意义。

(2) 多组设计的非参数检验：分析→非参数检验→旧对话框→ K 个独立样本。在弹出对话框中，x 变量选入检验变量列表，group 变量选入分组变量。点击“定义范围”，按照实际数据，这里选择最小 1，最大 3。选择 Kruskal Wallis，最后点击“确定”运行（图 4–24）。

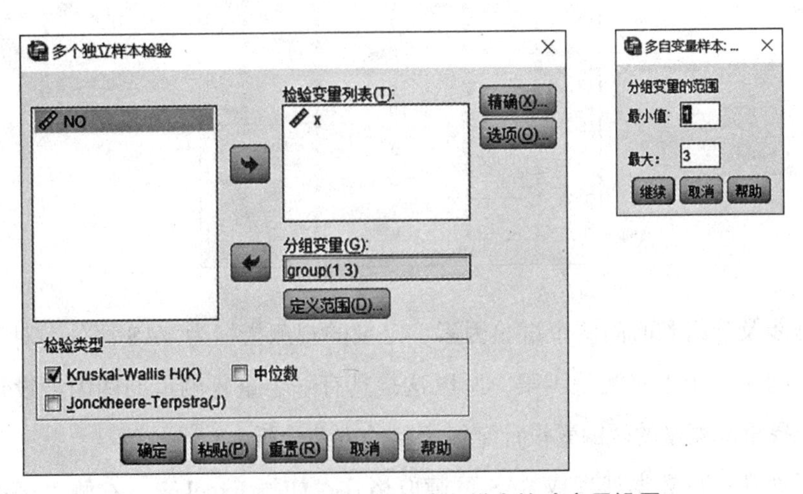

图 4–24 SPSS 软件多个独立样本检验变量设置

运行后结果如下。

检验统计量 a,b

	x
卡方	0.407
df	2
渐近显著性	0.816

a.Kruskal Wallis 检验

b. 分组变量：group

上述结果显示，多组非参数的 Kruskal Wallis 检验，P=0.816 ＞ 0.05，说明三组差异无统计学意义，可以认为三组患者治疗后白蛋白含量相似。

六、重复测量设计的方差分析

现有腰部疼痛患者 20 人，10 人接受 A 药物治疗（group 1），10 人接受 B 药物治疗（group 2）。接受药物前疼痛评分（VAS 评分）为 x0，服药后第 1 天疼痛评分为 x1，服药后第 3 天疼痛评分为 x2，如下 Excel 表所示。请进行合适的统计分析。

	A	B	C	D	E
1	group	ID	x0	x1	x2
2	1	1	4	5	5
3	1	2	6	5	4
4	1	3	6	5	5
5	1	4	10	4	4
6	1	5	9	4	5
7	1	6	5	5	5
8	1	7	7	4	4
9	1	8	8	6	2
10	1	9	7	5	6
11	1	10	8	7	5
12	2	1	10	7	5
13	2	2	6	6	3
14	2	3	6	7	4
15	2	4	5	5	4
16	2	5	10	7	2
17	2	6	9	6	3
18	2	7	7	8	1
19	2	8	7	6	2
20	2	9	10	5	5
21	2	10	3	7	2

本例涉及分组和时间两个试验因素，定量的观测指标为 VAS 评分。对于每一例患者，时间是一个重复测量因素，所以这是具有一个重复测量的两因素设计定量资料，应选择重复测量的两因素设计定量资料的方差分析。

数据处理：将数据处理成 SAS 可读取格式，如下 Excel 表，右侧表格连接于左侧表格。group 为分组；ID 为每组 10 例患者；time 中 1 为接受治疗前，2 为接受治疗后第 1 天，3 为接受治疗后第 3 天；x 为患者疼痛评分。

	A	B	C	D
1	group	ID	time	x
2	1	1	1	4
3	1	2	1	6
4	1	3	1	6
5	1	4	1	10
6	1	5	1	9
7	1	6	1	5
8	1	7	1	7
9	1	8	1	8
10	1	9	1	7
11	1	10	1	8
12	2	1	1	10
13	2	2	1	6
14	2	3	1	6
15	2	4	1	5
16	2	5	1	10
17	2	6	1	9
18	2	7	1	7
19	2	8	1	7
20	2	9	1	10
21	2	10	1	3
22	1	1	2	5
23	1	2	2	5
24	1	3	2	5
25	1	4	2	4
26	1	5	2	4
27	1	6	2	5
28	1	7	2	4
29	1	8	2	6
30	1	9	2	5
31	1	10	2	7
32	2	1	2	7
33	2	2	2	6
34	2	3	2	7
35	2	4	2	5
36	2	5	2	7
37	2	6	2	6
38	2	7	2	8
39	2	8	2	6
40	2	9	2	5
41	2	10	2	7
42	1	1	3	5
43	1	2	3	4

1. SAS 统计分析　重复测量设计的方差分析分为两步，一步为模型选择，另一步为获得各均数之间的两两比较结果。

(1) 模型选择：数据导入 SAS 软件后，编写 SAS 程序，如下框。group 为分组，id 为每一例患者，time 为测定的时间，group*time 为时间与分组的交互作用。下方分别调用了 mixed 的过程，采用 VC、CS、UN 和 AR(1) 四种协方差结果模型对资料进行方差分析。

```
proc mixed data=star;
class group id time;
model x=group time group*time;
repeated / type=VC sub=id(group);
ods output fitstatistics=a;
ods output dimensions=a1;
run;
proc mixed data=star;
class group id time;
model x=group time group*time;
repeated / type=CS sub=id(group);
ods output fitstatistics=b;
ods output dimensions=b1;
run;
proc mixed data=star;
class group id time;
model x=group time group*time;
repeated / type=UN sub=id(group);
ods output fitstatistics=c;
ods output dimensions=c1;
run;
proc mixed data=star;
class group id time;
model x=group time group*time;
repeated / type=AR(1) sub=id(group);
ods output fitstatistics=d;
ods output dimensions=d1;
run;
```

运行后结果如下。

Obs	Descr	VC	CS	UN	AR1
1	−2Res Log Likelihood	212.8	212.6	197.7	211.9
2	AIC(Smaller is better)	214.8	216.6	209.7	215.9
3	AICC(smaller is better)	214.8	216.9	-	216.2
4	BIC(Smaller is better)	215.8	218.6	-	217.3

上表为四种协方差模型的输出信息总结表。通常情况下，AIC 和 BIC 值越小，那么协方差模型拟和得越好。原则上两个模型的 AIC 和 BIC 值接近，应进一步计算 - 2LogL（ - 2Res Log Likelihood）的值，小者为优。一般情况下，选择 AIC 和 BIC 值最小的模型即可。这里 UN 模型的 AIC 值最小，那么就选择这个模型。

```
           Type 3 Tests of Fixed Effects

               Num     Den
Effect          DF      DF    F Value    Pr > F

group            1      18       0.07    0.7929
time             2      18      23.68    <.0001
group*time       2      18       6.11    0.0094
```

上述结果为 UN 假设检验的结果。可知：时间（$P<0.0001$）及时间与分组的交互作用（P=0.0094）均有统计学意义，然而分组（P=0.7929）没有统计学意义，不影响疼痛评分。

(2) 组间、组内各均数两两比较：比较各均数两两之间差异的结果，下一步运行程序，如下框。这里依据上述模型选择最优为 UN 模型，因而程序中“type=UN”。若模型选择最优为其他模型，例如为 VC、CS 或 AR（1），则程序中应为“type=VC、CS 或者 AR（1）”。

```
proc mixed data=star;
class group id time;
model x=group time group*time/ddfm=sat;
repeated / type=UN sub=id(group);
lsmeans group*time/diff;
run;
```

运行后结果如下。

Differences of Least Squares Means

Effect	group	time	group	time	Estimate	Standard Error	DF	t Value	Pr > |t|
group*time	1	1	1	2	2.0000	0.7634	18	2.62	0.0174
group*time	1	1	1	3	2.5000	0.7457	18	3.35	0.0035
group*time	1	1	2	1	-0.3000	0.9551	18	-0.31	0.7571
group*time	1	1	2	2	0.6000	0.7397	24.8	0.81	0.4250
group*time	1	1	2	3	3.9000	0.7800	28.6	5.00	<.0001
group*time	1	2	1	3	0.5000	0.5706	18	0.88	0.3924
group*time	1	2	2	1	-2.3000	0.7397	24.8	-3.11	0.0047
group*time	1	2	2	2	-1.4000	0.4269	18	-3.28	0.0042
group*time	1	2	2	3	1.9000	0.4933	30.6	3.85	0.0006
group*time	1	3	2	1	-2.8000	0.7800	28.6	-3.59	0.0012
group*time	1	3	2	2	-1.9000	0.4933	30.6	-3.85	0.0006
group*time	1	3	2	3	1.4000	0.5518	18	2.54	0.0206
group*time	2	1	2	2	0.9000	0.7634	18	1.18	0.2538
group*time	2	1	2	3	4.2000	0.7457	18	5.63	<.0001
group*time	2	2	2	3	3.3000	0.5706	18	5.78	<.0001

上述结果为组内与组间的两两比较。以第一行为例，group=1, time=1, group=1, time=2，这表示第一组患者第一个测量时间（接受药物治疗前）疼痛评分的均值与第二个测量时间（接受药物治疗后 1 天）疼痛评分的均值之间的比较。可见，t=2.26，P=0.0174 ＜ 0.05，可以认为差异有统计学意义。结论：A 组患者药物治疗后疼痛明显改善。同理，可以进行组内与组间的任意两组比较，得出结论。

2. SPSS 统计分析

第一步：将数据调整为结构数据，如下，而后导入 SPSS 软件。a0 为 A 组治疗前 VAS 评分，a1 为患者吃 A 药物后第一天 VAS 评分，a2 为患者吃 A 药物后第三天 VAS 评分。同理，b0 为 B 组治疗前 VAS 评分，b1 为患者吃 B 药物后第一天 VAS 评分，b2 为患者吃 B 药物后第三天 VAS 评分。

	a0	a1	a2	b0	b1	b2
1	4	5	5	10	7	5
2	6	5	4	6	6	3
3	6	5	5	6	7	4
4	10	4	4	5	5	4
5	9	4	5	10	7	2
6	5	5	5	9	6	3
7	7	4	4	7	8	1
8	8	6	2	7	6	2
9	7	5	6	10	5	5
10	8	7	5	3	7	2

第二步：点击“分析→一般线性模型（GLM）→重复测量”，进入如下对话框（图 4–25）。因为这里有两个因素“分组”与“时间”，在被试内因子名称中填写因素“分组”，级别数填写 2（因为这里分为 A 和 B 两组），而后点击“添加”。再次在被试内因子名

称中填写因素二“时间”，级别数填写“3”（因为这里分为治疗前、治疗后第一天及第三天三个时间点），而后点击“添加”。最后，点击最下方“定义”进入下一步。

第三步：进入如下界面（图 4–26，左图），将左框内变量选入“群体内部变量（分组，时间）”，点击右侧“选项”设置。进入选项界面，将因子与因子交互中“分组”“时间”及“分组 * 时间”选入右框显示均值。勾选“比较主效应”“置信区间调节”栏选择“Bonferroni(B)”。“输出”栏中勾选“描述统计”及“功效估计”。点击“继续、确定”。

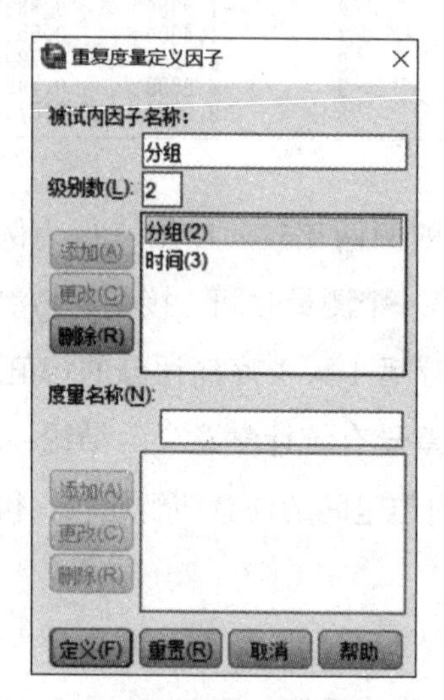

图 4–25　SPSS 软件重复度量定义因子设置

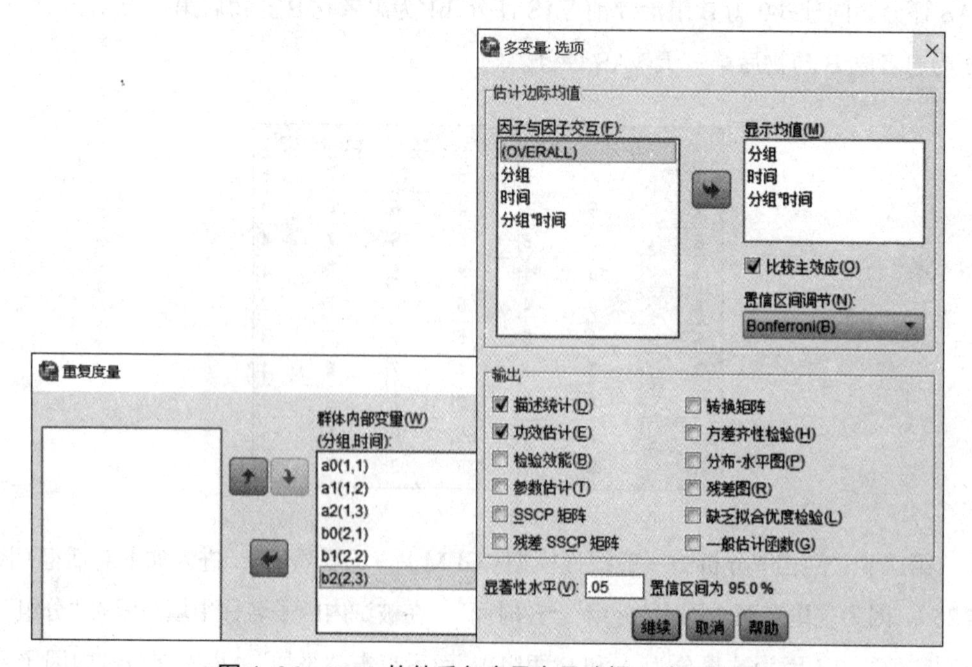

图 4–26　SPSS 软件重复度量变量选择和选项设置

运行后结果如下。

Mauchly 的球形度检验 [a]

度量：MEASURE_1

主体内效应	Mauchly 的 W	近似卡方	df	Sig.	Epsilon[b]		
					Greenhouse-Geisser	Huynh-Feldt	下限
分组	1.000	0.000	0	.	1.000	1.000	1.000
时间	0.966	0.277	2	0.871	0.967	1.000	0.500
分组 × 时间	0.735	2.467	2	0.291	0.790	0.930	0.500

检验零假设，即标准正交转换因变量的误差协方差矩阵与一个单位矩阵成比例

a. 设计 : 截距

主体内设计 : 分组 + 时间 + 分组 × 时间

b. 可用于调整显著性平均检验的自由度。在“主体内效应检验”表格中显示修正后的检验

上表为球形检验的结果，可见分组、时间及分组与时间的交互作用 P 值均大于 0.05，这说明三者均满足球形检验，可选择下列任意检验作为结果。若 $P < 0.05$，则只能用 Greenhouse-Geisser（下表）或者多变量检验的结果（单独的表格，这里没有列出）。

主体内效应的检验

度量：MEASURE_1

源		Ⅲ型平方和	df	均方	F	Sig.	偏 Eta 方
分组	**采用的球形度**	**0.150**	**1**	**0.150**	**0.051**	**0.827**	**0.006**
	Greenhouse-Geisser	0.150	1.000	0.150	0.051	0.827	0.006
	Huynh-Feldt	0.150	1.000	0.150	0.051	0.827	0.006
	下限	0.150	1.000	0.150	0.051	0.827	0.006
误差（分组）	采用的球形度	26.683	9	2.965			
	Greenhouse-Geisser	26.683	9.000	2.965			
	Huynh-Feldt	26.683	9.000	2.965			
	下限	26.683	9.000	2.965			
时间	**采用的球形度**	**112.900**	**2**	**56.450**	**23.575**	**0.000**	**0.724**
	Greenhouse-Geisser	112.900	1.934	58.371	23.575	0.000	0.724
	Huynh-Feldt	112.900	2.000	56.450	23.575	0.000	0.724
	下限	112.900	1.000	112.900	23.575	0.001	0.724

续 表

源		Ⅲ型平方和	df	均方	F	Sig.	偏 Eta 方
误差（时间）	采用的球形度	43.100	18	2.394			
	Greenhouse-Geisser	43.100	17.408	2.476			
	Huynh-Feldt	43.100	18.000	2.394			
	下限	43.100	9.000	4.789			
分组 × 时间	**采用的球形度**	**19.900**	**2**	**9.950**	**4.001**	**0.037**	**0.308**
	Greenhouse-Geisser	19.900	1.581	12.590	4.001	0.050	0.308
	Huynh-Feldt	19.900	1.861	10.694	4.001	0.040	0.308
	下限	19.900	1.000	19.900	4.001	0.077	0.308
误差（分组 × 时间）	采用的球形度	44.767	18	2.487			
	Greenhouse-Geisser	44.767	14.225	3.147			
	Huynh-Feldt	44.767	16.747	2.673			
	下限	44.767	9.000	4.974			

我们这里选择“采用的球形度”作为结果，分组 P=0.827，时间 P=0.000，分组 × 时间 P=0.037，因此可以认为时间，以及时间与分组的交互作用均有统计学意义，然而分组并没有统计学意义，不影响疼痛评分。

第四步：组间两两之间的比较。上述设置均不变，点击进入“分析→一般线性模型（GLM）→重复测量”。这里原来有分组与时间两个因子，现在移除时间因子，保留分组因子。而后，点击“定义”，进入如下界面。将“a0”与“b0”选入群体内部变量（分组）。这是只比较两组治疗前 VAS 评分差异。“模型”及“选项”设置同上，最后点击“确定”（图 4–27）。

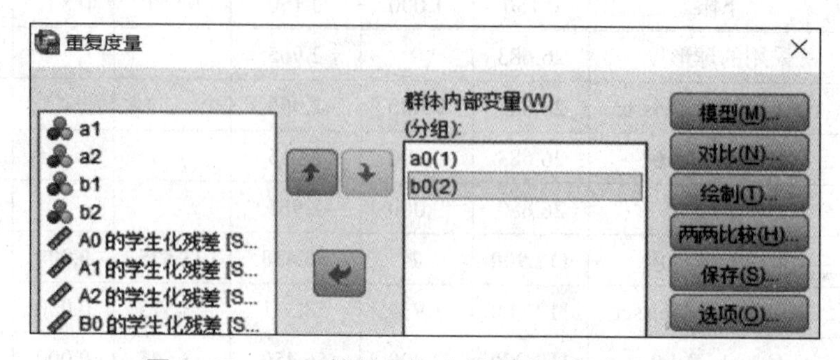

图 4–27　SPSS 软件重复度量群体内部变量选择

运行后结果如下。

成 对 比 较

度量：MEASURE_1

(I) 分组	(J) 分组	均值差值 (I-J)	标准误差	Sig.a	差分的 95% 置信区间[a]	
					下限	上限
1	2	−0.300	1.116	0.794	−2.825	2.225
2	1	0.300	1.116	0.794	−2.225	2.825

基于估算边际均值

a. 对多个比较的调整：Bonferroni

上表结果为“a0”与“b0”组间治疗前 VAS 评分差异比较，P=0.794 ＞ 0.05，说明两组治疗前 VAS 评分无明显差异。依照上述方法，可以计算任意两组之间的差异得出相应结论。

七、成组设计四格表资料

成组设计四格表资料主要包括横断面、队列及病例对照研究。这三种设计统计方法基本相似，本节主要介绍横断面成组设计四格表资料的统计分析。

现有两组患者，A 组患者年龄≥ 65 岁的人数为 12 例，＜ 65 岁的人数为 15 例；B 组患者年龄≥ 65 岁的人数为 10 例，＜ 65 岁的人数为 9 例（表 4–2）。请问两组患者年龄的分布差异是否具有统计学意义。

表 4–2　两组患者年龄比较

年　龄	分　组	
	A 组	B 组
＜ 65 岁	15（a）	9（b）
≥ 65 岁	12（c）	10（d）

统计方法选择如下。

① n ＜ 40 或者至少有一个理论频数为 T ≤ 1 时，应根据 Fisher 精确检验的结果得出结论。

② n ＞ 40，且 1 ＜ T ≤ 5，应根据连续校正的 χ^2 检验结果得出结论。

③ $n > 40$，且 $T > 5$，应根据 χ^2 检验结果得出结论。

这里 $n=a+b+c+d=46$，每一个格子的理论频数 = 此格所在行列合计的乘积除以总合计 n。据此，第一个理论频数 $T_1=(a+b)\times(a+c)/n=14.1$；第二个理论频数 $T_2=(a+b)\times(b+d)/n=9.91$；第三个理论频数 $T_3=(a+c)\times(c+d)/n=12.9$；第四个理论频数 $T_4=(b+d)\times(c+d)/n=9.1$。$T$ 均大于 5，该四格表应选择 χ^2 检验结果来得出结论。

1. SAS 统计分析　SAS 程序如下框。data star 数据名为 star；"a""b" 和 "f" 为建立数值型变量 a、b 和 f，分别读入行号、列号，以及每格实际频数。proc freq 为调用 freq 过程。table a*b 为二维列联表资料，参数 chisq 为进行 χ^2 检验，还可以输出 Fisher 精确检验的结果。

```
data star;
do a=1 to 2;
do b=1 to 2;
input f @@ ;
output;
end;
end;
cards;
15 9
12 10
;
run;
proc freq;
weight f;
tables a*b/chisq;
run;
```

运用 SAS 程序输出结果如下。

"a * b" 表的统计量

统计量	自由度	值	概率
卡方	1	0.2996	0.5841
似然比卡方	1	0.2997	0.5841
连续校正卡方	1	0.0613	0.8044
Mantel-Haenszel 卡方	1	0.2931	0.5883
Phi 系数		0.0807	
列联系数		0.0804	
Cramer V 统计量		0.0807	

上述结果显示 $\chi^2=0.30$，$P=0.58 > 0.05$，提示两组患者年龄分布差异无统计学意义，可以认为两组患者的年龄分布相似。上图也给出了连续校正卡方检验。

```
         Fisher 精确检验
-------------------------------
单元格 (1,1) 频数 (F)        15
左侧 Pr <= F             0.8014
右侧 Pr >= F             0.4022

表概率 (P)               0.2035
双侧 Pr <= P             0.7652

         样本大小 = 46
```

上述结果显示 Fisher 精确检验。若 $n < 40$ 或者至少有一个理论频数为 $T \leq 1$ 时，则选择该检验方法，双侧 P=0.77 > 0.05。

2. SPSS 统计分析

第一步：在 SPSS 中建立数据库，如下。

	组别	年龄	患者例数
1	A	<65岁	15.00
2	A	≤65岁	12.00
3	B	<65岁	9.00
4	B	≤65岁	10.00

第二步：数据→加权个案。新对话框中，点击“加权个案”，将“患病例数”选入频率变量→确定（图 4–28）。

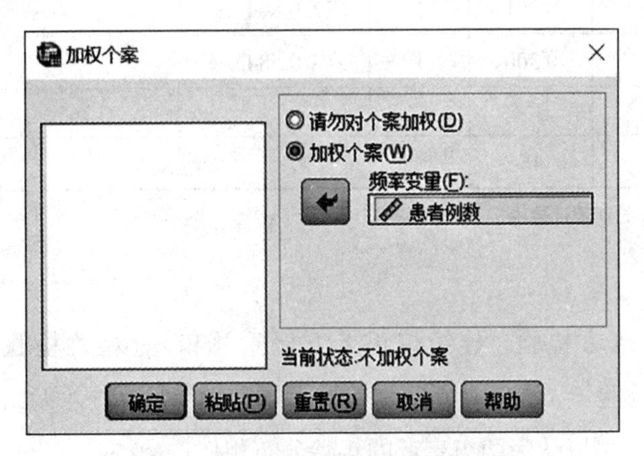

图 4–28 SPSS 软件加权个案设置

第三步：分析→描述统计→交叉表格。在“交叉表格”对话框中，将“组别”和“年龄”选入“行”和“列”，而后点击“Statistics（统计量）”选项。在弹出的“交叉表格：统计”对话框中，可勾选“卡方”“风险”及 CMH 检验（图 4–29）。继续→确定。

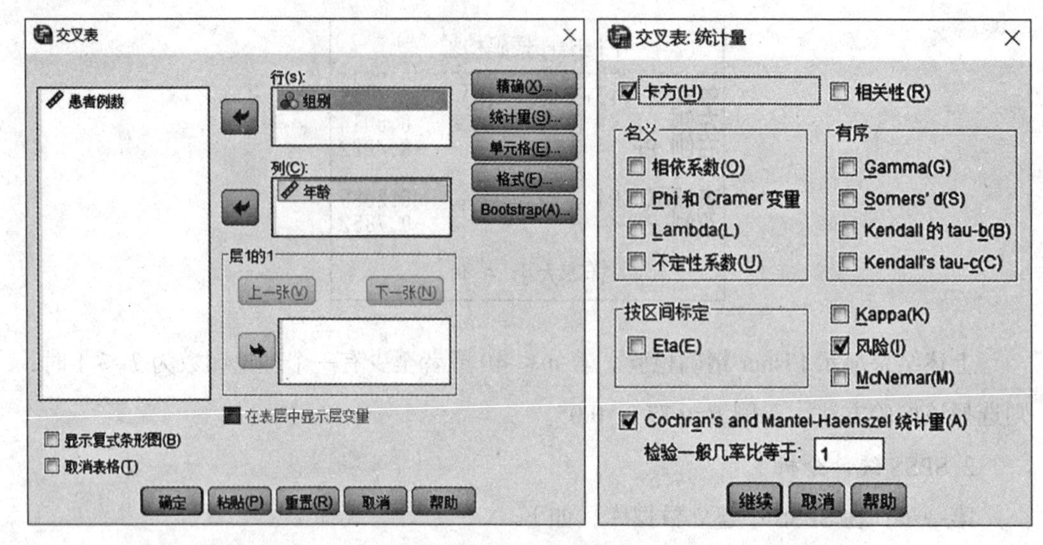

图 4-29　SPSS 软件交叉表格：Statistics（统计量）选项设置

运行后结果如下。

卡 方 检 验

	值	df	渐进 Sig.（双侧）	精确 Sig.（双侧）	精确 Sig.（单侧）
Pearson 卡方	0.300[a]	1	0.584		
连续校正[b]	0.061	1	0.804		
似然比	0.300	1	0.584		
Fisher 的精确检验				0.765	0.402
有效案例中的 N	46				

a.0 单元格 (0.0%) 的期望计数少于 5。最小期望计数为 9.09

b. 仅对 2×2 表计算

上表给出了卡方检验，连续校正卡方检验及 Fisher 精确检验，依据 N ＞ 40，$T > 5$ 选择卡方检验 $P=0.584 > 0.05$，差异无统计学意义，提示两组患者年龄分布差异无统计学意义，可以认为两组患者的年龄分布相似。

八、四种 R×C 列联表资料的假设检验

1. 双向无序 R×C 列联表资料的差异性检验　双向无序 R×C 表中原因变量和结果变量均为多值名义变量。现有某科室的患者按疾病种类进行血型分类，见表 4-3。

请分析三种疾病患者的血型构成比是否相同。

表 4-3 某科室患者按疾病种类血型分类

疾病	血型			
	A	B	AB	O
骨关节炎	17	13	7	15
腰椎间盘突出	12	17	12	13
骨折	18	10	8	15

这里原因变量疾病和结果变量血型均为多值名义变量，应视为双向无序 R×C 列联表资料的差异性检验分析。双向无序 R×C 列联表资料差异性检验方法的选择，包括 χ^2 检验和 Fisher 精确检验。选择的规则与四格表一样（① $n<40$ 或者至少有一个理论频数为 $T\leqslant 1$ 时，应根据 Fisher 精确检验的结果得出结论；② $n>40$，且 $1<T\leqslant 5$，应根据连续校正的 χ^2 检验结果得出结论；③ $n>40$，且 $T>5$，应根据 χ^2 检验结果得出结论），依据患者总数与理论频数进行选择，具体详见成组设计四格表资料部分。

(1) SAS 统计分析：SAS 程序如下框。data star 将数据命名为 star；“a”“b”和“f”为建立数值型变量 a（疾病分类）、b（血型）和 f（频数），分别读入行号、列号，以及每格实际频数。proc freq 为调用 freq 过程。table a*b 为 R×C 列联表资料，参数 chisq 为进行一般 χ^2 检验，还可以输出 Fisher 精确检验的结果。

```
data star;
do a=1 to 3;
do b=1 to 4;
input f @@ ;
output;
end;
end;
cards;
17 13 7 15
12 17 12 13
18 10 8 15
;
run;
proc freq;
weight f;
tables a*b/chisq;
Exact fisher;
run;
```

运行后结果如下。

```
                    “a * b” 表的统计量

统计量                          自由度        值       概率
-----------------------------------------------------------
卡方                              6       4.7684     0.5738
似然比卡方                        6       4.8260     0.5663
Mantel-Haenszel 卡方              1       0.0012     0.9721
Phi 系数                                  0.1743
列联系数                                  0.1717
Cramer V 统计量                           0.1232

                   Fisher 精确检验
              ---------------------------
              表概率 (P)       3.761E-06
              Pr <= P             0.5808

                   样本大小 = 157
```

这里选择χ^2检验，χ^2=4.77，P=0.57 > 0.05。结论：根据现有资料不能认为三种疾病患者的血型构成比不同。

(2) SPSS 统计分析

第一步：录入数据，录入方法详见本章第二节，录入后如下。

	疾病	血型	人数
1	骨关节炎	A	17
2	骨关节炎	B	13
3	骨关节炎	AB	7
4	骨关节炎	O	15
5	腰间盘突	A	12
6	腰间盘突	B	17
7	腰间盘突	AB	12
8	腰间盘突	O	13
9	骨折	A	18
10	骨折	B	10
11	骨折	AB	8
12	骨折	O	15

第二步：点击任务栏“数据→加权个案”，进入如下对话框。将“人数”变量放入“频率变量”（图 4–30），点击“确定”。

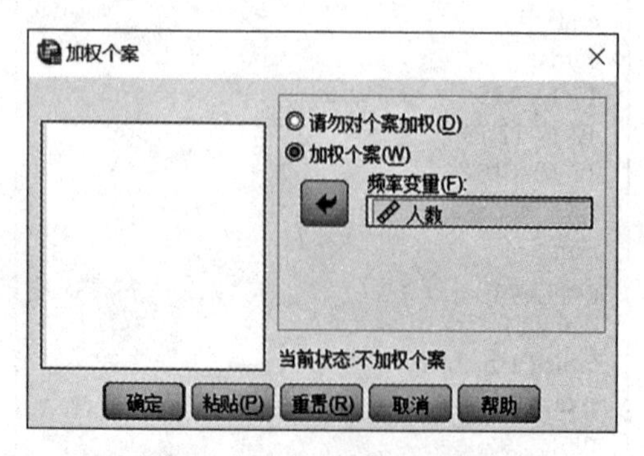

图 4–30　SPSS 软件加权个案设置

第三步：点击任务栏“分析→描述统计→交叉表格”。弹出的“交叉表格”对话框中，将“疾病”选入行，“血型”选入列。然后，点击“精确”选项，弹出的统计对话框中可选择“精确”（图 4-31）。

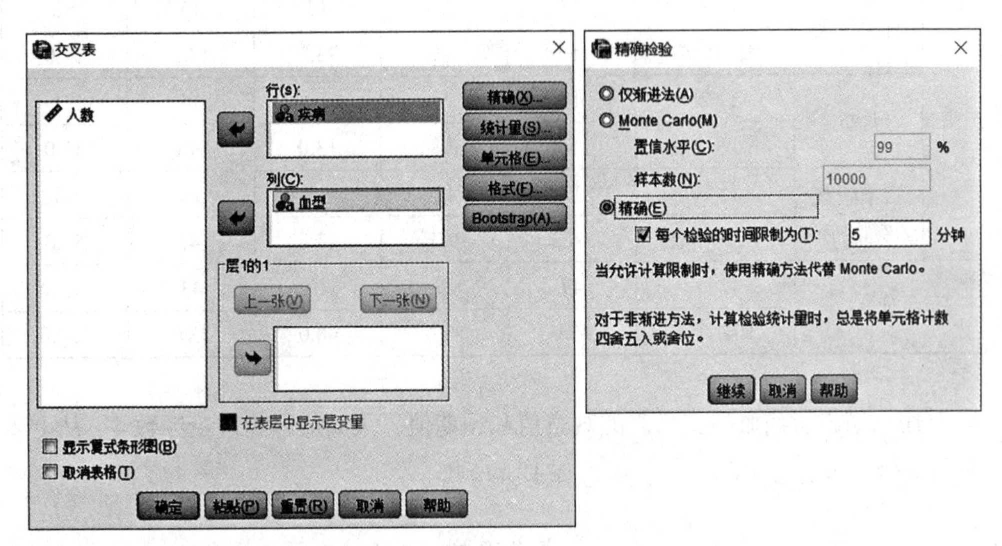

图 4-31 SPSS 软件交叉表格、Statistics（统计量）设置

第四步：点击“统计量（Statistics）”进入界面，选择卡方。点击“单元格”，可以勾选“观察值”和“期望值”，均为自选项，点击“继续”，“确定”运行（图 4-32）。

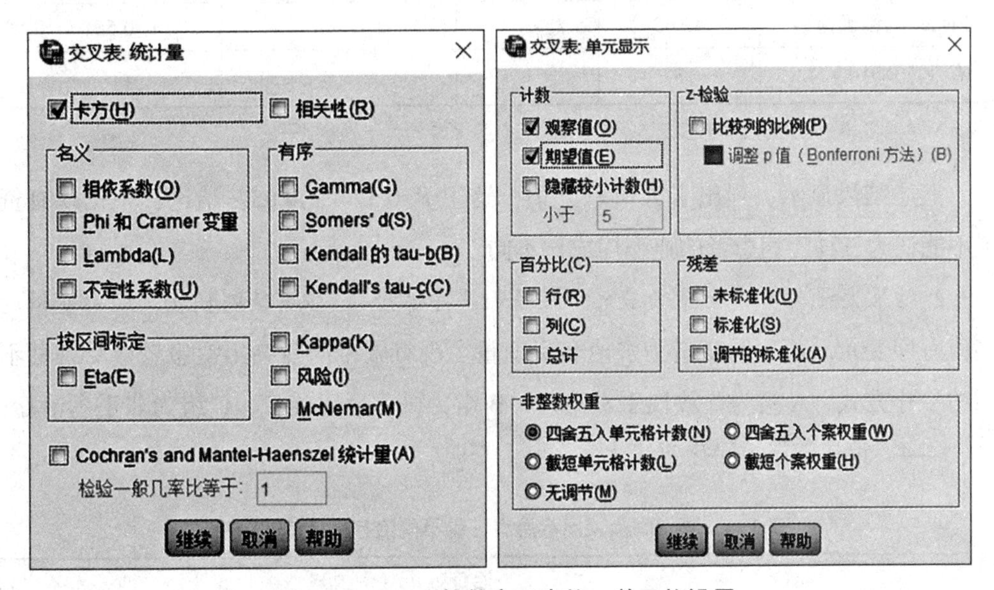

图 4-32 SPSS 软件交叉表格、单元格设置

运行结果如下。

疾病 * 血型交叉表

			血型				总计
			A	AB	B	O	
疾病	骨关节炎	计数	17	7	13	15	52
		预期计数	15.6	8.9	13.2	14.2	52.0
	骨折	计数	18	8	10	15	51
		预期计数	15.3	8.8	13.0	14.0	51.0
	腰椎间盘突出症	计数	12	12	17	13	54
		预期计数	16.2	9.3	13.8	14.8	54.0
总计		计数	47	27	40	43	157
		预期计数	47.0	27.0	40.0	43.0	157.0

上述结果为疾病血型交叉表的观察值和预期值，预期值即为理论频数 T。从上表可见 n=157 > 40，T 均大于 5，应选择卡方检验。

卡方检验

	值	df	渐进 Sig.（双侧）	精确 Sig.（双侧）
Pearson 卡方	4.768[a]	6	0.574	0.582
似然比	4.826	6	0.566	0.581
Fisher 的精确检验	4.765			0.581
有效案例中的 N	157			

a. 0 单元格 (0.0%) 的期望计数少于 5。最小期望计数为 8.77。

上述结果显示，列出卡方值和 P 值，这里 P=0.574 > 0.05。结论：根据现有资料不能认为三种疾病患者的血型构成比不同。

2. 结果变量为有序变量的 R×C 列联表差异性检验　R×C 列联表，结果变量为多值有序变量，而原因变量为多值名义变量。现有腰椎间盘突出症患者接受三种不同的治疗方式，A 组为开放性手术治疗，B 组为微创手术治疗，C 组为非手术治疗，见表 4–4。请比较三组治疗方法优劣。

表 4–4　腰椎间盘突出症患者三种不同治疗术后疗效分析

分组	治疗效果（例数）			
	治愈	显著改善	改善	无效
A	15	13	15	4

续 表

分组	治疗效果（例数）			
	治愈	显著改善	改善	无效
B	8	23	6	2
C	6	8	15	8

(1) SAS 统计分析：SAS 程序如下框。data star 将数据命名为 star；“a”“b”和“f”为建立数值型变量 a（分组）、b（疗效）和 f（频数），分别读入行号、列号，以及每格实际频数。proc npar1way wilcoxon 为执行 Kruskal Wallis 检验。

```
data star;
do a=1 to 3;
do b=1 to 4;
input f @@ ;
output;
end;
end;
cards;
15 13 15 4
8 23 6 2
6 8 15 8
;
run;
proc npar1way wilcoxon;
class a;
var b;
freq f;
run;
```

运行获得结果如下。

```
                Wilcoxon Scores (Rank Sums) for Variable b
                        Classified by Variable a

                     Sum of      Expected       Std Dev          Mean
a         N          Scores      Under H0      Under H0         Score
----------------------------------------------------------------------
1        47         2733.00        2914.0    183.737958     58.148936
2        39         2086.50        2418.0    175.960467     53.500000
3        37         2806.50        2294.0    173.417630     75.851351

                     Average scores were used for ties.

                          Kruskal-Wallis Test

                     Chi-Square            9.1300
                     DF                         2
                     Pr > Chi-Square       0.0104
```

上述结果显示，A 组的平均秩和为 58.15；B 组为 53.50；C 组为 75.85。

```
Kruskal-Wallis Test

Chi-Square          9.1300
DF                       2
Pr > Chi-Square     0.0104
```

上述结果为三组进行 Kruskal Wallis 秩和检验的结果：χ^2=9.13，P=0.01 ＜ 0.05，可以认为三组治疗效果间差异有统计学意义。A 组患者的治愈与改善率为 59.6%，B 组患者的治愈与改善率为 79.5%，C 组患者的治愈与改善率为 37.8%。疗效：B 组＞ A 组＞ C 组。

(2) SPSS 统计分析

第一步：录入数据（如下），点击“数据→加权个案”，将“例数”变量放入频率变量，点击“确定”。

	分组	治疗效果	例数
1	A	治愈	15
2	A	显著改善	13
3	A	改善	15
4	A	无效	4
5	B	治愈	8
6	B	显著改善	23
7	B	改善	6
8	B	无效	2
9	C	治愈	6
10	C	显著改善	8
11	C	改善	15
12	C	无效	8

本题为单项有序，因此要设定分组和治疗效果均为数值型，分组为名义变量，治疗效果为有序变量，见图 4–33，画圈处。箭头处点击“值”列，会出现新对话框，对数值进行编码，分组变量 1、2、3 标签分别为 A、B、C；治疗效果变量 1、2、3、4 标签分别为治愈、显著改善、改善和无效。录入数据时，在相应列录入对应数值即可，例如在分组列录入 1，会自动显示 A，依次类推。注：数据类型从原来字符串改为数值后，数据视图原字符串消失，也可在视图中直接输入数值。

第二步：分析→非参数检验→旧对话框→ K 个独立样本。新对话框中，按照下图选入变量（图 4–34），勾选“Kruskal–Wallis H”检验。这里，将分组选入“分组变量”后，点击“定义范围”，最小值选 1，最大值选 3 即可，表示 A、B、C 三组对应的数值 1、2、3 的最大值 3 和最小值 1。点击“确定”。

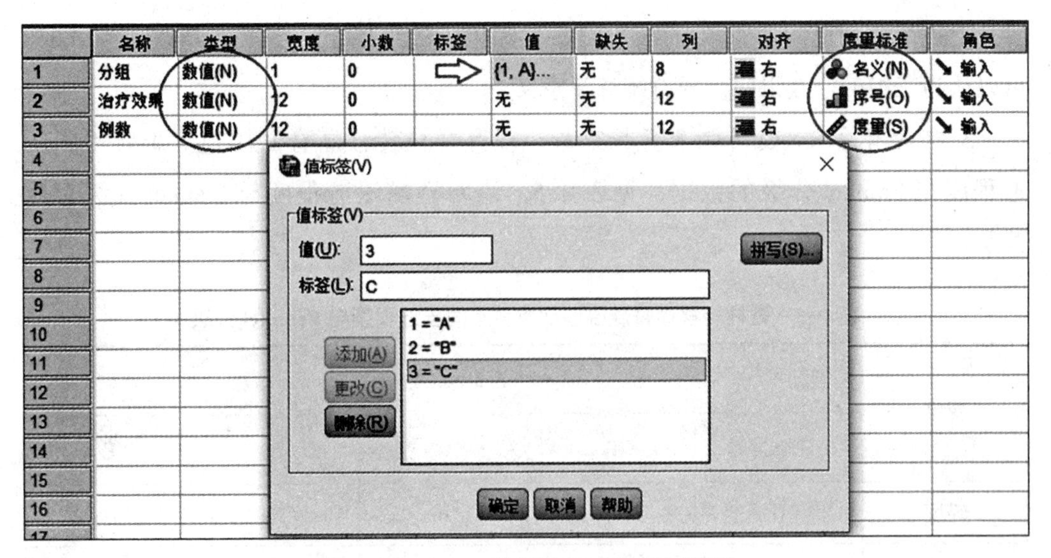

图 4-33 SPSS 软件数据变量类型设置

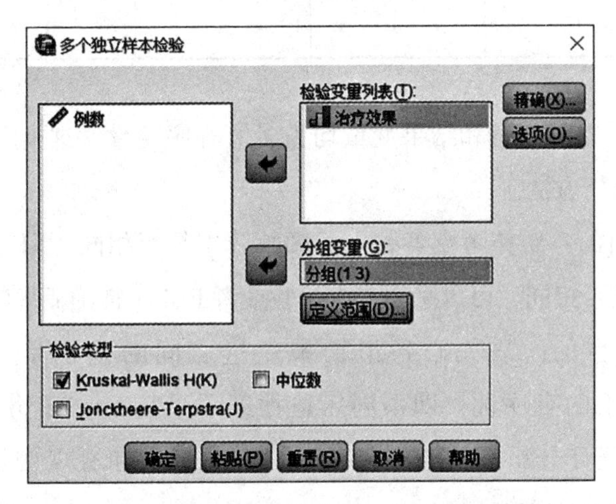

图 4-34 SPSS 软件多个独立样本检验变量选择与设置

运行后结果如下。

检验统计[a,b]

	治疗效果
卡方	9.130
自由度	2
渐近显著性	0.010

a. Kruskal Wallis 检验

b. 分组变量：分组

上述结果为三组进行 Kruskal Wallis 秩和检验的结果：χ^2 =9.13，P=0.01 ＜ 0.05，可以认为三组治疗效果间差异有统计学意义。

3. 双向有序 R×C 列联表资料分析　现有脊柱转移瘤脊髓压迫症患者不同压迫程度与 Frankel 分级的数据，见表 4-5，请问脊髓压迫程度与 Frankel 分级有无关系？

表 4-5　脊柱转移瘤脊髓压迫症患者不同压迫程度与 Frankel 分级

程度	Frankel 分级				
	A	B	C	D	E
轻度	0	4	6	13	14
中度	6	12	17	10	7
重度	15	9	8	1	0

这类列联表的原因变量和结果变量均为多值有序变量。这类资料应根据具体的分析目的来确定分析方法。

第一个分析目的：希望考察各行上的频数分布是否相同，即三种脊髓压迫程度上的频数构成比是否相同，可以采用卡方检验或者 Fisher 精确概率法。

第二个分析目的：只关心各组结果变量之间的差别是否具有统计学意义，忽略原因变量的有序性，即不同压迫程度下平均 Frankel 分级的级别是否相同，可以选用的统计分析方法有秩和检验、Ridit 分析和有序变量的 Logistic 回归分析。

第三个分析目的：希望考察原因变量与结果变量之间是否存在相关关系，即脊髓压迫程度与 Frankel 分级是否相关，此时需要选用处理定性资料的相关分析方法，通常采用 Spearman 秩相关分析方法。

第四个分析目的：若两个有序变量之间存在相关性，研究者希望进一步了解这两个变量之间的变化关系是呈直线还是曲线关系，此时宜选用线性趋势检验。

(1) SAS 统计分析：针对上述例子要求，可以认为分析目的是上述第三种，应采用 Spearman 秩相关分析方法。SAS 程序如下框。data star 将数据命名为 star；“a”“b”和“f”为建立数值型变量 a（程度）、b（分级）和 f（频数），分别读入行号、列号，以及每格实际频数。proc corr spearman 为执行 spearman 相关性分析。

```
data star;
do a=1 to 3;
do b=1 to 5;
input f @@ ;output;
end;
end;
cards;
0 4 6 13 14
6 12 17 10 7
15 9 8 1 0
;
run;
proc corr spearman;
var a b;
freq f;
run;
```

运行后结果如下。

```
Spearman 相关系数, N = 122
当 H0: Rho=0 时, Prob > |r|

              a            b

a       1.00000     -0.60842
                      <.0001

b      -0.60842      1.00000
         <.0001
```

结果显示，$r_s = -0.608$，$P < 0.001$，说明两个有序变量之间总体相关系数不等于0。根据 Spearman 秩相关分析的结果，可以认为脊髓压迫程度与 Frankel 分级存在相关关系。结合资料可以看出，随着压迫程度的加重，Frankel 分级的级别数降低的趋势。由于 $r_s^2=0.3697 < 0.5$，这说明这两个有序变量之间的相关程度不够高，实际意义不够大。

(2) SPSS 统计分析：SPSS 操作根据目的不同上述已经给出具体统计方法。此处仅列出第三个目的，即相关关系检验的步骤。

第一步：录入数据后，点击“数据→加权个案”，将“例数”变量放入频率变量，点击“确定”，参考前面章节。

	程度	Frankel分级	例数
1	轻度	A	0
2	轻度	B	4
3	轻度	C	6
4	轻度	D	13
5	轻度	E	14
6	中度	A	6
7	中度	B	12
8	中度	C	17
9	中度	D	10
10	中度	E	7
11	重度	A	15
12	重度	B	9
13	重度	C	8
14	重度	D	1
15	重度	E	0

第二步：分析→相关→双变量。在弹出“双变量相关性”对话框中将“程度”和“Frankel 分级”变量选入变量框中；勾选“Pearson”和“Spearman”，分别代表皮尔森相关和 Spearman 秩相关，勾选“标记显著性相关”，最后点击“确定”运行（图 4–35）。

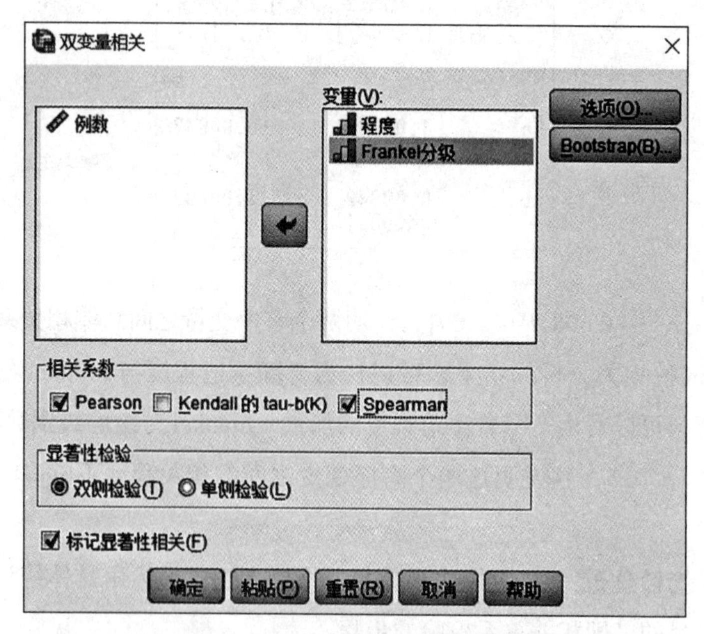

图 4–35　SPSS 软件双变量相关性参数设置

运行后结果如下。

相　关　性

			程度	Frankel 分级
斯皮尔曼等级相关系数	程度	相关系数	1.000	-0.608**
		显著性（双尾）	.	0.000
		N	122	122
	Frankel 分级	相关系数	-0.608**	1.000
		显著性（双尾）	0.000	.
		N	122	122

**. 相关性在 0.01 级别显著（双尾）

上表格结果为 Spearman 秩相关结果，因为数据中存在 0 值。r_s= − 0.608，P < 0.001，说明两个有序变量之间总体相关系数不等于 0。根据 Spearman 秩相关分析的结果，可以认为脊髓压迫程度与 Frankel 分级存在相关关系。

4. 双向有序且属性相同的 R×C 列联表资料分析　现有在院脊髓压迫症患者 106 例，两位医生对患者进行了评估，具体结果见表 4-6。请比较两位医生对患者 Frankel 分级的评估是否一致。

表 4-6　脊髓压迫症患者手术前后 Frankel 分级变化

A 医生 Frankel 分级	B 医生 Frankel 分级			
	A	B	C	D
A	21	3	5	4
B	3	13	2	5
C	2	6	8	5
D	2	4	4	19

双向有序且属性相同的 R×C 表是一个“方形”的列联表，它实际上是配对设计 2×2 列联表资料的“扩大”。其主要目的是希望回答行变量与列变量的检测结果是否一致的问题，常用的统计分析方法叫作一致性检验或 Kappa 检验。这种检验主要是

比较两种检测方法的检测结果是否具有一致性，或者可替代性，例如用某一种价格低廉的检测方法来代替某种价格高昂的临床金指标。

(1) SAS 统计分析：SAS 程序如下框。“data star” 将数据命名为 star；“a” “b” 和 “f” 为建立数值型变量 a（分级）、b（分级）和 f（频数），分别读入行号、列号，以及每格实际频数。“test agree” 为执行 Kappa 一致性检验。

```
data star;
do a =1 to 4;
do b =1 to 4;
input f @@;
output;
end;
end;
cards;
21 3 5 4
3 13 2 5
2 6 8 5
2 4 4 19
;
run;
proc freq;
weight f;
tables a*b;
test agree;
run;
```

运行后结果如下。

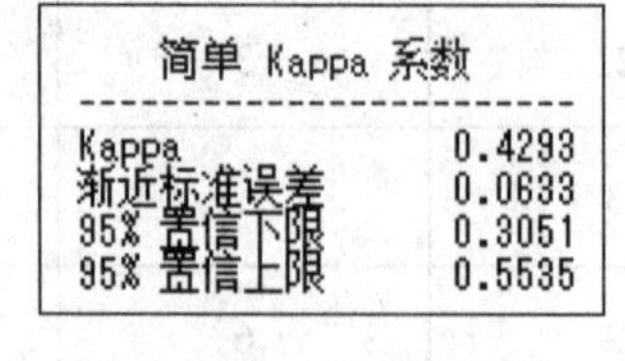

简单 Kappa 系数	
Kappa	0.4293
渐近标准误差	0.0633
95% 置信下限	0.3051
95% 置信上限	0.5535

H0 检验：Kappa = 0	
H0 下的渐近标准误差	0.0564
Z	7.6108
单侧 Pr> Z	<.0001
双侧 Pr>|Z|	<.0001

上述为 Kappa 一致性检验结果。Kappa 系数为 0.4293，$P < 0.0001$，具有统计学

意义。可以认为，A 医生与 B 医生评定脊髓损伤患者 Frankel 分级一致性具有统计学意义，但是一致性的程度不大，并没有实际意义。

(2) SPSS 统计分析

第一步：录入数据→加权个案，参考前面章节。

第二步：分析→描述统计→交叉表格。弹出对话框中，选择“Statistics”（统计量）→勾选“Kappa”→点击“继续”→点击“确定”（图 4–36）。

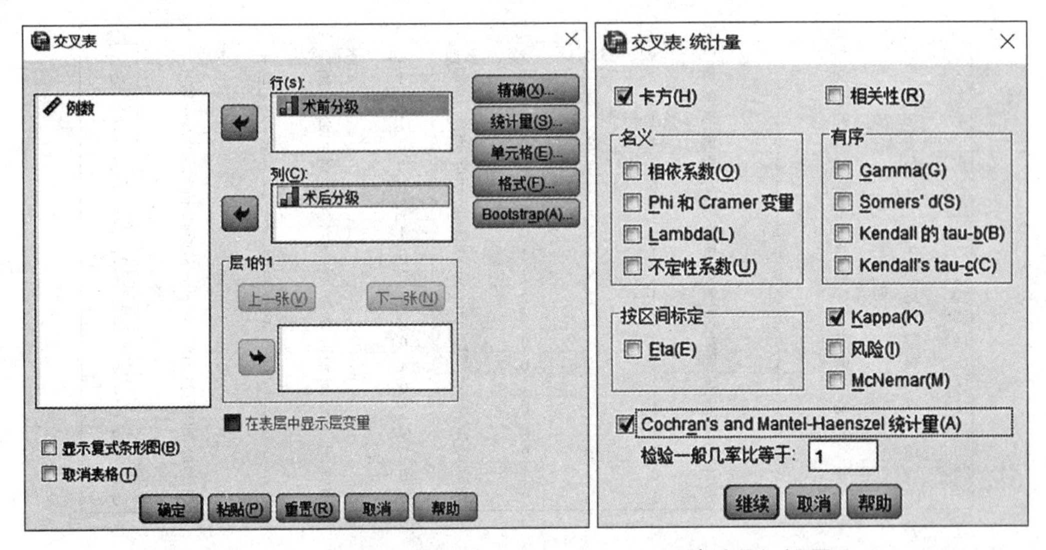

图 4–36 SPSS 软件交叉表格、Statistics（统计量）设置

运行后结果如下。

对称度量值

		值	渐近标准错误[a]	上次读取的 T[b]	上次读取的显著性
协议度量	Kappa(K)	0.429	0.063	7.611	0.000
有效个案数		106			

a. 没有假定空假设

b. 使用渐近标准错误假定空假设

上述结果表明，一致性 Kappa 估计值为 0.429，对 Kappa=0 的假设检验 P=0.0001 ＜ 0.05，结果与 SAS 基本一致。

九、Logistic 回归分析

现有髋关节骨折手术患者的一些数据，具体详见下表。请问年龄、性别、ASA 分级、贫血及基础疾病指标中是否有与术后并发症显著相关的因素？如果有，请计算优势比（odds ratio，OR）和 95% 置信区间。

	A	B	C	D	E	F	G	H	I	J	K	L	M
1	ID	年龄	x1	性别	x2	ASA分级	x3	贫血	x4	基础疾病	x5	术后并发症	y
2	1	90	1	男	1	1	0	是	1	有	1	否	0
3	2	92	1	男	1	3	1	否	0	有	1	是	1
4	3	93	1	男	1	3	1	是	1	有	1	否	0
5	4	83	0	男	1	2	0	否	0	无	0	否	0
6	5	83	0	男	1	1	0	否	0	有	1	否	0
7	6	85	1	女	0	3	1	否	0	有	1	是	1
8	7	70	0	男	1	1	0	否	0	无	0	否	0
9	8	90	1	女	0	1	0	是	1	有	1	否	0
10	9	71	0	男	1	4	1	否	0	无	0	是	1
11	10	81	0	男	1	3	1	否	0	有	1	否	0
12	11	70	0	男	1	1	0	是	1	无	0	否	0
13	12	68	0	男	1	2	0	否	0	有	1	是	1
14	13	82	0	女	0	2	0	否	0	无	0	是	1
15	14	90	1	男	1	1	0	是	1	有	1	否	0
16	15	92	1	男	1	3	1	否	0	有	1	是	1
17	16	93	1	男	1	2	0	是	1	有	1	否	0
18	17	83	0	男	1	2	0	否	0	无	0	否	0
19	18	83	0	男	1	1	0	否	0	有	1	否	0
20	19	85	1	女	0	3	1	否	0	有	1	是	1
21	20	70	0	男	1	1	0	否	0	无	0	否	0

这里结果变量为定性变量，采用 logistic 回归进行分析。logistic 回归分析计算自变量（x）与应变量（y）之间的关联性时候，y 必须为定性资料，x 可为定性资料也可为定量资料。若 y 为定量资料，分析 x 与 y 的关联性，则可以运用线性回归模型分析。

数据处理与转换：上表中，年龄、性别、ASA 分级、贫血、基础疾病及术后并发症均为原始数据。x1 ～ x5 为我们处理后的数据。x1 年龄我们的处理方法是计算平均值，小于平均值计为 0，大于平均值计为 1。这里年龄自变量是定量指标，给予一定的标准化后，定量指标转化为定性指标。对于定量指标转化为定性指标的 Cutoff 也可以根据已有文献进行设定。Cutoff 不同可能得出完全不同的结果。如果没有相关文献，则可以定量资料平均值为界限，或者自行探索将变量分为两值名义变量，或者多值名义变量。例如年龄的分段，年龄≥ 65 vs 年龄＜ 65，为两值名义变量；年龄＜ 50 vs 50 ≤年龄＜ 65 vs 65 ≤年龄，这样即为多值（三值）名义变量。不同的分段也许会对结果产生不同的影响。上述数据的处理方式是将年龄≤ 83 设为 0，年龄＞ 83 设为 1。也可以不进行上述转换，直接将年龄作为自变量进行分析。

将 x2、x3、x4 及 x5 按上表 0 或者 1 设置完毕。一般情况下，对于风险因素设为 1，保护性因素设为 0。主要根据医学知识或者常规进行评定。例如贫血计为 1，非贫血计为 0；有基础疾病计为 1，无基础疾病计为 0。如果计反了，这可能会导致原本为风险因素的指标变为了保护性指标。出现这种常识性的错误时，将 0 与 1 颠倒位置重新计算即可。上述均为 2 值名义资料，对于多值名义，方法相似，主要设置为 1、2、3……例如 ASA 评分，设置为多值名义形式的话，可以为Ⅰ级为 1，Ⅱ级为 2，Ⅲ级为 3，Ⅳ级为 4。

1. SAS 统计分析　有不少文献将单变量分析作为前提，单变量分析中具有显著性相关的指标才被纳入多变量分析之中。这种做法根据分析目的不同，各家说法不一。单变量分析主要起到补充作用，多变量分析具有显著统计学意义的指标才是真正有意义的指标。多变量分析不仅考虑了单个变量因素，而且还考虑了多个变量之间的影响。所以，多变量分析具有显著统计学意义的指标才是真正有意义的指标。

(1) 单变量 logistic 回归分析：数据处理完毕后导入 SAS 软件，编写 SAS 程序，如下框。proc logistic 为采用 logistic 过程进行分析，descending 选项要求按照降序输出结果。model 语句中，y（并发症）为因变量，x1（年龄）为自变量，这里进行单因素分析。

```
proc logistic descending data=star;
model y=x1;
run;
```

运行后结果如下。

Odds Ratio Estimates

Effect	Point Estimate	95% Wald Confidence Limits	
x1	2.133	0.329	13.812

这一部分为 x1 的 OR，OR=2.133，95%CI 为 0.329 ～ 13.812。这里注意，对于 95% 区间包括 1 的指标则说明该指标与 y 因变量没有统计学相关性。若 95% CI 位于 0 与 1 之间，则说明该指标为保护性因素；若 95% CI 位于大于 1，则说明该指标为风险因素。

Analysis of Maximum Likelihood Estimates

Parameter	DF	Estimate	Standard Error	Wald Chi-Square	Pr > ChiSq
Intercept	1	-0.9807	0.6770	2.0986	0.1474
x1	1	0.7576	0.9531	0.6319	0.4267

这一部分结果给出 x1 P=0.4267 > 0.05，说明该指标与因变量 y 没有统计学相关性。而后，依次将程序中 x1 替换为 x2、x3、x4 及 x5 再次计算。

(2) 多变量 logistic 回归分析：数据处理完毕后导入 SAS 软件，编写 SAS 程序，如下框。proc logistic 为采用 logistic 过程进行分析，descending 选项要求按照降序输出结果。data=star 为调用数据名为 star，model 语句中，y（并发症）为因变量，x1（年龄）、x2（性别）、x3（ASA 分级）、x4（贫血）及 x5（基础疾病）为自变量，这里进行多因素回归分析。筛选变量的方法是 selection=stepwise，表示运用逐步回归法进行筛选变量，实际运用中可以运用多种方法，例如 selection=backward 或 forward。这三者的区别主要是：Stepwise 为变量依次进入模型，进入新的变量后重新计算已进入模型变量的 P 值，如果新进入的变量导致原来变量从显著变为不显著，则把原变量剔除。Backward 为所有变量先一次性进入，而后依次剔除，每次剔除 P 值最大的变量，直到保留的变量全部显著为止。Forward 为变量依次进入模型，每次进入 P 值最小的变量，直到没有进入的变量都不显著为止。

```
proc logistic descending data=star;
model y=x1 x2 x3 x4 x5/selection=stepwise sle=0.05 sls=0.05 rl;
run;
```

运行后结果如下。

Summary of Stepwise Selection

Step	Effect Entered	Effect Removed	DF	Number In	Score Chi-Square	Wald Chi-Square	Pr > ChiSq	Variable Label
1	x3		1	1	6.2819		0.0122	x3

上述结果说明，5 个变量只有 x3 被纳入模型。

Analysis of Maximum Likelihood Estimates

Parameter	DF	Estimate	Standard Error	Wald Chi-Square	Pr > ChiSq
Intercept	1	-1.7047	0.7687	4.9179	0.0266
x3	1	2.6210	1.1362	5.3215	0.0211

上述结果为数据估计，Wald 卡方值为 5.31，P=0.02 < 0.05，这说明 x3 对 y 的影响有统计学意义。

```
              Odds Ratio Estimates

               Point          95% Wald
Effect       Estimate     Confidence Limits

x3             13.749      1.483     127.460
```

上述结果为, x3 的 OR 为 13.75，95%CI(confidence interval, CI) 为 1.48 ～ 12.46。这说明 x3 是 y 的独立风险因素。ASA 分级越高则提示患者术后发生并发症的可能性越大。

2. SPSS 统计分析

(1) 多变量分析

第一步：录入数据，将 Excel 数据表格直接拖入即可。下表为数据视图，即录入数据的直观视角。本例题样本为一人一条详细记录，因此不必加权个案。

ID	年龄	x1	性别	x2	ASA分级	x3	贫血	x4	基础疾病	x5	术后并...	y
1	90	1	男	1	1	0	是	1	有	1	否	0
2	92	1	男	1	3	1	否	0	有	1	是	1
3	93	1	男	1	3	1	是	1	有	1	否	0
4	83	0	男	1	2	0	否	0	无	0	否	0
5	83	0	男	1	1	0	否	0	有	1	否	0
6	85	1	女	0	3	1	否	0	有	1	是	1
7	70	0	男	1	1	0	否	0	无	0	否	0
8	90	1	女	0	1	0	是	1	有	1	否	0
9	71	0	男	1	4	1	否	0	无	0	是	1
10	81	0	男	1	3	1	否	0	有	1	否	0
11	70	0	男	1	1	0	是	1	无	0	否	0
12	68	0	男	1	2	0	否	0	有	1	是	1
13	82	0	女	0	2	0	否	0	无	0	是	1
14	90	1	男	1	1	0	是	1	有	1	否	0
15	92	1	男	1	3	1	否	0	有	1	是	1
16	93	1	男	1	2	0	是	1	有	1	否	0
17	83	0	男	1	2	0	否	0	无	0	否	0
18	83	0	男	1	1	0	否	0	有	1	否	0

下表变量视图，可以定义变量名称、类型、宽度及值标签等。

	名称	类型	宽度	小数	标签	值	缺失	列	对齐	度量标准	角色
1	ID	数值(N)	11	0		无	无	8	居中	名义(N)	输入
2	年龄	数值(N)	11	0		无	无	8	居中	度量(S)	输入
3	x1	数值(N)	11	0		无	无	8	居中	名义(N)	输入
4	性别	字符串	3	0		无	无	8	居中	名义(N)	输入
5	x2	数值(N)	11	0		无	无	8	居中	名义(N)	输入
6	ASA分级	数值(N)	11	0		无	无	8	居中	序号(O)	输入
7	x3	数值(N)	11	0		无	无	8	居中	名义(N)	输入
8	贫血	字符串	3	0		无	无	8	居中	名义(N)	输入
9	x4	数值(N)	11	0		无	无	8	居中	名义(N)	输入
10	基础疾病	字符串	3	0		无	无	8	居中	名义(N)	输入
11	x5	数值(N)	11	0		无	无	8	居中	名义(N)	输入
12	术后并发症	字符串	3	0		无	无	8	居中	名义(N)	输入
13	y	数值(N)	11	0		无	无	8	居中	名义(N)	输入

第二步：点击“分析→回归→二元 Logistic”。在弹出的二元 Logistic 对话框中按照下图选入因变量和自变量（协变量）。然后，点击“保存”进入保存话框（图 4–37），该对话框中存在“概率”和“包含协方差矩阵”等可选项。

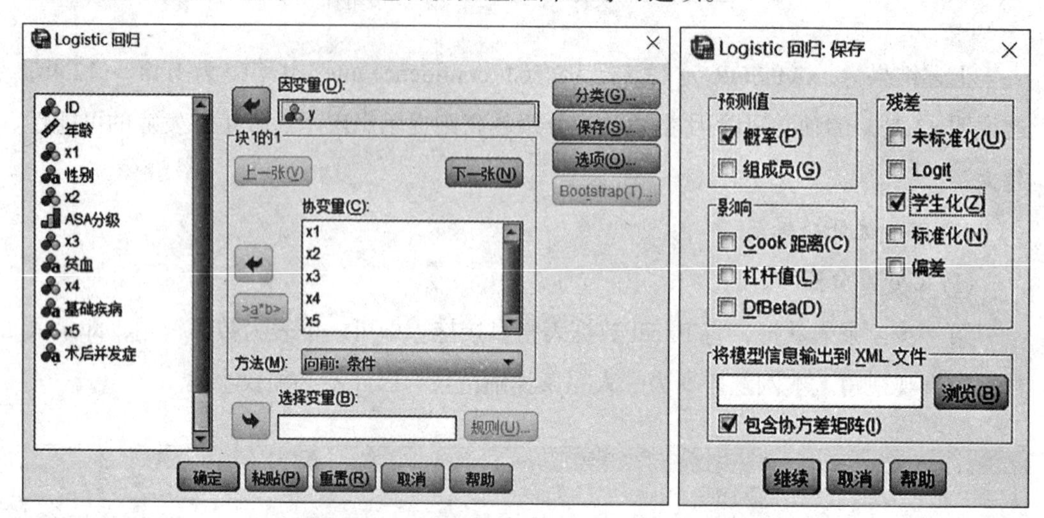

图 4–37　SPSS 软件 logistic 回归参数设置

第三步：“选项”对话框中勾选“exp(B) 的 CI”，可以自定义 CI，运行结果中会出现 exp(B) 的置信区间，SPSS 中的 exp(B) 值即 SAS 中的 OR 值。最后，点击“继续”，“确定”运行（图 4–38）。

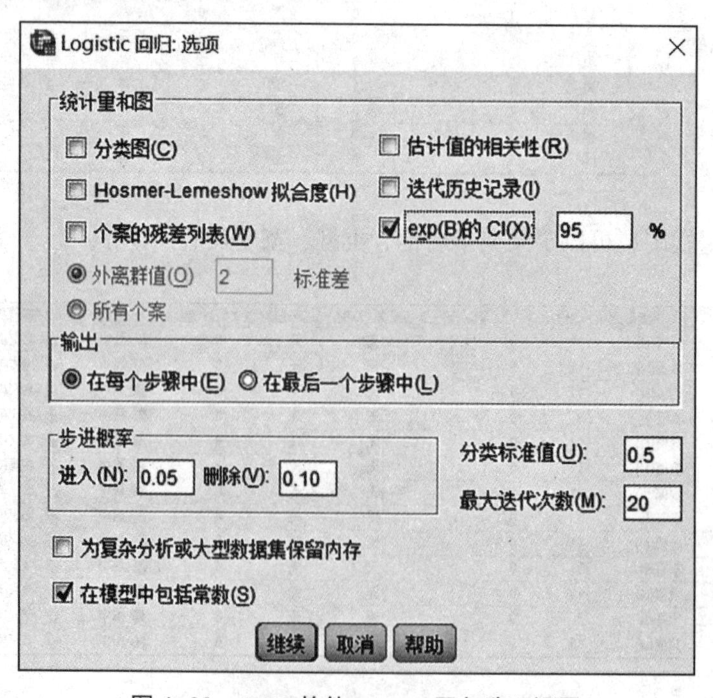

图 4–38　SPSS 软件 logistic 回归选项设置

运行后结果如下。

方程式中的变量

		B	S.E.	Wald	自由度	显著性	Exp(B) 下限	95%C.I.EXP(B)	
								上限	
步骤 1	x3	2.621	1.136	5.322	1	0.021	13.750	1.483	127.474
	常量	−1.705	0.769	4.918	1	0.027	0.182		

上述结果为数据估计，x3 Wald 卡方值为 5.32，*P*=0.021 ＜ 0.05，常量参数估计 *P*=0.027 ＜ 0.05，这说明 x3 与常量都应该纳入 Logistic 回归模型。OR=13.750，95%CI 不包含 0，因此有统计学意义，说明 x3 是 y 的独立危险因素。

(2) 单变量分析：单变量分析与上述多变量分析类似，只需要上述第二步，选入协变量的时候将其中一个自变量选入其中即可。例如，x1 运行后结果如下。这一部分为 x1，OR=2.133，95% CI 为 0.329 ～ 13.812。结果与 SAS 结果一致。

方程中的变量

		B	S.E.	Wald	df	Sig.	Exp (B) 下限	EXP(B) 的 95% C.I.	
								上限	
步骤 1[a]	x1	0.758	0.953	0.632	1	0.427	2.133	0.329	13.814
	常量	-0.981	0.677	2.099	1	0.147	0.375		

a. 在步骤 1 中输入的变量 : x1.

十、Cox 比例风险回归模型

老年髋部骨折致死率高，年龄是术后死亡的一个重要危险因素，请绘制以年龄为分组的生存曲线比较不同年龄组术后生存差异。探索年龄、性别、ASA 分级、贫血及并发症指标中是否有与术后生存期显著相关的因素？如果有，请计算风险比（Hazard Ratio，HR）和 95%CI。

	A	B	C	D	E	F	G	H	I	J	K	L	M	N	O
1	ID	年龄	x1	性别	x2	ASA分级	x3	贫血	x4	基础疾病	x5	生存期（d）	survival	失访/生存	censor
2	1	90	1	男	1	1	0	是	1	有	1	67	67	死亡	1
3	2	92	1	男	1	3	1	否	0	有	1	78	78	死亡	1
4	3	93	1	男	1	3	1	是	1	有	1	90	90	死亡	1
5	4	83	0	男	1	2	0	否	0	无	0	456	456	生存	0
6	5	83	0	男	1	1	0	否	0	有	1	143	143	死亡	1
7	6	85	1	女	0	3	1	否	0	有	1	78	78	失访	0
8	7	70	0	男	1	1	0	否	0	无	0	233	233	死亡	1
9	8	90	1	女	0	1	0	是	1	有	1	100	100	死亡	1
10	9	71	0	男	1	4	1	否	0	无	0	321	321	死亡	1
11	10	81	0	男	1	3	1	否	0	有	1	121	121	死亡	1
12	11	70	0	男	1	1	0	是	1	无	0	338	338	死亡	1
13	12	68	0	男	1	2	0	否	0	有	1	110	110	死亡	1
14	13	82	0	女	0	2	0	否	0	无	0	391	391	死亡	1
15	14	90	1	男	1	1	0	是	1	有	1	351	351	生存	0
16	15	92	1	男	1	3	1	否	0	有	1	239	239	死亡	1
17	16	93	1	男	1	2	0	是	1	有	1	98	98	生存	0
18	17	83	0	男	1	2	0	否	0	无	0	120	120	死亡	1
19	18	83	0	男	1	1	0	否	0	有	1	211	211	死亡	1
20	19	85	1	女	0	3	1	否	0	有	1	56	56	死亡	1
21	20	70	0	男	1	1	0	否	0	无	0	245	245	死亡	1

上表中，年龄、性别、ASA 分级、贫血、基础疾病及术后并发症均为原始数据。x1 ～ x5 为我们处理后的数据。处理方法与注意事项详见 logistic 回归分析一节。生存期的单位可以设置为月，但是一般设置为天。Censor（删失值），结局事件患者死亡设为 1，失访或者截至实验结束仍生存患者则设为 0。

生存分析是将事件发生的结果和随访时间两个因素结合在一起进行分析的一种统计分析方法，它能充分利用所得到的研究信息，更加准确地评价和比较随访资料。生存分析方法有三种，即非参数法（用于分析生存率的估计）、参数法（用于分析影响生存时间的因素）和半参数法（用于分析影响生存时间和生存率的因素）。本节主要讲述 Kaplan–Meier 法（非参数法）和 Cox 比例风险回归模型（半参数法）。

1. SAS 统计分析

(1) 绘制生存曲线：一般运用 Kaplan–Meier 法绘制生存曲线。数据导入 SAS 后，进行 SAS 编程，如下框。lifetest method=KM 表示生存分析，运用 Kaplan–Meier 法。plots=(s) 为绘制生存曲线。data=star 为调用数据集 star。survival*censor(0) 左边为生存时间，右边 censor 为生存结局变量（括号内为删失值）。strata 为变量 x1（年龄）建立分层。

```
proc lifetest method=KM plots=(s) data=star;
time survival*censor(0);
strata x1;
run;
```

运行后结果如下。

Stratum 1: x1 = 0

Product-Limit Survival Estimates

survival	Survival	Failure	Survival Standard Error	Number Failed	Number Left
0.000	1.0000	0	0	0	11
110.000	0.9091	0.0909	0.0867	1	10
120.000	0.8182	0.1818	0.1163	2	9
121.000	0.7273	0.2727	0.1343	3	8
143.000	0.6364	0.3636	0.1450	4	7
211.000	0.5455	0.4545	0.1501	5	6
233.000	0.4545	0.5455	0.1501	6	5
245.000	0.3636	0.6364	0.1450	7	4
321.000	0.2727	0.7273	0.1343	8	3
338.000	0.1818	0.8182	0.1163	9	2
391.000	0.0909	0.9091	0.0867	10	1
456.000*	.	.	.	10	0

NOTE: The marked survival times are censored observations.

Summary Statistics for Time Variable survival

Quartile Estimates

Percent	Point Estimate	95% Confidence Interval Transform	[Lower	Upper)
75	338.000	LOGLOG	211.000	.
50	233.000	LOGLOG	120.000	338.000
25	121.000	LOGLOG	110.000	233.000

这一部分结果为 x1=0（年龄≤ 83 岁）患者的生存相关信息。从上述结果可以看到该组患者 1 年生存率（生存期＞ 365 天）为 9.09%，这里注意 1 年生存率不能写 Survival 321 天对应的 27.27%，因为该患者已于 321 天的时候死亡，没有活过 1 年。中位生存期为 233 天，95%CI 为 120 ～ 338 天。同理，可以获得 x1=1 患者的信息，这里限于篇幅，没有再列出。

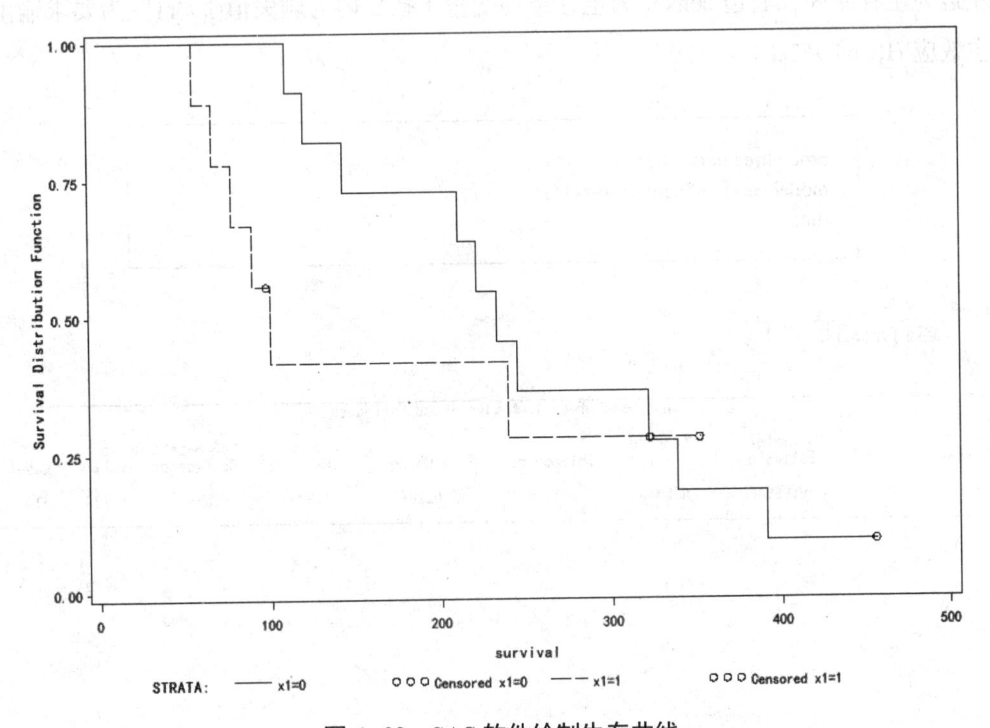

图 4-39 SAS 软件绘制生存曲线

上一部分结果为 x1（年龄）的生存曲线（图 4–39）。图中虚线为 x1=1（年龄＞83 岁组），图中实线为 x1=0（年龄≤ 83 岁组），圆点为删失。该图为 SAS 杂志格式的图，需要在程序的最前面加“ods graphics;”，最后面加“ods graphics off;”，方可获得。从图中可见 x1=1 患者生存曲线主要位于 x1=0 下方，这提示 x1=1 患者生存期相对短。但是后面两条曲线又重新相交。两组生存期差异是否具有统计学意义，得看 Log–Rank 检验的结果，如下。

Test of Equality over Strata

Test	Chi-Square	DF	Pr > Chi-Square
Log-Rank	1.6652	1	0.1969
Wilcoxon	4.2542	1	0.0392
-2Log(LR)	0.4017	1	0.5262

这一部分为 Log–Rank 检验的结果。卡方值为 1.6652，P=0.1969 ＞ 0.05，这提示两组生存期无统计学差异，可以认为两组生存期差异没有统计学意义。

(2) 单变量 Cox 比例回归分析：SAS 编程，如下框。proc phreg 表示调用 phreg 过程实现 Cox 模型回归分析。data=star 为数据集来自 star。model 语句 survival*censor(0) 左边为生存时间，右边 censor 为生存结局变量（括号内为删失值）。“r1”为要求输出主效应 HR 的 95%CI。

```
proc phreg data=star;
model survival*censor(0)=x1/ rl;
run;
```

运行后结果如下。

Analysis of Maximum Likelihood Estimates

Parameter	DF	Parameter Estimate	Standard Error	Chi-Square	Pr > ChiSq	Hazard Ratio	95% Hazard Ratio Confidence Limits		Label
x1	1	0.68643	0.54103	1.6097	0.2045	1.987	0.688	5.736	x1

这一部分结果显示，HR=1.987，95%CI 为 0.688 ～ 5.736，*P*=0.2045 ＞ 0.05，这说明 x1（年龄）与患者术后生存期无明显相关性。对于 x1 ～ x5 均可按上述方法进行计算。

(3) 多变量 Cox 比例回归分析：SAS 编程，如下框。proc phreg 表示调用 phreg 过程实现 Cox 模型回归分析。data=star 为数据集来自 star。model 语句 survival*censor(0) 左边为生存时间，右边 censor 为生存结局变量（括号内为删失值）。筛选的变量包括 x1 ～ x5，筛选的方法为 selection=stepwise。“sle=” 及 “sls=” 为分别指定引入和剔除变量的显著性水平 α=0.05。“r1” 为要求输出主效应 HR 的 95%CI。

```
proc phreg data=star;
model survival*censor(0)= x1 x2 x3 x4 x5/selection=stepwise sle=0.05 sls=0.05
rl;
run;
```

运行后结果如下。

Analysis of Maximum Likelihood Estimates

Parameter	DF	Parameter Estimate	Standard Error	Chi-Square	Pr > ChiSq	Hazard Ratio	95% Hazard Ratio Confidence Limits		Label
x5	1	1.16884	0.57577	4.1210	0.0424	3.218	1.041	9.948	x5

这一部分结果显示 x1 ～ x5 变量中只有 x5 变量被纳入了模型，与术后生存期有显著相关性。HR=3.218，95%CI 为 1.041 ～ 9.948，*P*=0.0424 ＜ 0.05。HR ＞ 1，并且 95%CI 数值均大于 1，可以认为该因素为独立危险因素，有基础疾病提示患者术后生存期短。

2. SPSS 统计分析

(1) 绘制生存曲线

第一步：进入“分析→生存函数→ Kaplan–Meier”，出现如下界面（图 4–40）。将“survival”变量选入“时间”；“censor”选入“状态”，而后点击“定义事件”，将单值设为 1，即事件的终点设为“1”。这里要注意，设为“1”还是“0”，主要是根据原始 censor 数据而定，我们在原始数据中将终点事件“死亡”设为“1”，所以这里设为“1”。

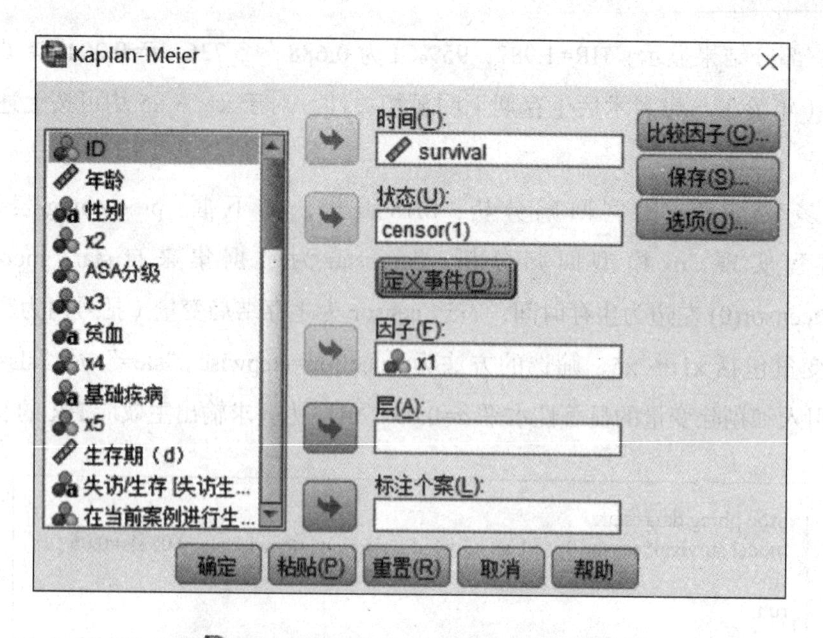

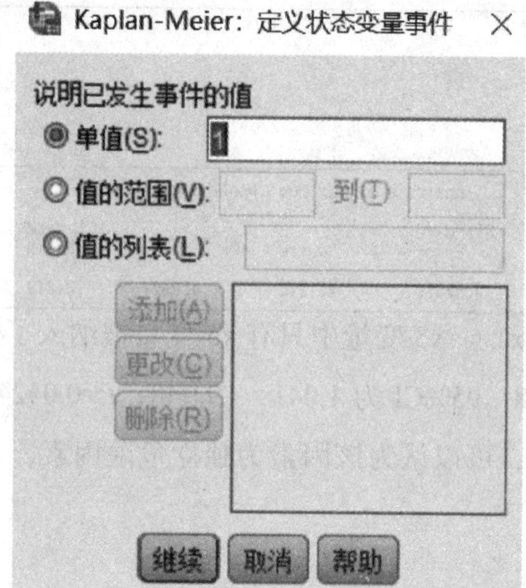

图 4-40　SPSS 软件 Kaplan-Meier 设置

第二步："比较因子水平"，选择"对数秩"（Log-Rank）及"Breslow"；"保存"选择"生存函数"；"选项"选择"生存分析表""均值和中位数生存时间"及图的"生存函数"（图 4-41）。

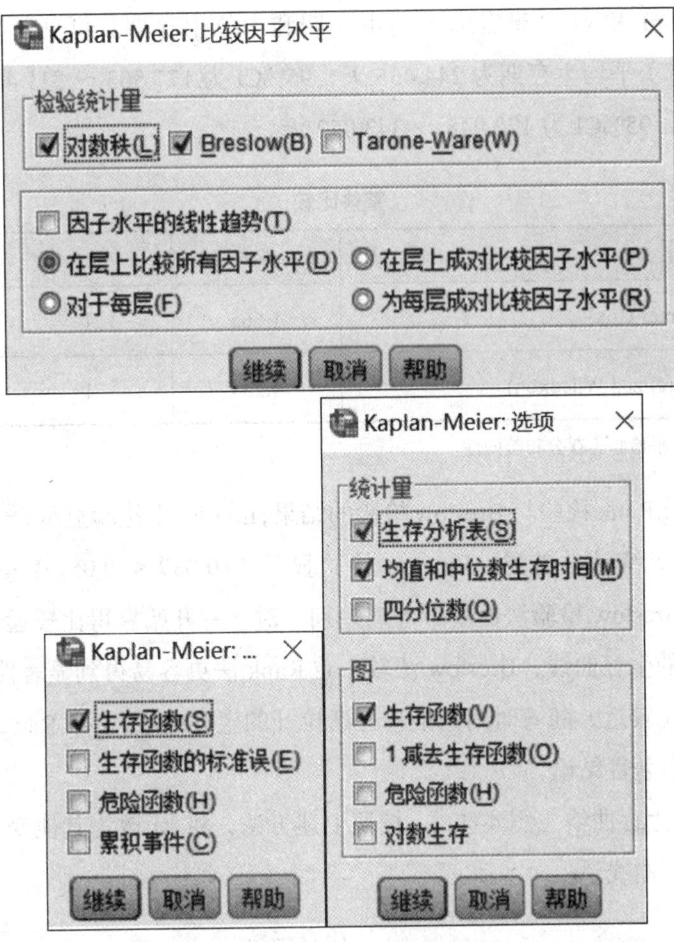

图 4-41 **SPSS** 软件 **Kaplan-Meier** 比较因子水平与选项设置

运行后结果如下。结果中生存表的阅读方法同 SAS 结果，具体详见上述 SAS 统计分析结果。

生存表的均值和中位数

x1	均值 [a]				中位数			
	估计	标准误	95% 置信区间		估计	标准误	95% 置信区间	
			下限	上限			下限	上限
0	244.455	34.159	177.503	311.407	233.000	56.149	122.948	343.052
1	157.000	41.607	75.450	238.550	100.000	13.118	74.288	125.712
整体	211.289	29.774	152.932	269.646	211.000	77.055	59.973	362.027

a. 如果估计值已删失，那么它将限制为最长的生存时间

上表为 x1=1 和 x1=0 患者的平均生存期和中位生存期。可见，当 x1=0（年龄≤83 岁的患者）平均生存期为 244.455 天，95%CI 为 177.503 ～ 311.407 天；中位生存期为 233 天，95%CI 为 122.948 ～ 343.052 天。

整体比较

	卡方	df	Sig.
Log Rank (Mentel-Cox)	1.665	1	0.197
Breslow (Generalized Wilcoxon)	4.254	1	0.039

为 x1 的不同水平检验生存分布等同性

上表为 Log Rank 检验与 Breslow 检验的结果，Log Rank 检验显示 P=0.197 ＞ 0.05，可以认为两组无统计学差异。Breslow 检验显示 P=0.039 ＜ 0.05。Log Rank 法侧重于远期差别，Breslow 检验法侧重于近期差别。对于一开始靠得比较远，随着时间的推移逐渐拉近的生存曲线，Breslow 法较 Log Rank 法更容易得到显著性结论。反之，于一开始靠得比较近，随着时间的推移逐渐拉开的生存曲线，Log Rank 法较 Breslow 法更容易得到显著性结论。

下图为 x1 生存曲线（图 4–42）。按照上述方法，将 x1 改为其他变量，可以获得其他变量的生存曲线。

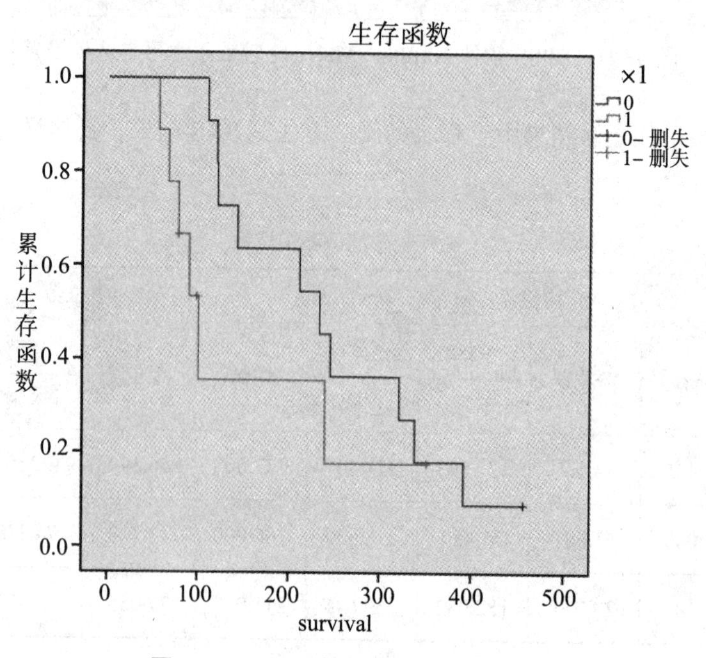

图 4–42　SPSS 软件绘制的生存曲线

(2) 多变量分析

第一步：Excel 数据导入 SPSS 软件后，“分析→生存函数→ Cox 回归”。按照下图将“survival”选为“时间”；“censor”选为“状态”，单值设为 1；将 x1 ～ x5 选为状态协变量；筛选变量的方法有多种，这里我们选择“向前：条件”。在绘图对话框中，选中“生存函数”，点击“继续”(图 4–43)。

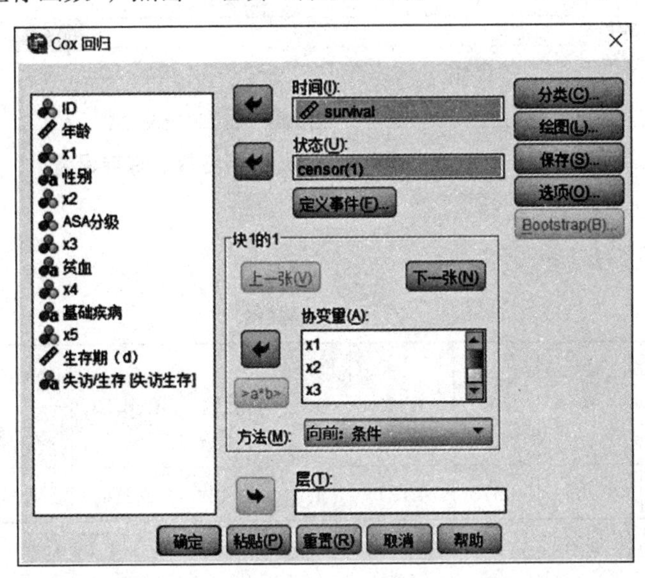

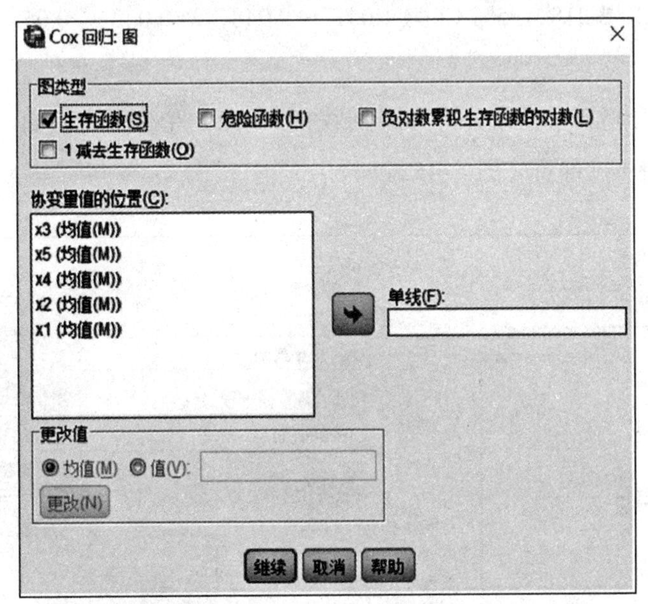

图 4–43　SPSS 软件 Cox 回归分析变量、绘图设置

第二步：保存对话框中可以按照研究目的选入可选项 (图 4–44)，最后点击“继续→确定”运行。

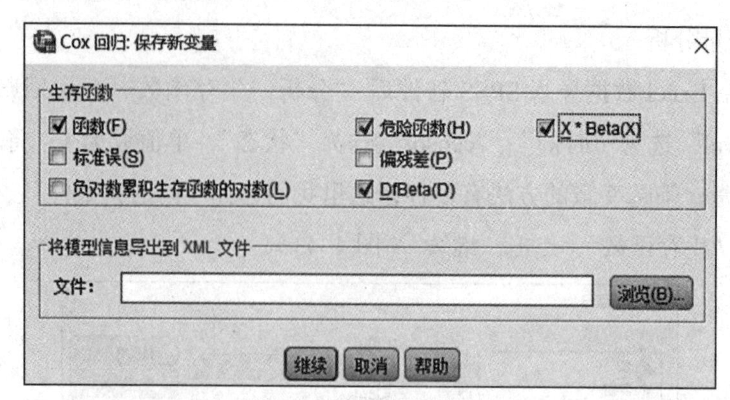

图 4-44　SPSS 软件 Cox 回归分析变量、保存设置

运行后结果如下。

方程式中的变量

		B	SE	Wald	df	显著性	Exp(B)	Exp(B) 的 95.0% CI	
								下限	上限
步骤 1	x5	1.169	0.576	4.121	1	0.042	3.218	1.041	9.948

这一部分结果显示 x1 ～ x5 变量中只有 x5 变量被纳入了模型，与术后生存期有显著相关性。HR=3.218，95% CI 为 1.041 ～ 9.948，P=0.042 < 0.05。结果与 SAS 结果一致。

(3) 单变量分析：单变量分析只需在第一步将某一个变量（例如 x1）选为状态协变量，其他保持不变即可（图 4-45）。

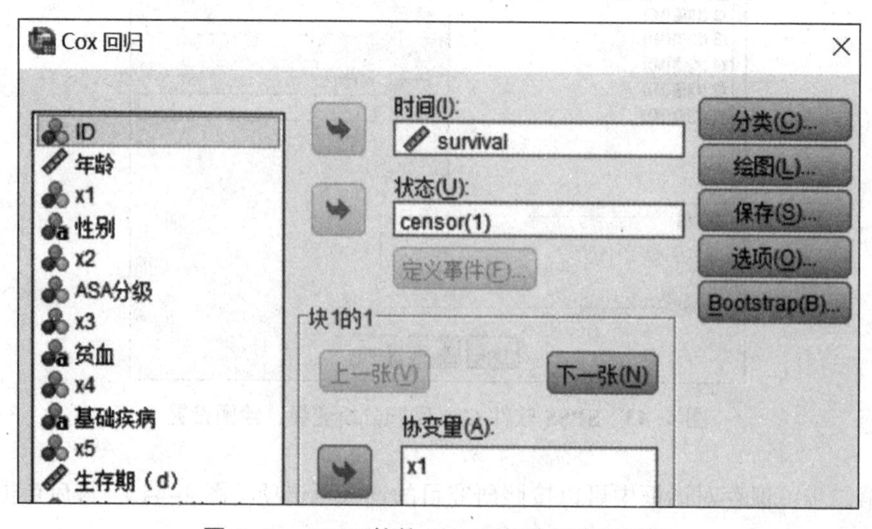

图 4-45　SPSS 软件 Cox 回归分析变量设置

运行后结果如下。

方程中的变量

	B	SE	Wald	df	Sig.	Exp(B)	95.0% CI 用于 Exp(B)	
							下部	上部
x1	0.686	0.541	1.610	1	0.205	1.987	0.688	5.736

上表显示，x1 的 HR=1.987，95%CI 为 0.688 ～ 5.736，*P*=0.205 ＞ 0.05，这说明 x1（年龄）与患者术后生存期无明显相关性，与 SAS 结果一致。对于 x1 ～ x5 均可按上述方法进行计算。

Chapter 5　临床中文论文撰写技巧

综述与论著是中文科研论文最常见的表现形式。综述是就某一段时间内对某一主题领域大量原始论文中的数据、观点等进行高度概括，阐述现状，指出不足，并提出未来的发展方向。论著是针对科研领域的某一问题，进行实验设计，课题实施，原始资料收集及统计分析，并得出相应结论，进而阐明该科学问题，形成规范的文字作品。中文综述与论著撰写具有一定格式与思路，本章主要讲述临床中文综述与论著的撰写思路与技巧。

一、中文综述撰写思路——“终结者”

综述是就某一段时间内对某一主题领域的高度概括，阐述现状，指出不足，并提出未来的发展方向。科幻电影《终结者》中，终结者的身体主要由金属骨架、“结缔组织及皮肤外皮”构成，裸体出场，可执行输入 CPU（中央处理器）的各项任务。综述撰写的大致思路与打造“终结者”如出一辙。

1. *构建综述大体轮廓——打造“终结者骨架”*　综述的提纲、小标题及分论点为文章的骨架。我们在综述立题时需要注意，主题尽量不要写得太大，因为大主题一般都被很多人写过，相关文章多，难有突破。我们撰写综述的主题尽量往小的写，但是也不能立题太小，太小一般就比较冷门，并且相关参考文献少，不太好动笔。基于上述，立题的“度”需要掌握好。非常有必要和老师或相关研究领域的专家进行探讨，有时候他们的指导也许能够起到画龙点睛的作用。明确综述主题后，文献检索获取主题相关文献。撰写综述阅读文献的基本原则是：先阅读中文文献，后阅读英文文献；先阅读综述类文献，后阅读论著类文献。综述是对相关主题领域的高度概括，能使我们迅速地掌握该领域的发展状况。论著是对该领域某个局部或者点的深入研究，得出相应结论。因而，先阅读综述类文献后阅读论著类文献符合“T”字形思维，先要有一定的广度（一横），再要有一定的深度（一竖）。中文是我们的母语，阅读基本无障碍，部分中文综述是对英文综述的改写，甚至是局部翻译后改写。先阅读中文能促使我们更好、更快地理解英文类相同主题文献。这符合由浅入深的阅读思维逻辑。阅读文献后，设计出我们要写的大致内容，即基本确定综述的小标题。我们也在文献检索及文献阅读中，不断地修正与细化所选主题，而后根据细化的主题再次检索，从而形成良性循环，确定最佳撰写主题。

2. *填充轮廓——“给骨架附上肌肉与皮肤”* 在确定提纲、小标题及论点的基础上，再次进行有针对性的文献检索，我们将之称为“点检索”。点检索就是仅针对小标题局部内容进行检索并展开文献阅读。通过阅读论著类文献的摘要，总结论著文献方法、结果和结论，将这些论据往对应小标题里填充。这就是给骨架附上肌肉和皮肤，这个过程中也可适当地修正骨架，使骨架和肌肉能够和谐附着。填充时若有论据不支持我们的论点，则有必要阅读文献全文，进一步分析阐释矛盾的原因，并提出我们自己的观点。综述轮廓的填充需要尽可能多地阅读小标题相关文献，推荐文献主要为近 5 年文献。医学上是有许多未知和不确定，因此很多研究主题并没有明确的定论。相关报道很多，各抒己见，百家争鸣，写综述时大量阅读，把这些报道总结归纳起来，求同存异，展望未来。

3. *总结性绘图与制表——“给终结者穿上衣服”* 根据撰写的内容，对内容进行再次高度总结凝练，这就需要原创性绘图和制表或者模仿其他文献进行模仿式绘图和制表。绘图和制表可以提高综述的美感。我们发现，撰写的综述中有比较漂亮的绘图和总结性制表的文章发表的杂志档次都不错。请参见我们发表于《中华骨科杂志》综述的原创性配图和表格（图 5–1，图 5–2，表 5–1）。

这里我们需要注意，有些杂志的综述从不刊出图片，甚至不需要撰写摘要。所以，如果我们已有心仪的目标杂志，那么推荐到目标杂志官网，下载阅读“稿约”或者阅读该杂志已发表的综述，重点查看该杂志的对综述的格式要求，以免多做无用功。如果我们还没有目标杂志，那么还是推荐大家一并撰写完摘要及对应的英文摘要。

4. *创新性——“赋予终结者思想与灵魂”* 创新性就是文章的“灵魂”。文章没有创新性就相对于我们打造的终结者没有思想，不会表达，只是“行尸走肉”而已。我们所撰写的文章与现有文献具有不同点，并且这种不同点具有一定的意义，那么这就可以视为创新性。综述的创新性主要体现在：写的主题以前报道得少，综述文章总结得更加全面、更加新颖，构建了不一样的骨架，提出了新的观点和概念等。

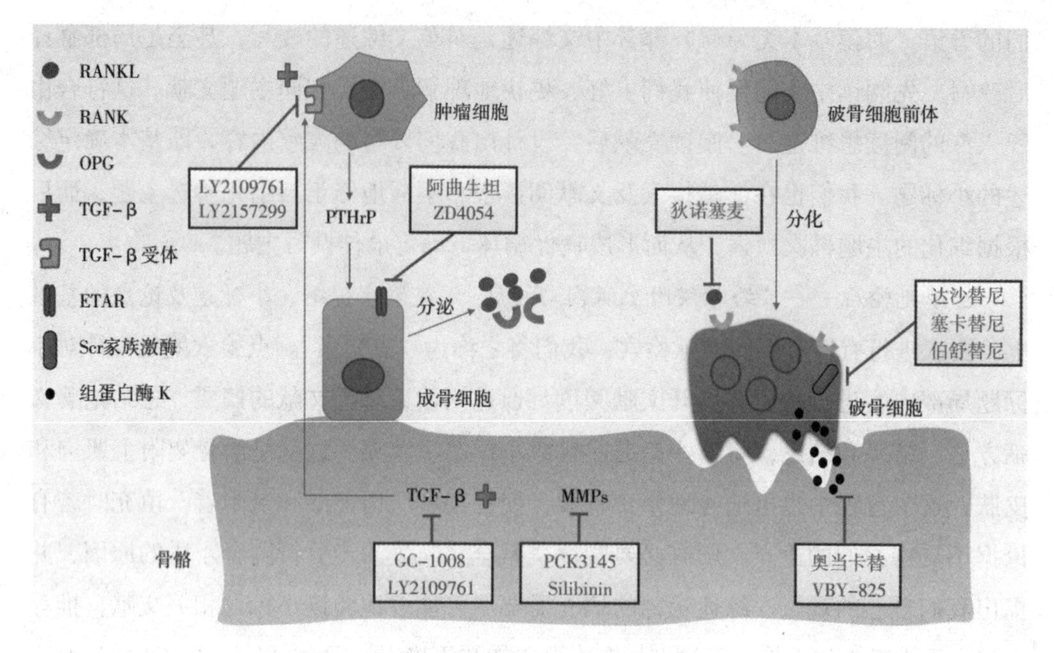

图 5-1　总结性绘图范例

RANKL. 核因子 -κB 受体活化因子配体；OPG. 骨保护素；TGF-β. 转移生长因子 β；ETAR. 内皮素 A 受体；MMPs. 基质金属蛋白酶；PTHrP. 甲状旁腺激素相关蛋白

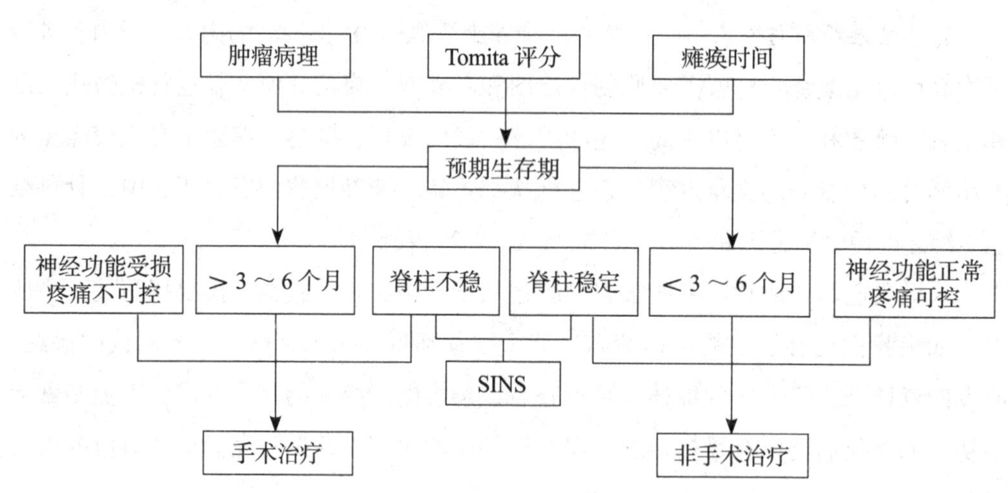

图 5-2　脊柱转移瘤治疗流程图（局部）

SINS. 脊柱肿瘤不稳评分

5. 注意事项与技巧

(1) 正由于综述具有时效性，我们可以参考并运用现有综述的“骨架”，将检索获得的最新论据填充并替代原来的论据，也可成文。一般情况下，综述引用文献主要为近5年，参考文献的数量根据不同杂志要求不一，中文综述一般为20～30篇引文。

表 5-1　脊柱转移瘤生存预后预测模型总结

模型	研究方式（年）	患者 (n)	统计方法	预后因素	评分	生存期	建议
Tokuhashi (1990)	回顾性 (1978—1988)	64	NR	PS；脊柱外转移瘤数；椎体转移瘤数；内脏转移；原发肿瘤类型；脊髓损伤程度	0～5	≤ 3 m	姑息性手段
					6～8	NR	NR
					9～12	≤ 12 m	切除性手段
Tomita (2001)	回顾性 (1987—1991) 前瞻性 (1993—1996)	67	Cox 比例风险模型；标准回归系数	原发肿瘤类型；内脏转移；骨转移数	2～3	＞ 2 y	广泛或边缘切除
					4～5	1～2 y	边缘或病灶内切除
					6～7	6～12 m	姑息性手术
					8～10	＜ 3 m	保守治疗
修订 Tokuhashi (2005)	回顾性 (—1998) 前瞻性 (1998—)	246	Kaplan–Meier 分析	PS；脊柱外转移瘤数；椎体转移瘤数；内脏转移；原发肿瘤类型；脊髓损伤程度	0～8	＜ 6 m	保守治疗
					9～11	≥ 6 m	姑息手术
					12～15	≥ 12 m	切除手术
Bauer (1995)	前瞻性 (1986—1994)	141	Kaplan–Meier 分析；Cox Cox 比例风险模型	内脏转移；病理性骨折；骨转移瘤数；原发肿瘤类型	0～1	＜ 6 m	不提倡预防性固定
					2～3	25%*	NR
					4～5	50%	更为广泛的手术
……							

注：NR (not report), 没有报道；PS (performance status); KPS (Karnofsky performance status)

(2) 如果我们的目标杂志要求高，不要怕反复文献检索和修改、修正综述内容，这也正是高质量综述撰写的必要条件。我们也可以参考引用多篇其他综述的小标题和论点，组合形成自己独特的“骨架”，而后再检索填充最新文献论据，也可成文。

(3) 注意细节，例如语言的通顺，错别字，参考文献格式是否符合杂志稿约。

6. 总结示意图　我们这里进行全文总结，并以图的形式表现出综述撰写的结构与思路（图 5-3），供大家参考学习。

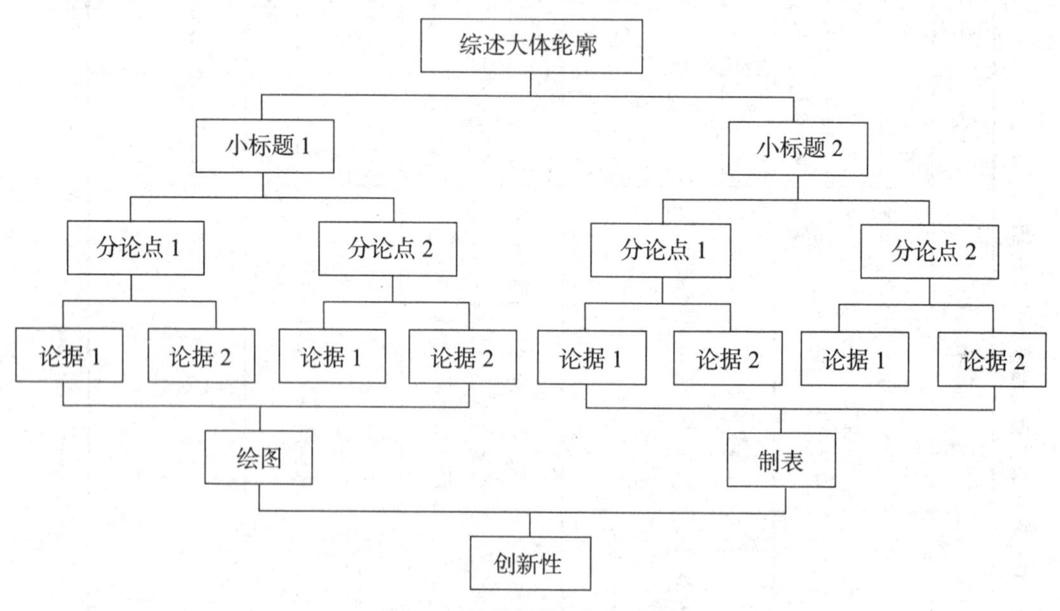

图 5-3　综述撰写大体轮廓

二、中文综述撰写范例

下面以一篇脊柱肿瘤方向的综述作为范例进行实战要点点评。点评以括号内斜体加粗加下划线的格式表示，因专业方向不同，读者大可不必全文阅读，以阅读点评内容为主即可。综述撰写的基本顺序、思路及注意点可以举一反三。

1. 综述范例

脊柱转移瘤生存预后预测模型的研究进展

（***该主题并不是一个新主题，已有部分中英文文献对这个主题进行了相关综述报道，那么综述创新性如何体现呢？***）

【摘要】随着人口老年化以及癌症诊治水平的提高，脊柱转移瘤的发病率呈明显上升趋势。脊柱转移瘤为恶性肿瘤晚期严重并发症，治疗以提高患者的生活质量为中心，提倡多学科联合干预。预期生存期对这类患者治疗方式的选择具有指导意义，并且已经有诸多脊柱转移瘤预后预测模型在线发表。本综述在中国知网、万方等中文数据库以及 PubMed 、Embase 等外文数据库进行文献检索，主要纳入建立了脊柱转移瘤预后预测评分模型的文献以及对模型进行验证或评述的文献，共计 48 篇。本综述将这些模型分为传统和新式评分模型，传统评分模型为 2005 年或之前提出，包括：原始 / 修订版 Tokuhashi 评分模型、Tomita 评分模型、Bauer 评分模型、Linden 评分模型和 Sioutos 评分模型等；新式评分模型为最近三年提出，包括：Lei 和 Liu 评分模型、Bollen 评分模型、Rades 评分模型、Oswestry 脊柱风险指数（Oswestry Spinal Risk Index，OSRI）和 Katagiri 评分模型等。传统评分模型已得到国内外诸多文献的报道和验证，但是随着癌症治疗水平的提高和患者生存期的改善，这些评分系统的适用性正备受争议；新式评分模型虽考虑了患者生存期的改善，但仍因缺乏大量国内外文献的进一步验证而没能广泛地运用于临床。目前有关哪项模型的准确性最高众说纷纭，下一代评分模型应兼顾准确性和实用性。本综述将系统介绍上述评分模型，并进一步阐述它们的有效性和局限性，进而提出新一代预测模型的具体发展方向。

（*摘要是对全文的简洁性总结。虽然摘要排列在文章的最前面，但是它的撰写一般是在全文基本定稿之后。这样可以有效地避免因论文主体改动导致的摘要反复改动，以及摘要与全文内容不一致的情况。*）

【基金项目】北京市科委首都临床课题（NO.×××）

（*细心的读者可能已经发现这篇文章没有关键词。因为，目标杂志《中华骨科杂志》的综述不需要列出关键词，这是根据杂志稿约修改之后的版本。*）

Advancement in prognostic scoring systems for patients with spine metastasis.

[Abstract] ……（*英文与中文一一对应关系*）

[Fund program] Beijing Municipal Science and Technology Commission (NO.×××).

（*综述前言部分第一段撰写内容一般为：疾病的定义、发病率、治疗手段和主题相关现状。*）

脊柱转移瘤是恶性肿瘤的严重并发症，30%～50% 的癌症患者会发生脊柱转移瘤，并且随着癌症发病率和诊治水平的提高，脊柱转移瘤的发病率呈明显上升趋势[1, 2]（*引用文献的标注，一般放在句子后面。句子中写出了研究者名字，则标注放在研究者名字后面，例如某某等[×]发现……*）。脊柱转移瘤患者主要表现为后背部疼痛和神经功能障碍，严重影响患者生活质量[3]。治疗以提高患者的生活质量为中心，提倡多学科联合合作，包括外科手术，放化疗和系统性肿瘤内科治疗等[2, 4–7]。预期生存期可以指导这类患者的治疗选择[8]，一般认为预期生存期大于3～6个月，则可行手术治疗；预期生存期小于3个月，适宜接受单纯放疗或者姑息性护理[9, 10]。已经有一些脊柱转移瘤生存期预测模型运用于临床，目前以2005年修订版Tokuhashi评分模型[10]和2001年的Tomita评分模型[11]最为著名。这些评分模型的运用给临床医师治疗脊柱转移瘤提供了重要参考，为避免过度医疗和医疗不足做出了重大贡献。但是，近年来，随着癌症诊治水平的突飞猛进、患者预后的改善，这些评分模型的准确性备受质疑，并且一些新兴的预测模型已被研究者提出。

（***第二段回到综述的主体内容上面来，并体现本综述与其他相似主题的综述有何不同，撰写这篇综述的意义又是什么。这篇综述，我们是开创性地将模型分为传统和新型两大类。意义正如文中所写：分析阐述这些模型的有效性和局限性，并提出新一代预测模型的发展方向。***）

本综述将模型分为传统评分模型和新式评分模型。传统评分模型为2005年或之前提出，新式评分模型主要为最近三年提出。因为，靶向治疗等一些明确对患者生存期有改善的新型治疗手段主要从2005年左右开始广泛运用于临床，故新式评分模型纳入的人群可从这类治疗中获益。本综述以“脊柱转移瘤”“生存预后”以及“评分”为关键词在中国知网和万方中文数据库进行检索，并以“spine metastasis”“survival prognosis”和“scoring system”或“score”在PubMed和Embase外文数据库进行检索，共检出500余篇中文或英文文献，主要纳入建立了脊柱转移瘤预后预测评分模型的文献以及对模型进行验证或评述的文献，共计48篇。（***中文综述的撰写，检索策略和检索结果较少描述。一般不需要描述，然而部分杂志要求描述。所以，以目标杂志具体要求为准。***）排除个案报道，仅有摘要的文献以及非核心期刊和非SCI文献。本综述将系统性介绍脊柱转移瘤预后预测模型，进一步分析阐述这些模型的有效性和局限性，并提出新一代预测模型的发展方向。

一、传统评分模型（***这是综述的框架，小标题。综述撰写前应该已经明确的内容。***）

传统评分模型均为十年前提出，包括原始/修订版Tokuhashi评分模型（1990年和2005年）[9, 10]、Tomita评分模型（2001年）[11]、Bauer评分模型（1995年）[12]、Linden评分模型（2005年）[13]和Sioutos评分模型（1995）[14]等。评分模型均涵盖不同的预后因素，原发肿瘤类型和内脏转移一般会被纳入预测模型，其他的预后因素因不同的评分模型则相差较大。这些评分模型的有效性已被诸多文献证实，但近年来有关这些评分模型局限性的报道也逐渐增多。

（一）Tokuhashi 评分模型（*综述的亚小标题，归属于小标题。内容属性是小标题内容的一部分。下面的内容为对亚小标题的描述。*）

这个评分模型于 1990 年 Tokuhashi 等 [9] 基于 64 例手术治疗的脊柱转移瘤患者提出。该评分模型的提出开创了运用模型预测脊柱转移瘤预后的先河。Tokuhashi 评分模型共纳入一般状态（Karnofsky performance status, KPS）、脊柱外骨转移数目、椎体转移瘤数目、内脏转移、原发肿瘤部位和脊髓损伤程度等 6 项预后因素。总分为 12 分，评分≤ 5 分的患者，预期生存期≤ 3 个月推荐行姑息性治疗；评分≥ 9 分的患者，预期生存期较长可行肿瘤切除术；评分大于 5 分小于 9 分，则没有描述。2005 年，Tokuhashi 等 [10] 通过 164 例手术患者和 82 例保守治疗的脊柱转移瘤患者修订了原始模型，模型依然纳入上述 6 项预后因素，总分为 15 分，评分≤ 8 分预期生存期小于 6 个月，提出保守治疗；评分≥ 12 分预期生存期＞ 1 年可考虑肿瘤切除术；评分介于两者之间，一般行姑息性手术，无内脏转移的单个病灶方可行肿瘤切除术。2009 年，Tokuhashi 等 [15] 前瞻性验证提出修订模型的准确性为 89.7%。

（二）Bauer 评分模型（*亚小标题。*）

［*这个亚小标题的内容均为“模型基本介绍（论点）+ 评论（论据）”的模式。文中 **Bauer** 句为对模型的介绍（论点）；**Leithner** 及 **Wibmer** 句为对模型的评价（论据）。*］

Bauer 等 [12] 通过纳入 88 例脊柱转移瘤和 153 例四肢转移瘤提出了此评分模型。评分模型包括无内脏转移、无病理性骨折、孤立性骨转移瘤、非肺癌和原发部位为乳腺、肾、淋巴或骨髓。每满足一项指标得 1 分，4 ～ 5 分预期一年生存率为 50%，2 ～ 3 分为 25%，0 ～ 1 分预期寿命小于 6 个月。Leithner 等 [16] 比较了五项评分模型预测脊柱转移瘤预后的准确性，发现 Bauer 评分模型的预测价值最好，并修订了这个模型，提出剔除病理性骨折这一预后指标，因其只适用于四肢骨转移瘤。修订版 Bauer 评分模型将患者分为三组，3 ～ 4 分的患者中位生存期为 28.4 个月推荐前后路联合手术；2 分的患者中位生存期为 18.2 个月建议行后路手术；0 ～ 1 分的患者则适合接受姑息性护理。Wibmer 也发现 Bauer 和修订版 Bauer 评分模型能很好地区分良好、一般和差预后组患者，但是原始 / 修订版 Tokuhashi 评分、Tomita 评分和 Linden 评分模型却均没能良好区分。

（三）Tomita 评分模型

2001 年，Tomita 等[11]运用 58 例手术治疗和 9 例保守治疗的脊柱转移瘤患者建立了此预测模型，共纳入三项预后指标：原发肿瘤类型、内脏转移和骨转移数目。他们认为脊髓损伤程度与术后功能预后相关，而与生存预后无关，因而这项指标没再纳入模型。模型分三组，2 ～ 3 分预期寿命大于 2 年，广泛或边缘切除肿瘤以获得长期局部控制；4 ～ 5 分预期寿命 1 ～ 2 年，行边缘或病灶内切除以获得中期局部控制；6 ～ 7 分预期寿命 6 ～ 12 个月，可行微创手术；8 ～ 10 分预期寿命小于 3 个月，行姑息性护理。Tomita 评分模型和 Tokuhashi 评分模型常共同出现在文献中评估临床价值。

（四）Linden 评分模型

2005 年，Linden 等[13]通过纳入接受放疗的 342 例疼痛性脊柱转移瘤无神经功能障碍的患者建立了此模型。该模型包括 KPS，原发肿瘤类型和内脏转移三项预后因素，总分 6 分，0 ～ 3 分中位生存期为 3.0 个月；4 ～ 5 分中位生存期为 9.0 个月；6 分中位生存期为 18.7 个月。研究者认为患者的疼痛持续或放疗后出现脊髓耐受，此外预期寿命足够长，评分为 6 分，才应该考虑手术。

（五）Sioutos 评分模型

该模型于 1995 年 Sioutos 等[14]提出，模型分析了 109 例脊柱转移瘤脊髓压迫症（metastatic spinal cord compression, MSCC）患者，共纳入三项预后因素，分别为原发肿瘤部位，术前神经功能状态和受累椎体数目。模型总分 3 分，每一项阴性预后因素为 1 分，0 分中位生存期为 18.0 个月，1 分为 11.2 个月，2 分为 6.0 个月，3 分为 1.5 个月。2 ～ 3 分患者不适宜接受激进性手术。

（***总结上述 5 种传统模型。评价上述传统模型，总结传统模型的特点。反思：上述部分亚小标题所对应的内容只有单纯地描述，并没有明确的论据。可以把这一段对模型的评论性的语言作为论据填充到相应亚小标题之下。这样文章的逻辑性就显得更强。***）

综上所述，上述评分模型均为十年前提出，针对多种原发肿瘤类型，纳入的人群没能从靶向治疗等一些新兴的治疗方式中获益，纳入的预后因素均包括内脏转移和原发肿瘤类型，但像骨转移和脊髓损伤等其他因素相差较大。关于它们的临床适用性，众说纷纭，近年来，越来越多的文献报道其准确性有待进一步提高。

Yamashita 等[17]通过分析 85 例患者提出，无论患者接受了何种治疗，修订版 Tokuhashi 评分模型均能够很好地预测患者生存期，准确率达 79%。也有诸多文献报道了上述评分模型的临床有效性[18-20]。但是，Tabouret 等[21]在 148 例 MSCC 患者中评估了Tokuhashi和Tomita评分模型的准确性，发现Tomita评分模型预测的生存期与患者实际生存期相差较大，没有统计学意义；Tokuhashi评分模型虽有统计学意义，但是准确率仅为51%。一项Meta分析指出Tokuhashi和Tomita评分模型的敏感性均较低[22]；另一项Meta分析指出修订版Tokuhashi评分模型的准确性为63%，并且其准确性呈现逐年下降趋势[23]。Lee等[24]指出患者实际生存期明显长于修订版Tokuhashi评分模型预测的生存期。Morgen等[25]发现癌症MSCC患者的生存期呈逐年上升趋势，在肺癌和肾癌患者中尤其明显，并且他们将患者生存期的改善主要归功于新型抗癌制剂的临床运用。以靶向制剂为代表的新型抗癌制剂对恶性肿瘤患者生存期具有改善作用[26, 27]。随着癌症患者生存期的提高，这些评分模型的准确性总体下降，低估患者生存期将会导致临床上严重治疗不足的问题，进而导致患者长期受生活质量低下的困扰。

Wang等[28]通过分析151例手术治疗的乳腺癌脊柱转移患者指出，ER/HR（–）和三阴乳腺癌患者应从Tokuhashi评分模型的5分下降至3分，从Tomita评分模型的慢速生长改为中速生长。Chen等[29]指出修订版Tokuhashi评分模型若纳入血浆白蛋白和乳酸脱氢酶则可再次提高模型预测肝癌脊柱转移瘤患者预后的准确性。Yu等[30]发现Tokuhashi评分模型在肺癌脊柱转移瘤患者中的准确性仅为8.6%，Hessler等[31]和Tan等[32]均提出上述评分模型在肺癌患者中的准确性均较低。原发肿瘤来源不同，生物学特性相差较大，制定原发肿瘤特异性评分模型显得迫切而必要。

二、新式评分模型（*<u>开始进入新式评分模型框架。小标题。</u>*）

新式评分模型主要为最近三年提出，本综述主要阐述Lei和Liu评分模型[33]、Bartels评分模型[34]、Bollen评分模型[35]、Rades评分模型[36]、OSRI[37]和Katagiri评分模型[38]。这类评分模型的纳入人群主要在2005年后，能够从新兴的靶向治疗中获益。模型总体具有系统性和实用性，但是还没能像Tokuhashi和Tomita评分模型那样得到大量文献报道的进一步验证或评述，因此临床运用的价值需要长期进一步考究。

（一）Lei和Liu评分模型

2016年，Lei等[33]通过分析206例手术治疗的MSCC患者的生存和功能预后提出了此评分模型，模型共纳入五项预后因素：原发肿瘤类型、术前行走状态、内脏转移、术前化疗以及癌症诊断时骨转移。模型总分10分，分三组：0～2分中位生存期3.3个月，术后能行走率为35.7%，适宜接受姑息性护理；6～10分中位生存期大于1年，术后能行走率95.9%，可考虑更为激进的手术（图2），例如转移瘤切除术；3～5分的患者则是单纯减压手术的最佳人选（图3）。原发肿瘤类型中，作者将肺癌分为靶向治疗性肺癌和非靶向治疗性肺癌，将乳腺癌和前列腺癌分为激素敏感性和非激素敏感性。因此，该评分模型考虑到了靶向治疗和激素治疗等对患者生存期的影响。此外，评分模型考虑到了患者术后功能预后，功能预后是患者生活质量的重要体现。Lei 等[39]也建立了肺癌 MSCC 术后生存期和功能预后预测模型。一项多中心前瞻性的模型验证和适当校正工作正在进行（中国临床试验注册中心，ChiCTR–POC–16008393）。

……

（*限于篇幅，综述内容省略。*）

综上所述（*对新式评分模型的总结。*），与传统评分模型相比，新式评分模型具有如下特点：① 这些模型均为最近三年提出，纳入的大部分人群能够从靶向治疗中获益，考虑了新兴的治疗方式对患者生存期的改善；② 这些评分模型纳入的人群总数普遍比传统评分模型大，Lei 和 Liu 评分模型为 206 人，Bollen 评分模型为 1043 人，Rades 评分模型为 2029 人，OSRI 为 199 人，以及 Katagiri 评分模型为 808 人。纳入的人群总数大可一定程度上提高统计效能；③ 原发肿瘤特异性评分模型正在兴起，Lei 等[39, 47]制定的肺癌特异性 MSCC 评分模型，Rades 等制定的多种评分模型[41–44]。但是，这些评分模型并没有得到大量文献的证实，真正被临床医师接受并进入广泛临床运用的道路仍较漫长，然而传统评分模型被新式评分模型所取代也将是必然趋势。

三、下一代评分模型（***根据现有评分模型，综合分析它们的优缺点后提出下一代评分模型的特质。***）

上述评分模型中，仅 Rades 评分模型的准确性高达 90%，其他模型均不高，然而到底哪一项评分模型的准确性最高目前仍没有定论。除了 Tokuhashi 和 Tomita 评分模型外，其他模型也缺少大量的文献报道和验证。因此，评分模型仍需进一步发展和讨论。

Tokuhashi 等[48]综述提出将来的评分模型需考虑到癌症治疗的进展，应涉及疾病分期、组织学亚型、血清标志物和运用评分模型的目的（评估放疗还是手术）。本综述作者认为，一旦相加考虑这些因素，诚然评分模型的准确性能得到大幅改善，但评分模型将普遍变得复杂，临床实用性将大打折扣。此外，一些脊柱转移瘤患者常表现为急诊，急诊治疗刻不容缓，临床医师没有时间完善如此多、如此详尽的检查项目。因此，将来的评分模型需要在准确性和临床实用性之间找到良好的平衡点。

有关瘫痪程度、骨转移瘤和行走状态等一些常见预后因素是否与生存期相关目前仍没有定论，这方面需要在未来的研究中进一步阐释。

综上所述，传统、新式评分模型总结详见表（表 1–1），本综述作者推荐临床医师运用上述评分模型作为参考进行患者治疗选择。但是，任何治疗选择不能仅仅依赖评分模型，还需要肿瘤学、外科学和放疗学等多学科联合合作，共同决策制定个体化治疗方案，造福患者。

参 考 文 献

[1] Torre LA, Bray F, Siegel RL, et al.Global cancer statistics, 2012[J].CA: a cancer journal for clinicians, 2015, 65(2):87-108.DOI:10.3322/caac.21262.

[2] Harel R, Angelov L.Spine metastases: current treatments and future directions[J].Eur J Cancer, 2010, 46(15):2696-2707.DOI:10.1016/j.ejca.2010.04.025.

[3] Bartels RH, van der Linden YM, van der Graaf WT.Spinal extradural metastasis: review of current treatment options[J].CA: a cancer journal for clinicians, 2008, 58(4):245-259.DOI:10.3322/CA.2007.0016.

[4] 锡林宝勒日，刘婷，王义海，等.调强放射治疗对不同节段脊柱转移瘤靶区制定的意义及疗效评价[J].中华骨科杂志，2011，31(6):670-675.DOI: 10.3760/cma.j.issn.0253-2352.2011.06.020.Xilinbaoleri, Liu T, Wang YH, et al.The different spinal metastases of IMRT target development and efficacy evaluation[J].Chin J Orthop, 2011, 31(6):670-675.DOI: 10.3760/cma.j.issn.0253-2352.2011.06.020.

……

（*限于篇幅，文献没有完全列出。对于综述，依据科学问题而定参考文献数量，一般推荐 20～30 篇最近 5 年参考文献，以英文参考文献为主，少量中文参考文献为辅。*）

2. 点评总结

根据上述综述范例，推荐综述的基本撰写顺序：① 列出提纲、构建框架；② 给构建的框架增添内容、同时反复修正框架；③ 绘图或制表；④ 撰写摘要；⑤ 根据杂志稿约，修正稿件格式。下面具体阐述。

(1) 列出提纲、构建框架：根据上述综述范例，可以看出该综述的基本框架（图 5–4）。

(2) 给构建的框架增添内容、同时反复修正框架：大量阅读文献之后确立框架，阅读的同时可以对框架进行不断地修正。亚小标题后的主要内容为对模型的描述及评价。这里可以通过更换亚小标题，更新最新评价文献的方式来总体更新综述。当更新程度大时，可以认为已经撰写成一篇新综述。

(3) 绘图或制表：根据全文内容，依据实际情况，决定是否绘图或者制表。这里，我们对这篇综述进行了总结性制表（表 5–1），比较直观地反映了文章的主题内容。

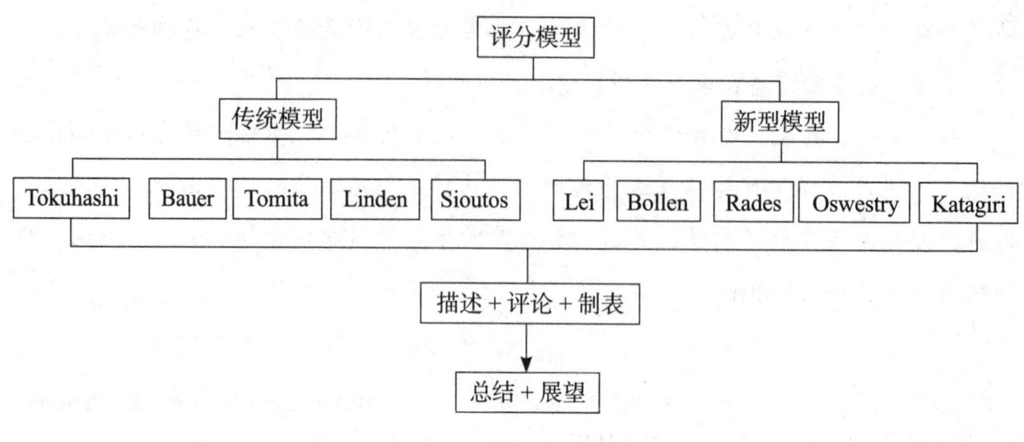

图 5-4　范例综述框架

(4) 撰写摘要：摘要的撰写，一般在全文基本确定以后。这样可以有效地避免摘要反复地改动，以及摘要与全文内容不一致的情况。当摘要撰写完毕，而后文章主体内容又进行了更改的情况，那么要注意阅读摘要，是否也需要相应的修改。

(5) 根据目标杂志稿约修正稿件格式：目标杂志稿约一般可以在杂志官网上下载。稿约一般对文章的字数、字体、图片的质量、参考文献的具体格式等进行了明确的规定和说明。根据稿约每一个项目有针对性地对稿件进行修改，对初稿文章的质量大有裨益。

三、中文临床论著撰写流程与思路——“稻农”

论著是针对科研领域的某一问题，进行实验设计，课题实施，原始资料收集，以及统计分析，得出相应结论，进而阐明某科学问题。稻农以种植庄稼为业，种植过程一般包括“选种”“浸种”“播种、插秧和施肥”“收割、晾晒和入库”，以及“出售稻谷”等。论著撰写的大致流程与思路与“当稻农”有相通之处，阐述如下。

1. 确定论著主题——“选种”　当进入临床科研实践活动的时候，论著主题的确定有两种可能。一种是来自已有的课题，也就是说种子已经被遴选好了；另一种是导师或上级给我们大致方向，让我们自己选择具体的研究主题。两种情况各有利弊，就第一种而言，幸运的是课题已经有了现成思路，我们按图索骥，步步为营，也许便可以有所成。然而，不得不承认有些种子可能存在先天性“缺陷”，这种“缺陷”可能直接导致后续较难发文章。不少在校研究生或多或少抱怨自己的主题方向飘忽不定，频繁换种子，有些种子长成了禾苗还来不及抽穗就要到毕业的时间。我们推荐，如果有了种子抓紧着手种，迫不得已不要换种子。换种子即意味着重新开始，万事开头难。当然如果我们经过反复论症认为这颗种子不会发育，那么一切行动趁早，早换种子意味着早进入正轨。不过即使种子存在某种先天“缺陷”，只要这种缺陷不致命，那么依然可能结出果实，只是结的果实大小不一，因而选择坚守也有坚守的道理。频繁换题是大多数人不能出成果的重要原因，尽早坚守“种子”可能终会有所成。

2. 实验设计——“浸种” 浸种是水稻种植最重要的环节之一，是指将种子浸泡于水中，加入能打破种子休眠的药物，控制药物浓度，浸泡时间，温度及光线，促使种子在一定的时间内集体发芽。不浸种或者浸种不恰当，则会直接导致种子发芽率低下，影响后续收成。实验设计是整个实验过程最为关键的环节之一。课题标书能中标就说明了实验的合理性，可行性，预期结果及意义均得到了一定的考究。但是，标书并不是金科玉律，实际实验和标书内容可能相差甚远。虽然随机、对照、重复及均衡原则是大多数研究应该遵循的准则，然而部分临床病例分析文章并没有体现出对照原则，也发了高分 SCI 文章。其中原因因素较多，我们认为临床文章要注重系统性、前瞻性，以及临床价值运用属性。关系大致见图 5–5。

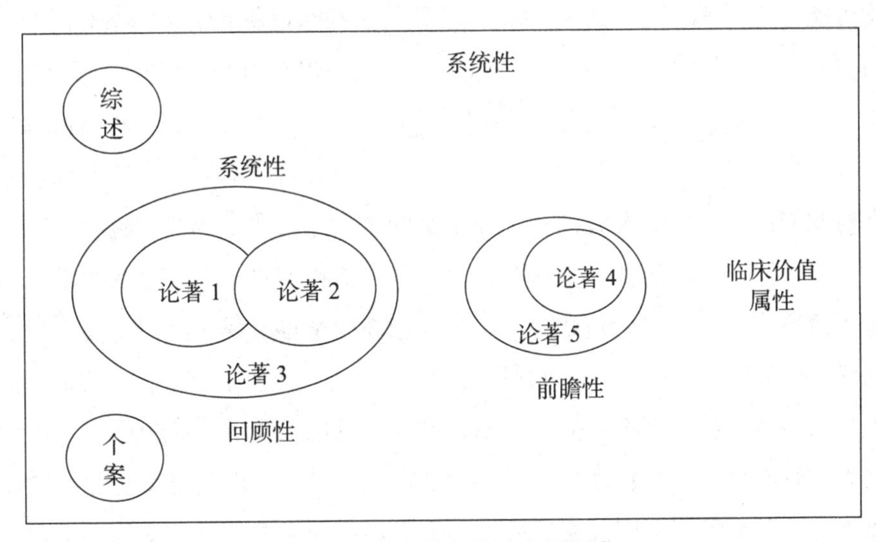

图 5–5 临床研究设计布局要点

系统性主要体现在三个方面，一是单篇文章的系统性；二是文章与文章之间相互关系的系统性；三是文体的多样性。单篇文章的系统性主要指我们考虑的因素是否全面，收集的评估指标是否综合。文章与文章之间的系统性应该在我们进行实验设计的时候就已经初步设想完毕。我们对课题标书尽可能多地进行挖掘，适当改造，融入自己的思想。理想的状态是，一旦完成或发表第一篇文章，后续的文章就可以以第一篇文章作为前期基础像“源头活水一样流”发表一系列文章。此外，一个研究主题可以设计发表多种文体的文章，包括综述、个案、回顾性论著及前瞻性对照试验等。关于临床价值运用属性，现在一般的研究都难以看到未来广泛临床运用的前景，但是文章的研究意义要体现出具有广泛的临床运用前景，甚至具有改变临床路径的可能。这样的文章一般比较受欢迎，更具有吸引力，更受杂志编辑的青睐。

如果我们没有现成的课题标书，只有研究方向，需要独立设计实验，我们可以参考如下思路。第一阶段，模仿设计。挑选几篇有代表性的经典论著一字一句地阅读，根据可利用的实际资源，初步设计出实验方案。通过阅读我们会发现这些报道的研究方法其实有很多相似之处，但侧重点不同。学习这些实验方法，融入自己的思路，初步设计出实验方案，包括入组与排除标准，考虑因素，观察指标，统计分析方法等。如果能根据文献模仿设计出实验，则说明我们已经把该文献读通了。第二阶段，修正实验方案。大量阅读相关文献报道，明确入组标准，综合考虑因素、收集指标，完善修正实验方案。我们不太推荐在第一阶段就阅读大量文献，因为文献阅读可能有“瓶颈期”。文献报道的方法，结果和结论各有千秋，相对混杂，我们可能因“瓶颈期”而寻找不到统一而感到非常困惑。始终觉得自己阅读的文献不够多，担心试验设计得不够全面，从而畏首畏尾，不知从何开始。第三阶段，咨询讨论期。实验设计好后，不宜急于立刻实施方案。因个人思维有其局限性，请老师、专家指导将会对我们的实验方案大有裨益。如果实验做完之后才发现在实验设计时少考虑了一项重要因素，少随访了一个指标，那都得从头推倒再来，万事开头难。实验设计的各个阶段都需要考虑创新性，不要认为创新性很难寻找，我们需要思考下面两个问题可能有所帮助：“是不是必须得这样做？”“有没有新的办法？”我们做的研究虽然不是站在巨人的肩膀上，但也是站在前人的基础上并试图超越前人。所做的研究与前人文献有区别，并且这种区别是大势所趋，具有一定的意义，那么这就可以认为是文章的创新性。不同的实验模型，多考虑一项综合因素，从另一个角度或多个角度评估疗效，设计新指标并验证有效性，都具有一定创新性。

3. 课题实施——“播种、插秧和施肥” “锄禾日当午，汗滴禾下土。谁知盘中餐，粒粒皆辛苦。”每一粒稻谷，都是付出心血的结晶。毫无疑问，稻农不辛勤劳作，就可能会颗粒无收。我们在课题的实施阶段，方法正确，努力如虎添翼；方法不正确，努力也没有白费，失败的经验促使我们早日找到正路，步入正轨。然而，切忌拔苗助长，耐住性子，下功夫。总而言之，注重发挥自我主观能动性。多尝试性探索试错，这个阶段试错的成本最低，还有机会进行校正。正如，辛勤劳作的稻农这个阶段对插秧的深度以及密度进行适当调整，以达到收成的最大化。

4. *原始资料收集与统计分析——“收割、烘干和入库”* 实验过程注意写好实验记录，或者留心记下大致过程，以备后期统一整理实验记录。关于原始数据的收集，一定要有整体的 Excel 表格记录，以方便存储、整理，以及后期的统计分析。并且，一定要做好原始资料的备份工作，注意妥善保管。一旦丢失，则意味着入库的粮食没了，日出而作、日落而归的心血荒废了。

怎么用 Excel 表格记录数据呢？本书第 3 章已有阐述，这里简单介绍如下。① 数据以最原始的资料记录，不要把定量资料直接记录成定性资料。定量资料转变为定性资料时，需要设定临界值（cutoff）。如果我们为了图方便根据实验设计，直接在实验过程中将定量资料记录为了定性资料。那么，后续就更改不了临界值，临界值不同统计结果可能千差万别。我们要从多个维度来阐释数据，定性资料数据是一种维度，定量资料数据是另一种维度。② 假设自己的实验做完了，数据已经获得，需要马上进行 SAS/SPSS 统计分析，导入统计软件的数据在 Excel 中怎么排列，Excel 的原始记录就应该这样排列。这一点比较难做到，要求科研初学者会统计软件的基本运用。大家可以参考本书第 4 章临床常用统计分析。

5. *论文投稿——“出售稻谷”* 论文的撰写与投稿准备在本书中均有重点讲述。中文论文的投稿相对简单，需要准备原始稿件，有些杂志还需要作者单位开具介绍信并邮寄给杂志社，大多数中文杂志社在收到稿件处理费（一般是 100 元左右）后才开始审理稿件。英文投稿需要准备的材料比较多，包括 Cover Letter、Title Page、Manuscript Text 等。英文 SCI 期刊投稿一般不需要稿件处理费，少部分期刊需要数十到几百美元的稿件处理费不等，具体参考各期刊官网 Guideline for Authors。

文章之间的系统性是应该从子主题做到大主题？还是应该从大主题做到子主题呢？我们认为各有优劣，从子主题做到大主题（图 5-5，论著 1 ～ 5）的优势在于：①子主题样本量相对少，工作量相对轻；②与大主题相比，在相对较短的时间内可以出成果；③多个子主题累积起来，可以做成大主题；④以子主题积累经验，大主题可以考虑得更全面，撰写得可以更好。其劣势在于：①一步一个台阶，不能一气呵成；②部分已经发表的子主题不能再被大主题所用，积累发表大文章可能会有一定困难。读者可以根据自身情况量身定制。

四、中文临床论著撰写范例

下面以我们撰写的一篇脊柱肿瘤方向的论著作为范例进行实战要点点评。点评以括号内斜体加粗的格式表示，因专业方向不同，读者大可不必全文阅读，以阅读点评内容为主即可。综述撰写的基本顺序、思路及注意点可以举一反三。

1. 论著范例

肺癌脊柱转移瘤 MSCC 后路减压内固定术生存期预测模型的建立

[***标题的拟定以醒目，能概括全文主旨为主。尽量不要出现缩写，我们这里写了缩写，主要是出于若把全称写出，则题目显得过长（题目字数以 24 字或以内为宜）。自我反思：这里标题中把 MSCC 直接去掉也可，字数上减少的同时，也不会产生歧义，论文摘要中再解释并加上 MSCC 会更好。***]

背景：预期生存期可以指导脊柱转移瘤脊髓压迫症（metastatic spinal cord compression，MSCC）（***专业名称的标准书写形式，第一次出现时写出英文全称及缩写，后续出现只写缩写即可***）患者的个体化治疗选择。肺癌 MSCC 患者减压内固定术后生存期预测模型国内外尚无报道。

目的：探讨并建立肺癌患者行减压内固定术后的生存期预测模型，为肺癌 MSCC 患者个体化治疗选择提供指导（***说明目的的同时说明研究的意义***）。

方法：本研究遴选 2005 年 5 月—2015 年 5 月期间我院连续收治的 73 例肺癌 MSCC 后路减压内固定术患者。运用 Kaplan–Meier 法和 log–rank 检验回顾性分析 11 项术前指标与生存期的相关性。运用多变量 Cox 回归分析并筛选术前变量，具有统计学意义的指标则被纳入预测模型。根据预测模型分组，分析患者术后运动功能状态（***方法中给出病例收集的时间、例数、地点，以及运用何种统计方法分析何种指标***）。

结果：多变量 Cox 回归分析发现，术前行走状态（P=0.019）（***标准书写方式为大写 P，P 为斜体。***）、受累脊椎数目（P=0.001）、内脏转移（$P < 0.001$）和术前运动缺失发生时间（P=0.012）对生存期有影响，并纳入预测模型。预测模型总分 10 分，分 3 组：0～4 分（A 组，n=31）、5～7 分（B 组，n=24）和 8～10 分（C 组，n=18），3 组的中位生存期分别为 2.8 个月（95% 置信区间，1.6～4.8 个月）、6.4 个月（95% 置信区间，3.8～7.2 个月）和 14.0 个月（95% 置信区间，10.7～20.0 个月），6 个月生存率分别为 13.6%、59.7% 和 100.0%（$P < 0.001$）。C 组患者的术后能行走

率显著高于A组，差别有统计学意义（P=0.006）（*结果中给出能提示结论的主要结果，切忌面面俱到地描述，面面俱到即意味着重点不突出；也不可轻描淡写，轻描淡写可能会给审稿人工作量不够的感觉。最佳的状态是根据专业知识，阐述重要结果，并能支持结论*）。

结论：评分为0～4分的患者预期生存期小于3个月、术后运动功能状态较差，宜接受单纯放疗或者姑息性支持治疗；评分为5～7分的患者预期生存期大于6个月、功能预后尚可，宜行减压内固定术；评分为8～10分的患者术后预期生存期大于1年、运动功能状态佳，可以考虑较为激进的转移瘤切除术以更好地控制疾病进展和复发。

关键词：肺癌；脊柱转移瘤；脊髓压迫；生存期；预测；运动功能状态（*关键词一般为4～6个，主要从标题中提取出关键词，少部分杂志要求关键词为标准化的PubMed麦氏词*）

A model for predicting survival after depression and stabilization in lung cancer patients with metastatic spinal cord compression.

Abstract…（*英文摘要与中文一一对应即可*）

脊柱转移瘤脊髓压迫（metastatic spinal cord compression, MSCC）是癌症晚期的严重并发症，可导致难治性疼痛、残疾和神经功能障碍（*疾病定义*）。据统计，15% MSCC患者的原发肿瘤为肺癌[1]（*流行病学*）。肺癌MSCC患者的生存预后差，中位生存期为3～8个月[2-4]（*危害*），治疗选择主要包括，镇痛药、皮质激素、放疗、化疗和手术。临床上，常需联合这些治疗手段以最大程度降低发病率和死亡率、提高患者的生活质量[1, 5]（*治疗手段与目的*）。预期生存期是MSCC患者的个体化治疗选择的重要因素。患者预期生存期短暂则无法从手术治疗中获益，适宜接受姑息性放疗或者支持护理；患者生存预后良好一般情况允许则可以接受手术，对于部分患者甚至可以接受转移瘤切除术以更好地控制局部疾病[6-8]。预期生存期指导的个体化治疗选择可以在一定的程度上避免过度医疗和医疗不足的问题（*主题研究现状*）。

目前，国外研究已经提出一些脊柱转移瘤患者的生存期预后评分系统[7-11]（*科学问题现状*）。但是，这些研究中患者的原发肿瘤来源多样，肺癌患者占的比例较低。其次，随着诊治水平的进步，肺癌患者的生存期逐步提高，一些常用的评分系统已经低估了肺癌脊柱转移瘤患者的生存期[2, 12]。不同肿瘤的生物学特性相差较大，把肺癌作为单独的群体进行分析更加具有针对性（*研究现状存在的问题*）。因此，本研究针对肺癌MSCC患者探讨并建立减压内固定术后的生存期预测模型，并分析患者术后运动功能状态（*针对问题，提出我们的工作*）。

资料与方法

一般资料

本研究纳入2005年5月—2015年5月期间在我院骨科接受减压内固定并获得随访的73例肺癌MSCC患者。纳入标准：① 肺癌组织学诊断明确；② 术前CT、MRI和骨扫描等影像学资料完善；③ 相应病变脊椎节段有以下影像学表现：MRI上相应节段脊髓存在明显硬膜外压迫或轻微压痕。④ 存在以下继发性脊髓损害临床表现一项或几项：a. 负重后局部疼痛或放射性疼痛并进行性加重；b. 感觉功能损害并进行性加重；c. 运动功能损害并进行性加重；d. 括约肌功能损害；⑤ 行后路减压内固定术。排除标准：① 原发性脊柱恶性肿瘤；② 硬膜内或髓内病变；③ 预期生存期＜3个月，不能耐受手术者；④ 不配合随访（***制定详细的纳入与排除标准***）。

手术方法与术后运动功能状态评估

手术指征为脊髓压迫导致神经功能缺失，所有患者均于我科行后路减压内固定术（图1）（***后路减压内固定术为经典术式，可以给出也可以不给出具体手术经过。我们在这里只给出一个典型病例。对于新手术方法作者一般需要给出具体步骤。***）。术后3～4周，伤口愈合后行局部放疗、系统性化疗和吉非替尼等靶向治疗。根据生存期预测模型分组，评估患者术后运动功能状态。术前与术后4周神经功能分级基于Frankel分级。术前运动缺失发生时间为运动功能明显恶化至手术的时间[4]（***给出评估指标，评估指标定义以及评估指标的时间***）。

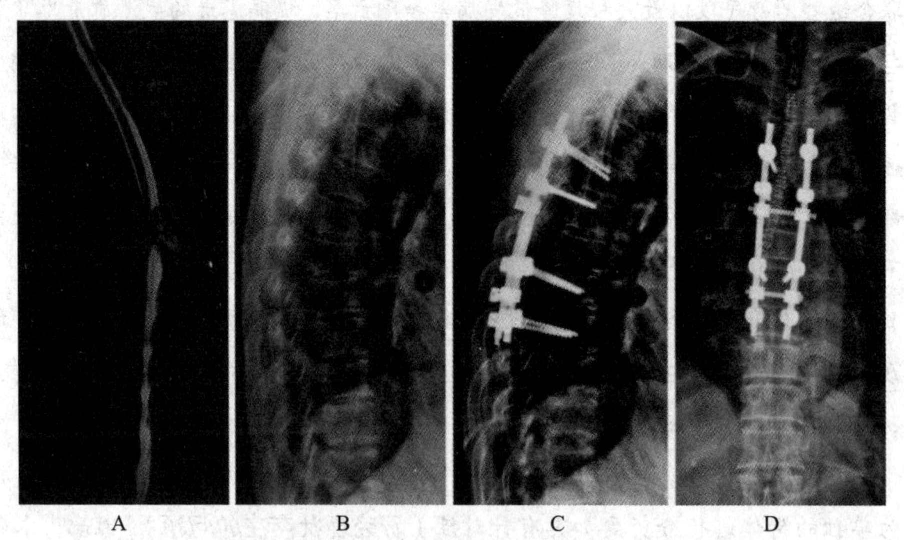

图1　肺癌脊柱转移瘤脊髓受压患者减压内固定术典型病例患者，男，65岁，肺癌脊柱转移瘤。

A. 术前MRI显示脊髓受压；B. 术前X线侧位片；C. 术后X线侧位片；D. 术后X线正位片

生存分析

回顾性分析年龄（≤57岁 vs. ≥58岁，中位年龄：57岁），性别（女性 vs. 男性），组织学类型（腺癌 vs. 非腺癌），术前行走状态（能行走 vs. 不能行走），脊柱外骨转移瘤（无 vs. 有），ECOG（Eastern Cooperative Oncology Group，ECOG）表现评分（1～2 vs. 3～4），受累脊椎数目（1～2 vs. ≥3），内脏转移（无 vs. 有），癌症诊断到骨转移时间(≤2个月 vs.>2个月)，癌症诊断到手术时间(≤80天 vs.>80天)，中位时间：80天（***对于定量指标，可以取中位值为 Cutoff 值，如果不是中位值那么需要引用其他文献作为参考***）以及术前运动缺失发生时间（≤2周 vs.>2周，中位时间:2周）等11项术前指标与生存期的相关性(***风险因素筛选，列举出具体风险指标***)。术后生存期定义为手术时间与死亡或者最终随访时间间隔。本研究一共纳入73例肺癌MSCC行减压内固定治疗的患者。最终随访时8例患者生存，平均随访7.6个月(1.0～39.0个月)。多次行减压内固定的患者，以第一次手术时间计入生存分析。

统计分析

运用Kaplan–Meier法和log–rank检验进行单变量分析。运用多变量Cox回归分析并筛选术前变量（逐步回归法），多变量Cox回归保留的指标（$P < 0.05$）则被纳入生存期预测模型。根据单变量Cox回归分析的风险比对模型中各项指标进行赋分[10]。根据生存期预测模型对患者进行分组，运用Kaplan–Meier法和log–rank检验分析分组是否具有统计学差异。各组间患者术后4周运动功能状态评估运用卡方检验和连续校正的卡方检验进行（***一般撰写模式是，用何种统计方法分析何种指标***）。应用SAS 9.2软件进行统计学分析。当$P < 0.05$时，认为差异有统计学意义。

结　果

患者基本特征（***这部分结果主要介绍患者基本信息，一般包括纳入人群数量，人群基本特征，或者实验组与对照组的基线数据比较。***）

73例患者的整体中位生存时间为6.0个月（95%置信区间，4.5～7.1个月），6个月和1年的生存率分别为49%和22%。最后随访期间，8例患者生存，平均随访7.6个月（1.0～39.0个月）。73例患者中，9例组织学类型为小细胞癌，这些患者存在严重神经功能症状，并对化疗反应欠敏感。患者癌症确诊时，49例已发生骨转移。

生存期预测模型的建立（***筛选风险因素与建立模型。***）

单变量分析发现，术前行走状态（P=0.009）、ECOG表现评分（$P < 0.001$）、受累脊椎数目($P < 0.001$)、内脏转移($P < 0.001$)、癌症诊断到骨转移时间(P=0.0343)和术前运动缺失发生时间（$P < 0.001$）对生存期有影响（图表略）(***限制于篇幅，原***

文图表省略）。多变量Cox回归分析发现，上述6项指标中4项指标被保留，分别为术前行走状态（P=0.019）、受累脊椎数目（P=0.001）、内脏转移（P < 0.001）和术前运动缺失发生时间（P=0.012）（表略）。根据Cox回归分析的风险比对模型中各项指标进行赋分（表略）。患者的预后评分为这四项指标的评分和，总分10分。基于每个评分的6个月生存率，共设计3个组：0～4分（组A，n=31）、5～7分（组B，n=24）和8～10分（组C，n=18）。这三组的中位生存期分别为2.8个月（95%置信区间，1.6～4.8个月）、6.4个月（95%置信区间，3.8～7.2个月）和14.0个月（95%置信区间，10.7～20.0个月）;6个月生存率分别为13.6%、59.7%和100%（P < 0.001，图略）。

术后运动功能状态（*评估模型分组患者功能差异。*）

C组患者的术后能行走率显著高于A组［P=0.006，表4（*绘制标准三线表*）］。A组中只有52%（16/31）的患者术后4周能行走（Frankel D/E），B组为71%（17/24）C组为94%（17/18）。73例患者中，69%的（50/73）患者术后4周能行走，8例患者4周内死亡，没能获得术后行走功能。52%（17/33）的患者（Frankel B/C）重获行走功能，83%（33/40）的患者术后维持行走功能，18%（7/44）术前可行走的患者丧失行走功能，疾病进展（4例）、术后并发症（2例）和4周内死亡（1例）。

表4　患者术后4周3组运动功能状态比较

组别	评分	患者 (n)	术后4周功能		P值
			能行走	不能行走	
A	0～4	31	16	15	P_1=0.149
B	5～7	24	17	7	P_2=0.126
C	8～10	18	17	1	P_3=0.006

P_1组A与组B相比较，卡方检验；P_2组B与组C相比较，连续校正的卡方检验；P_3组C与组A相比较，连续校正的卡方检验

讨　论

MSCC最适宜的治疗选择目前仍存在争论（*指出临床问题*）。2005年，Patchell等[13]前瞻性临床试验发现减压手术联合术后放疗治疗MSCC优效于单纯放疗。2010年，Rades等[14]运用匹配分析提出单纯放疗治疗MSCC的预后不劣效于手术联合放疗。手术和放疗的疗效大体令人满意，减压内固定对患者神经功能的改善似乎更好[13]（*具体阐释临床问题*）。MSCC患者单纯放疗或手术的抉择取决于准确的患者选

择。患者的个体化治疗选择需要考虑患者的预期生存期（*引出解决临床问题的可能方案*）。患者预期生存期短暂则无法从手术治疗中获益，适宜接受姑息性放疗或者支持护理；患者生存预后良好，一般情况允许则可以接受手术，对于部分患者甚至可以接受转移瘤切除术以更好地控制局部疾病[15, 16]（*指出方案的矛盾*）。患者的预期生存期可以通过预后因素和评分系统进行评估（*指出解决矛盾的可能方法*）。

生存期预后因素（*分析可能预后因素现状，与本研究对比，指出相同点与差异*）。

研究者已经发现较多因素与生存期预后相关。术后患者能行走、术后放疗和术后神经功能得到改善等提示患者生存期预后良好[3, 17]。但是，这些因素均是术后水平，无法在手术之前预测患者的生存期。本研究分析年龄、性别、组织学类型、术前行走状态、脊柱外骨转移瘤、ECOG表现评分、受累脊椎数目、内脏转移、癌症诊断到骨转移时间、癌症诊断到手术时间以及术前运动缺失发生时等11项术前指标与生存期的相关性。这11项指标均可以在术前获得，并且相对容易获取。单变量分析发现，术前行走状态、ECOG[3, 4, 7, 9, 10, 18]。本研究中多变量分析后ECOG表现评分和癌症诊断到骨转移时间被排除。Mizumoto等[19]和Rades等[20]提出表现状态与患者生存期显著相关，而Sioutos等[21]和Tomita等[9]认为表现状态与患者生存期没有统计学意义。两者结论相反，主要是因为Mizumoto和Rades的研究对象仅接受放疗，而Sioutos和Tomita的研究对象接受手术治疗，表现状态较差、不能耐受手术的患者往往被排除术后生存期预测研究对象之外（总结预测因素，文献不一致的部分给出解释）。本研究中ECOG表现评分1～2分的患者共45例，占总整体的62%，ECOG表现评分虽与生存期相关，但是没有进入生存期预测模型。本研究中癌症确诊时67%的患者（n=49例）已经发生骨转移。骨转移是生存预后的风险因素[22]，但是也有文献指出脊柱外骨转移与生存期不相关[23]。

生存期评分系统（*进一步，分析预后评分系统*）

目前，国外文献已经提出了一些脊柱转移瘤患者的生存期预后评分系统（*分析现有评分系统*）。但是，这些预后评分系统中患者原发肿瘤部位多样，肺癌患者的人数相对较少，Tokuhashi评分肺癌患者为6人[7]，修订的Tokuhashi评分为26人[8]，Tomita评分10人[9]，Van der Linden评分68人[10]，Bauer评分6人[11]。因此，这些评分系统对肺癌患者的适用性值得怀疑。虽然修订的Tokuhashi评分对乳腺癌和实体肿瘤源性脊柱转移瘤的预测准确度高，但是对肺癌脊柱转移瘤患者的生存期预测准确度并不高。2011年，Hessler等[2]提出修订的Tokuhashi评分低估了肺癌脊柱转移瘤患者的预期生存期，33%（25/76）的患者预期生存期与实际生存期不匹配。2013

年，Morgen 等[12]发现肺癌和肾癌 MSCC 患者的生存期在 2005—2010 年期间逐渐地提高，而其他的癌症类型并没有观察到这种现象。Morgen 的研究中有 499 例肺癌患者，其中 103 例接受手术治疗，这些接受手术治疗的患者 1 年生存率从 9%（2005）升至 30%（2010，*P*=0.047）。最近，更多的研究报道，由于新兴的靶向药理学制剂治疗选择，晚期肺癌患者的生存普遍得到改善[24, 25]。因此，随着肺癌脊柱转移瘤患者生存期的延长，Tokuhashi 评分和其他评分系统也许不再适用肺癌患者（***指出现有评分系统存在的问题及原因***）。并且，这些评分系统为大体脊柱转移瘤而设置，并不特异性针对神经功能缺失的 MSCC 患者。Rades 等[4]提出并证实了一项非小细胞肺癌 MSCC 患者的评分系统（*n*=356），这些患者仅接受单纯放疗，没有行手术治疗。综上所述，除了 Rades 的研究，其他评分系统纳入的患者原发肿瘤多样并且肺癌人数相对少。但是，Rades 评分系统中的患者接受单纯放疗，研究中没有考虑运动功能状态，并且没有纳入需要优先手术的患者。

本研究中（***指出本研究为何能解决现存问题***），生存期预测模型基于 73 例肺癌 MSCC 手术治疗患者，患者均接受了后路减压内固定。根据评分系统分组进一步分析了患者术后运动功能状态。因此，本生存期预测模型更多地考虑了患者个体化状态，针对性更强。A 组患者（0 ～ 4 分）中位生存时间仅为 2.8 个月，因生存期短暂大多数患者并不能从手术治疗中受益，而且 A 组患者的运动功能状态相对差，因此适宜接受单纯放疗或者姑息性支持治疗；B 组患者（5 ～ 7 分）的中位生存期为 6.4 个月，是减压内固定的候选者；C 组患者（8 ～ 10 分）的中位生存期超过 1 年，术后运动功能状态较好（94% 的患者术后 4 周具有行走功能），可以接受更为激进的手术，例如：转移瘤部分甚至全切术。整体 73 例患者中，69% 的（50/73）患者术后 4 周能够行走，83%（33/40）的患者术后能维持行走功能状态，52%（17/33）的患者重获行走功能。这与国外的报道相接近[3, 13, 26]。

但是（***指出本研究不足***），本研究生存期预测模型基于回顾性病例分析，患者数量有限（***大部分临床研究面临的普遍问题***）。临床上，仍有一部分病人迫切渴望通过手术改善运动功能状态，以提高生存质量，无论预期生存期的长短。其次，目前提倡系统性治疗恶性肿瘤，本研究并没有系统性地分析其他治疗对生存期的影响。该模型主要适用于肺癌 MSCC 出现运动缺失症状的患者，可以给临床医师提供一些参考与提示（***仍然肯定研究的意义***），但是不能够完全依赖该预测模型进行患者选择。目前也需要一项大型前瞻性研究加以证实（***提出将来的解决方案***）。

本研究建立了一项肺癌 MSCC 患者行后路减压内固定术后的生存期预测模型。

该模型分析了患者术后运动功能状态，可以辅助临床医师对肺癌 MSCC 患者进行个体化治疗选择（*得出结论，指明意义*）。评分为 0 ～ 4 分的患者预期生存期小于 3 个月并且运动功能状态较差，宜接受单纯放疗或者姑息性支持治疗；评分为 5 ～ 7 分的患者预期生存期大于 6 个月，宜进行减压内固定术；评分为 8 ～ 10 分的患者术后预期生存期大于 1 年，运动功能状态较好，可以考虑更为激进的转移瘤切除术。

参 考 文 献

[1] Prasad D, Schiff D.Malignant spinal cord compression.Lancet Oncol, 2005, 6(1): 15-24.

[2] Hessler C, Vettorazzi E, Madert J, et al.Actual and predicted survival time of patients with spinal metastases of lung cancer: Evaluation of the robustness of the Tokuhashi score.Spine, 2011, 36(12): 983-989.

[3] Chen YJ, Chang GC, Chen HT, et al.Surgical results of metastatic spinal cord compression secondary to non-small cell lung cancer.Spine, 2007, 32(15): E413-E418.

……

（限于篇幅此处省略）

2. 点评总结

根据上述论著范例，我们需要留心：①论著撰写顺序；②论著撰写逻辑；③论著撰写语言。下面具体阐述。

(1) 撰写顺序：我们推荐的撰写顺序为，先写“材料与方法”部分，接着写“结果”部分，然后写“前言部分”，再写“讨论”部分，最后写摘要部分。待摘要基本明确后，再把摘要翻译成英文。具体原因读者可阅读本书第 6 章临床英文论文阅读与撰写技巧。

(2) 撰写逻辑：“材料与方法”及“结果”部分尽量设置小标题。小标题可以让论文结构分类更加明确，层次更加清晰。“材料与方法”与“结果”应存在一一对应的逻辑关系，即运用“材料与方法”部分描述的方法学得出“结果”。不可出现“结果”或者“材料与方法”部分有描述，但结果部分却没有体现的多余内容。“前言”与“讨论”部分的撰写逻辑主要体现在句与句，段与段之间。一个段落围绕一个主题展开，例如前言第一段，基本上为介绍疾病定义、流行病学、阐明危害性、治疗手段与目的，以及主题研究现状。第二段进一步阐明主题研究现状存在的可能问题，针对该问题，研究者开展了该项研究。“讨论”部分段落与段落之间的关系也应清晰，例如范例中讨论第一段阐述目前主题现状存在的问题，指出本研究的意义与创新性；第二段讨论影响生存预后的可能因素；第三段讨论目前的评分系统的优劣；第四段讨论本研究模型，并与现存系统进行比较；第五段为本研究的局限性；第六段为本研究结论。

(3) 撰写语言：撰写语言应做到简洁、精练、准确，避免口语化，标点符号书写正确，没有错别字。撰写语言的准确性，例如前言第一句疾病定义“脊柱转移瘤脊髓压迫是癌症晚期的严重并发症，可导致难治性疼痛、残疾和神经功能障碍”，我们并没有给脊柱转移瘤脊髓压迫症一个明确的疾病解释。反思后，可以改为“脊柱转移瘤脊髓压迫为恶性肿瘤转移至脊柱导致脊髓受压，是癌症晚期的严重并发症，可出现难治性疼痛、残疾和神经功能障碍等一系列神经受压症状”。论文应尽量避免模糊的语言，例如某疾病发病率高，某疾病生存期短等。我们应尽量给出具体化准确数字，例如某疾病发病率高达45%，某某疾病生存期仅为3～6个月，并给出具体参考文献。

Chapter 6　临床英文论文阅读与撰写技巧

阅读与写作本相互关联，我们将 SCI 文献阅读与写作放在一章讲述，方便大家理解、体会。SCI 撰写建立在英文文献阅读的基础上，“读”是“写”的基础。SCI 文献阅读时，我们可能会遇到知识体系不增长的“瓶颈期”，掌握阅读技巧，缩短“瓶颈期”在文献阅读过程中扮演重要角色。阅读技巧中，最重要的思维方式是批判性阅读文献。SCI 撰写具有特定的格式与常用句型，这些格式与句型的总结在阅读文献的过程中就要多留心记录与积累。本章首先介绍临床类 SCI 文献阅读与撰写的核心基本原则，而后对临床类 SCI 各个部分的阅读与撰写技巧进行分节讲述。

一、SCI 文献阅读与撰写核心原则

SCI 阅读与撰写一脉相承，阅读是撰写的基础，读懂文献是撰写出英文论文的前提，我们将 SCI 文献阅读与撰写放在同一章节中进行讲述。

1. SCI 文献阅读概论　如果读者阅读文献经历过脑袋一团乱麻的阶段，那么本节有助于大家理清部分困惑。如何突破阅读文献慢的恶习？总有前辈对我们说，“你阅读的文献太少了”，这是真的吗？如何打破阅读了这么多文献还是不会撰写医学 SCI 论文的尴尬境地？……

我们认为阅读文献有技巧，快速理解文献的表达主旨有门道，撰写医学 SCI 要求的英文表述能力并没有想象的那么高，并且大家经过一定的练习，都可以掌握这些技巧和能力！

首先，我们需要了解理论层面的内容，“阅读文献的量与知识体系的关系问题”。根据前期经验，非常值得一提的是，在一定的区间范围内，并不是我们阅读的文献越多，知识量增长得越快、知识体系构建得越好。相反，文献中矛盾的论点可能在我们的脑袋里形成一团乱麻——摸不着头脑，这说明我们已经进入了阅读文献的“瓶颈期”。不同的人，阅读不同的文献，瓶颈期长短不一。瓶颈期长者可能会出现文献

阅读得越多，知识体系的构建不增反降的情况；瓶颈期短者，经过一段时间的困惑之后，可以迅速进入了另一个阶段。

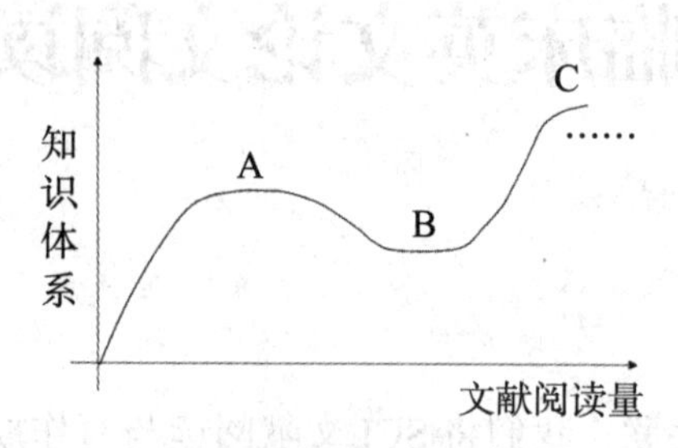

图 6–1　文献阅读量与知识体系的关系

如图 6–1 所示，我们设 A 点为进入瓶颈期之前知识体系构建的最佳点，进入瓶颈期后，知识体系增长慢、不增长、甚至出现下滑低谷 B。当突破瓶颈期后，知识体系逐步增长 C，而后又是下一阶段，依此循环。

那么关键问题来了，我们如何缩短或者避免文献阅读瓶颈期？

我们认为，主要方法为：① 批判性阅读文献；② 明确自己阅读文献的目的，带着目的去阅读文献。阅读文献最重要的是带着问题，以挑剔、质疑的眼光进行阅读，即批判性阅读吸收文献，这将在下面进行具体阐述。

阅读文献的目的归纳起来主要有以下 5 点：① 选题（为了选题）；② 扩充论文设计（为了实验设计）；③ 寻找信息或理论支持（为了寻找局部信息）；④ 掌握撰写 SCI 论文的方法（为了写作）；⑤ 保持与文献最新进展的更新（为了跟进国际最新进展）。

阅读文献的目的不同，阅读侧重点具有差异。

初期：选题即是“选种子”，好的种子能开花结果，差的种子可能不会发芽，因而选题非常重要。选题良好的文献阅读模式是：带着初步选题去搜索文献，通过阅读文献再次优化选题，以此形成良性循环。我们推荐初期选题阅读文献 1 ～ 2 个月（图 6–2）。

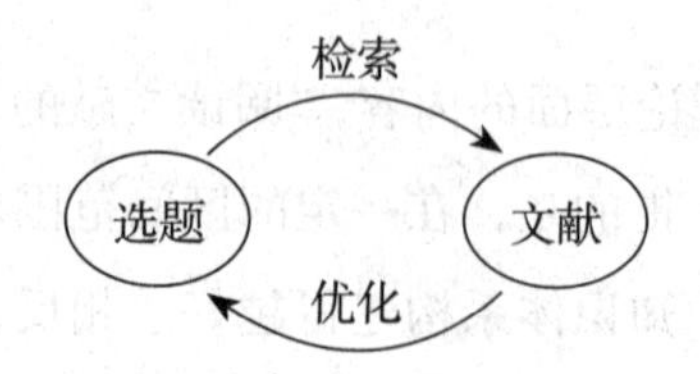

图 6–2　阅读文献与选题的良性反馈

中期：到达这个阶段，选题基本已确定。阅读文献主要是为了实验设计或进一步获取理论支持，以确保实验合理性与可行性，可以顺利完成实验。并制备出备选方案，以备不时之需。我们推荐中期实验设计阅读文献 3 ～ 6 个月。

后期：在前期阅读文献的基础上，至少已经形成了一种“撰写感”，就是对 SCI 论文构架已经有了感觉和自己的体会。这个时期，主要是阅读跟进最新文献，偶尔温故以前阅读过的文献，结合文献规律及自己的逻辑思维，着手 SCI 论文撰写。这个时期贯穿实验正式开始实施至 SCI 论文写作完成，我们推荐时间为 6 个月至 1 年。

终极：已经具备强大文献储备，单纯阅读文献以跟进最新文献进展，指导课题组的发展方向，没有时间限制。

2. *SCI 快速浏览技巧*　快速浏览 SCI 文献一般是建立在我们已经对该文献所涉及领域比较了解的基础上。若读者对文献所涉及领域并不熟悉，甚至比较陌生，掌握浏览 SCI 文献的方法也有利于我们快速进入阅读角色，了解主要信息在文章中的位置。SCI 文献浏览的时间一般为 5 ～ 6min，如果读者浏览一篇 SCI 文献的时间超过了 10min，那么我们很有可能在研读 SCI 文献，而不是浏览。下面具体介绍 SCI 浏览具体内容及技巧（图 6-3）。

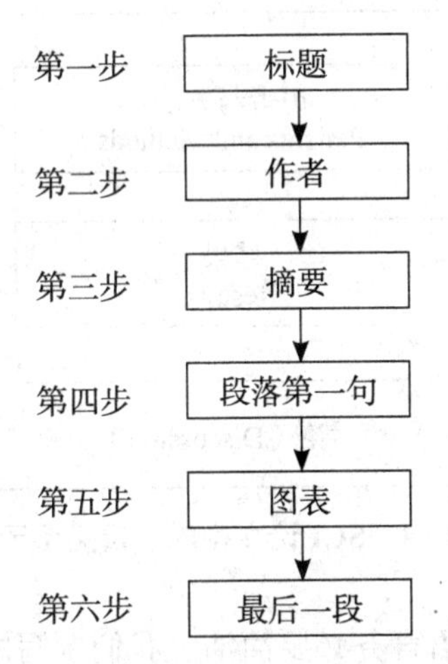

图 6-3　6 步浏览 SCI 文献逻辑流程

① 阅读文献标题，推测文献可能内容。

② 阅读文献第一作者 / 通讯作者姓名、单位，以及国籍，出版时间，如果读者熟悉该文献作者及相关研究，那么也有助于读者推测论文内容；出版时间主要是给读者以时间观念，判断是相对旧的文献，还是最新出版的文献。

③ 阅读文献摘要，找出研究者做了什么，有何发现。

④ 阅读每一段的第一句话（第一句一般为一段的主旨句），个别单词不认识不必深究。

⑤ 阅读所有的表格及图片，重点留心表格的抬头及图片的图注。

⑥ 阅读文献最后一段，最后一段一般为论文的结论。

3. SCI 论文撰写核心原则

(1) 结构：临床类 SCI 论文主要结构包括摘要、前言、患者与方法、结果、讨论及结论（本章将分块具体讲述）。图 6–4 为临床类 SCI 六大部分的逻辑关系：摘要起统领全文作用，综合全文可以得出结论。前言为从大背景出发引出论文主题的思路（“广”至“专”），讨论为从论文本身出发广泛与现有文献进行探讨比较（“专”至“广”）。患者与方法、结果两部分为论文的核心组成部分，位于图中最为中心的位置。SCI 论文撰写顺序明显不同于文献阅读顺序，我们推荐撰写顺序为 Patients and Methods → Results → Introduction → Discussion → Conclusions → Abstract。最后根据全文修正 Title。Patients and Methods 与 Results 的顺序可以颠倒，也可以同时进行。

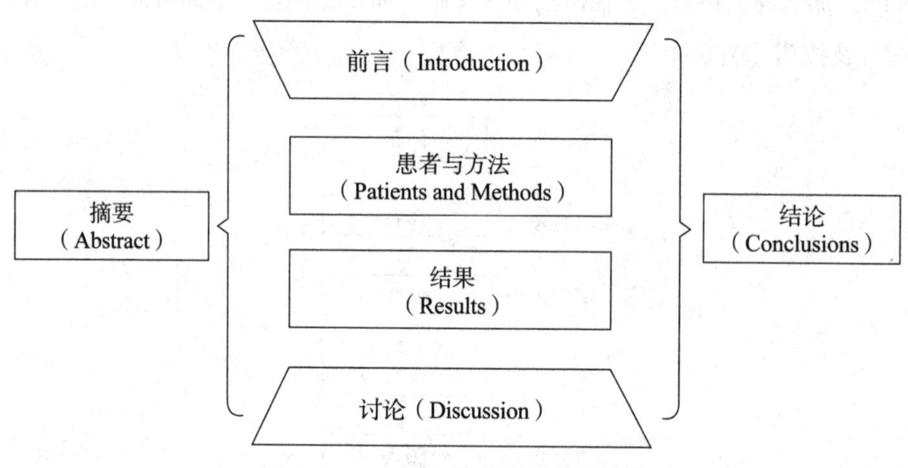

图 6–4　SCI 论文构成逻辑关系示意

(2) 简洁：SCI 论文撰写语言务必要简洁。我们撰写的论文内容本身已经很专业、很复杂，如果撰写的时候仍然将语言进一步复杂化，那就等于难上加难。这会导致杂志读者不能理解论文细节内容，甚至不能理解论文表达主旨。

目前，大多数杂志，无论是英文 SCI 杂志还是中文核心杂志，排版的方式都是两栏式。一张 A4 纸左右对折，左边一栏，右边一栏，内容从左边排版至右边。您知道这样排版的原因吗？这样排版设置，每一行单词数量为 10 个左右。人脑一次性处理信息的量有限：根据 1950 年 Miller & Selfridge 的研究表明，当一个句子单词的数量为 50 个的时候，人脑一次性阅读能理解的内容约为 50%；当单词数量为 20 个左右的时候，人脑一次性阅读能理解的内容约为 80%；而当数量为 10 个的时候，人脑一次性阅读能理解的内容约为 95%[①]，从这一组数据，我们就可以知道专业医学期刊排版方式主要两栏式的原因。这也提示英文论文撰写应尽量简洁，句子的单词量控制在 10 ～ 20 个，长短句搭配，让英文论文写作显得更加有多样化。下面是一些例子。

① 简化过多、过长的插入语：将长插入语，换为两个或者多个句子，将复杂的结构简化为读者容易理解的结构。

Metastatic spinal cord compression (MSCC) is one of the most serious complications of metastatic cancers and occurs in up to 10% of malignant cancer patients, which, if left untreated, can result in relentless and progressive pain, sphincter dysfunction, and even paralysis.（41 个词）

经过修改后，一个长句转换为两个短句：

Metastatic spinal cord compression (MSCC) is one of the most serious complications of metastatic cancers and occurs in up to 10% of malignant cancer patients.(25 个词) If left untreated, MSCC can result in relentless and progressive pain, sphincter dysfunction, and even paralysis.（16 个词）

这样就修改完了吗?

第一句 25 个词仍显得多，我们准备进一步简化拆分为两个短句，如下。

Metastatic spinal cord compression (MSCC) is one of the most serious complications of metastatic cancers. (15 个词) MSCC patients occur in up to 10% of malignant cancer patients. (11个词) If left untreated, MSCC can result in relentless and progressive pain, sphincter dysfunction, and even paralysis. (16 个词)

这样就修改完了吗?

Left untreated 还存在指代不明的问题，到底是指上面提到的 patients with MSCC，还是 malignant cancer patients？第二句以 MSCC 开头，也存在与上一句不衔接的问题。所以这里要具体化，最终如下。

Metastatic spinal cord compression (MSCC) is one of the most serious complications of metastatic cancers. (15 个词) Up to 10% of malignant cancers occur MSCC. (11 个词) If MSCC left untreated, it can result in relentless and progressive pain, sphincter dysfunction, and even paralysis.

① Miller GA, Selfridge JA. Verbal context and the recall of meaningful material [J]. The American Journal of Psychology, 1950, 63(2): 176–185.

(17 个词)

② 拆分句子：在上述简化拆入语中的第二步就体现了拆分句子，即将一个长句子拆分为两个或多个短句子，起到简化作用。

Several scoring systems were developed in order to estimate the survival outcome of each patient and select the optimal treatment strategy, and perhaps the Tokuhashi scores and Tomita score were the most representative and commonly used scores among them. (39 个词)

经过拆分后，一个长句转换为两个短句。

Several scoring systems were developed in order to estimate the survival outcome of each patient and select the optimal treatment strategy. (21 个词) The Tokuhashi scores and Tomita score were perhaps the most representative and commonly used scores among them. (17 个词)

③ 用一个词替换多个词：用一个词替换多个词，可以减少句子的单词数量，达到简化语言的作用。

It is+ 形容词 +that 结构可以用形容词的副词来代替，例如：It is clear that … 可以改为 clearly；it is proper that … 可以改为 properly。

In our previous study, we found that … 可以改为，Previously, we found that …

It is important to note that the patient's vital signs were continuously monitored during the procedure. 其中，It is important to note that… 可以改为，Notably, …

上述拆分句子中提到 Several scoring systems were developed in order to estimate the survival outcome … 其中 in order to 可以改为 to。

We injected the cement so as to prevent related complications of cement leaking into the vessel. 可以改为，We injected the cement to prevent related complications …

④ 删掉在句子中没有实际意义的词：如果一个句子中删除某个单词后，句子的意思不改变，那么就可以考虑将这个词删掉。

Patients with MSCC 可以直接改为 MSCC patients，这里的介词就被直接去掉了。

It is well known that /As a matter of fact /As far as we know/ To the best of our knowledge/ To our knowledge… 这些没有什么实际意义的词，大可不必出现在英文论文之中。

⑤ 将复杂词汇转变为简单常用词汇：论文本身就具有很强的专业性，已经很复杂，所以对于可以选择简单词汇的情况下，我们在论文撰写中应尽量选择简单词汇。*Nature* 杂志也明确指出，投稿人撰写的稿件应该以清晰简单的方式书写，以让其他学

科和母语为非英语的研究者能够更容易读懂。

To ascertain the efficaciousness of the treatment，可以改为 To determine the success of the treatment。

(3) 清晰：我们先比较下面两句话。

“I will have dinner with Emmanuel Macron on Sunday.”

“I will have dinner with French president Emmanuel Macron on Sunday.”

第一句话中提到 Emmanuel Macron，很多读者可能并不知道这个人名，可能是一句很普通的交流性对话，而当添加补充信息 French president 以后，第二句话的重量就明显提升。所以，永远都不要假设论文的读者知道我们所做的工作，论文作者需要为读者提供足够的信息及背景知识。为了语言能够表达清晰与准确，对于下面的小技巧，大家可以进行阅读与实践。

① 主语要清晰：对于论文中不可避免会使用一些代词，例如 this、that、these、those、they、it……

例子：The entire cohort of 73 consecutive patients was randomly assigned to a test group and a validation group.This group was retrospectively analyzed for 10 preoperative characteristics. 句中 This group 存在指代不明的问题，这里需要进行指定，根据句意可以改为 The test group was retrospectively analyzed for 10 preoperative characteristics.

例子：A few of the patients occurred complications during the follow-up. 到底多少人才算是 A few 呢？所以要根据实际情况或者是文献进行明确限定。修改为：Eight patients (2.8%) occurred complications during the follow-up。

② 少用主观性词汇：主观性词语出现在一般文献中并不罕见，主观性词语包括 surprisingly、strikingly、interestingly 及 unexpectedly 等。这类词语比较容易产生歧义。科研论文写作应以客观为主，主观并不适宜。作者认为的 surprisingly，读者也许有其他看法。

Unexpectedly, patients in group A had significantly higher VAS scores than those in the group B, with average scores of 8 and 4, respectively.

从上述句子并不能够明确作者预期 A 组与 B 组的 VAS 评分相似，还是 B 组比 A 组 VAS 评分要高。所以，我们需要进一步进行补充说明。

可以改为：We expected that patients in group A and B would have similar VAS scores. However, the average score of patients in group A was 8 compared with only 4 for patients in the group B。

(4) 逻辑：逻辑结构会影响句意理解，逻辑结构紊乱的句子显得晦涩难懂，甚至言不达意；逻辑结构清晰的句子，能给人一种表达明确、层次分明的感觉。句子逻辑主要包括句子内逻辑结构及句子与句子之间的逻辑结构。

① 主语和主语动词位置：我们在英文论文撰写的时候应尽量让主语（Subject）和主语发出的动作（Action）相隔较近，这样更容易让读者快速理解句意（图 6–5）。

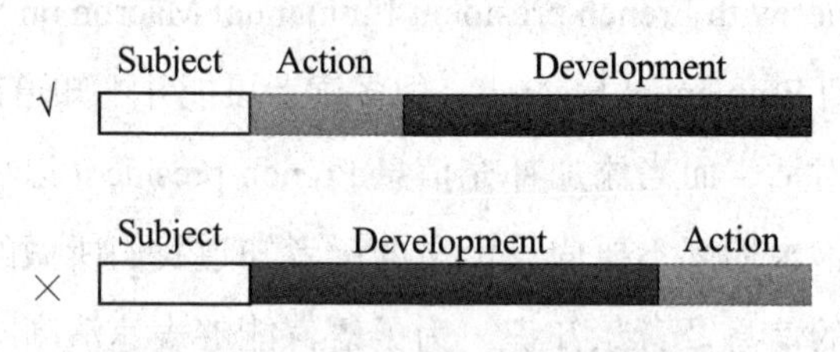

图 6–5　主语和主语动词位置关系

The viral infection that the patient caught on his recent trip to the outbreak–prone areas spread in his home town quickly. 主语 the viral infection 与动作 spread 相隔较远。

改为：The patient caught a viral infection on her recent trip to the outbreak–prone areas, and this infection spread in his home town quickly.

Eight patients who were treated with decompressive surgery for spine tumor were investigated in the study. 主语 eight patients 与动作 wene investigated 相隔较远。

改为：We investigated eight patients who were treated with decompressive surgery for spine tumor in the study.

② 形容词与副词位置：将副词一般放在动词前面。请读者务必留心英语撰写中副词一般不是放在动词之后，而是放在动词之前。

The diagnosis of bone metastasis was confirmed histologically in the study.

改为：The diagnosis of bone metastasis was histologically confirmed in the study.

将形容词放置到名词之前。

We found that the survival time of patients in group A was increasing.

改为：We found increased survival time of patients in group A.

③ 准确判定句子中主要与次要信息安放位置：如何识别一个句子中重要信息的位置？一般认为科研论文撰写中重要的内容信息会放在句子的后面。此外，常见的连词之后会出现重要信息。例如，表转折的连词 however、but、whereas、on the other hand、by contrast、in contrast to、yet、although、though、despite 等；表示因果关系的连词 so、thus、therefore、as a result、as a result of、because of、due to、 consequently 等；表递进关系的连词 moreover、furthermore、additionally、in addition 等；表类比关系的词 likewise、similarly、also、as well、as well as 等。上述连词或者短语使用的时候，句子中就会出现主要与次要信息。除 although、though 及 despite 表示承让关系的连词外，其他连词句子中重要信息的位置一般位于句子后半部分。这里需要注意，使用 on the other hand 时，前面应该要有 on the one hand；on the other hand 可以运用 however 来替代。

例 如：Although our results demonstrate that this may be a useful therapy, it was limited by its small sample size. 与句子 Although our results were limited by its small sample size, it demonstrates that this may be a useful therapy. 强调的内容不一样。第一句重点是“it was limited by its small sample size”，第二句重点是“this may be a useful therapy”。上面的句子经常出现在 discussion 的 limitation 一段中，在 limitation 中强调的是即使研究存在缺陷，但是研究还是有重要价值。据此，第二句更加适合放在 limitation 这一段中。

④ 句子长度：上面已经讲述到单个句子的单词量应控制在 10 ～ 20 个。对于单词量不够的句子，我们可以通过进一步将内容具体化来延长句子长度。

例如：Although your study had an important application, the methodology was flawed.（11 个词）

改为：Although your study has an important application, it had a poor study design, improper controls, and inappropriate techniques that are out-of-date.（21 个词）

⑤ 句子逻辑：一个句子逻辑上可以分为三部分（图 6-6），Introduce、Develop 及 Importance。Introduce 为句子的主题，一般充当主语；Develop 一般为主语的动词，充当谓语；Importance 为状语或者宾语，阐述具体内容。举例如下：“Patient's survival prognosis”为句子主题（introduce）；“will be improved”为主语动词；“when necessary treatment are performed in clinic”为条件状语，重点阐述内容（importance）。

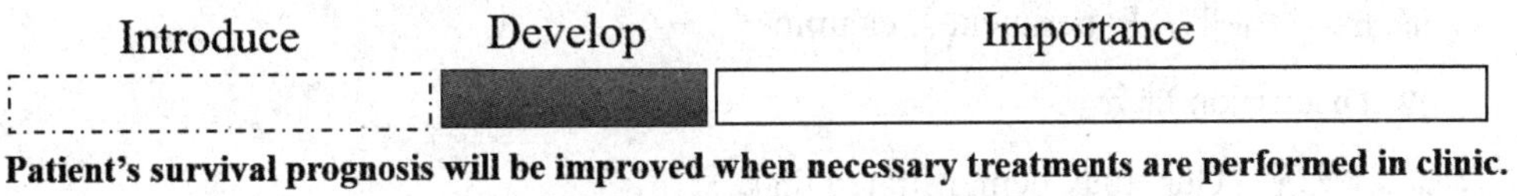

Introduce	Develop	Importance
Patient's survival prognosis	will be improved	when necessary treatments are performed in clinic.

Patient's survival prognosis will be improved when necessary treatments are performed in clinic.

图 6-6　句子逻辑三结构

根据句子“Patient's survival prognosis will be improved when necessary treatments are performed in clinic”，符合逻辑的句间撰写方式应该是：下一句具体讲述 necessary treatments。

又例如：You deserve a raise. 下一句应为 Your salary will increase at next month. 我们可以理解为上一句的 Importance 即为下一句的 Introduce。

(5) 可读性

① 主动与被动语态：一般来说，读者更加喜欢主动语态，因为主动语态的句子显得更为简单、易懂，可读性强。*Nature* 杂志指出 "Nature journals prefer authors to write in the active voice…"。因此，我们不推荐运用被动来避免英文撰写重复问题。那是不是意味着全篇论文都需要用主动语态呢？一般来说一篇文章 80% 的主动语态与 20% 的被动语态为平衡（图 6-7）。Introduction 和 Discussion 中常用主动语态；Methods 和 Results 中常用被动语态。

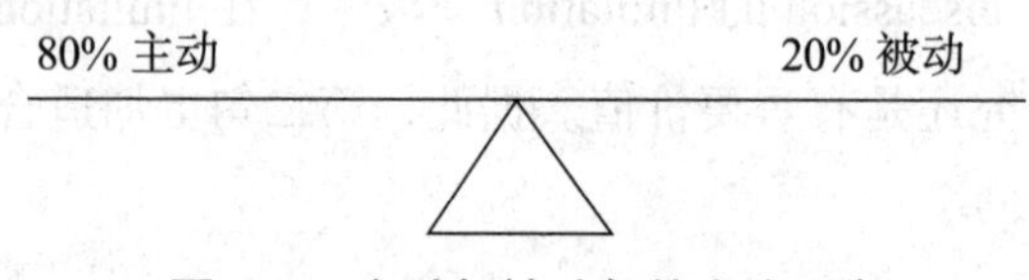

图 6-7　主动与被动句的占比平衡

② 时态：论文一般以现在时作为主调，辅以一般过去时、一般将来时、过去完成时及现在完成时等。

a. 一般过去式。

ⅰ.Introduction 部分。

引用他人先前工作发现，In 2019, lei et al.found…

研究者自己的先前工作，Previously, we used the X approach to…

ⅱ.Methods 部分。

纳入人群，Patients were evaluated in this study.

研究方法，Patients were divided into three groups based on…

ⅲ.Results 部分。

描述实验结果，Experiment X examined…

ⅳ.Discussion 部分。

总结发现，Our study demonstrated that…

b. 一般现在时。

ⅰ. Introduction 部分。

论文目的，Our goal is…/This study aims to…

真实事实，Vaccines prevent diseases

阐述观点，We believe that…

ⅱ. Results 部分。

阐述表格与图片，Figure 1 shows…/Table 1 demonstrate…

ⅲ. Discussion/Conclusion 部分。

解释结果，This suggests…

讨论意义，These are significant/There is no significance about…

陈述结论，We conclude…

c. 一般将来式。

Conclusions 部分。

展望未来，future studies will be needed to…

d. 过去完成式。

ⅰ.Methods 部分。

描述实验早期阶段，Patients who had been assigned to the study group were given a…

ⅱ.Discussion 部分。

讨论局限性，Although our scoring system had good predicted value, it had not been tested in patients with…

e. 现在完成式。

Introduction 部分。

引用近期研究，Recent studies have shown that…

大致描述过去研究，Many researchers have studied…

③ 避免滥用动词名词化：动词名词化是英文论文撰写中常用技巧，可有效提高论文专业性与可读性，然而动词名词化，注意不要滥用。例如下列动词，不适合进行名词化。estimate → estimation; decide → decision; confirm → confirmation; correlate → correlation.

④ 数字书写标准：对于数字 1 ～ 9，英文撰写中一般用相应单词表示，不用阿拉伯数字；数字 10 及以上一般用阿拉伯数字来表示；当数字后面有单位的时候，例如 six ml 应该改为 6ml；当在句子开头就有数字，例如：23 patients were included 应改为 Twenty-three patients were included。

⑤ 比较级的运用：英文论文撰写过程中尤其是结果部分的撰写常用到比较级。

a. Compare：The number of patients with complication was reduced (as) compared with that of the previous studies. 其中 that of 不能省略。

b. Out 作为前缀的词：outnumber（数量超过），outweigh（比……重要或值钱），outlive（活的时间比……长）。例如：Patients in group A outnumber patients in group B。

c. 越来越……：more and more、increasing、growing 及 mounting 等词。例如：... is becoming increasingly important。

二、批判性阅读文献

阅读文献最重要的是带着问题，以挑剔、质疑的眼光进行阅读，即批判性阅读吸收文献。下面我们以一篇英文文献为例详细阐释阅读文献的大致过程。

Koh YG, et al.Mesenchymal stem cell injections improve symptoms of knee osteoarthritis.Arthroscopy, 2013, 29(4): 4748–4755.

1. *阅读顺序* 从前至后依次阅读，文章排列的顺序就是读者阅读文献的大致顺序，一般顺序为 Title→Authors→Abstract→Introduction→Methods→Results→Discussions。部分杂志社上述内容顺序不一致，我们也可以按照杂志从前到后呈现的内容进行阅读。文献阅读顺序不同于论文撰写顺序。我们推荐的论文撰写顺序主要是，Results → Methods → Introduction → Discussions → Abstract，本章三至七节详细阐述。

(1) 阅读文献时候，首先读懂 Title，浏览 Authors。Title 是一句话总结全文主要内容或者重大发现，Author 主要是了解作者是国内还是国外，哪个国家机构发表的文章，是大牛，还是小白。

(2) Abstract 必读，一字一句地读，找出兴趣点，圈出不明白的地方，提出问题。例如，下方论文摘要下划线的内容为笔者感兴趣点，加粗内容为笔者不明白的地方。大家也可以尝试阅读下方摘要，圈出自己的兴趣点以及不明白的地方。

Purpose: The purpose of this study was to evaluate the clinical and imaging results of patients who received intra-articular injections of autologous mesenchymal stem cells for the treatment of knee osteoarthritis.

Methods: The study group comprised 18 patients (6 men and 12 women), among whom the mean age was 54.6 years (range, 41 to 69 years).In each patient the adipose synovium was harvested from the inner side of the infrapatellar fat pad by skin incision extension at the arthroscopic lateral portal site after the patient underwent arthroscopic debridement. After stem cells were isolated, a mean of 1.18×10^6 stem cells (range, 0.3×10^6 to 2.7×10^6

stem cells) were prepared with approximately 3.0 mL of platelet–rich plasma (with a mean of 1.28 × 10^6 platelets per microliter) and injected into the selected knees of patients. **Clinical outcome was evaluated with the Western Ontario and McMaster Universities Osteoarthritis Index, the Lysholm score**, and the visual analog scale (VAS) for grading knee pain.We also compared **magnetic resonance imaging (MRI) data** collected both preoperatively and at the final follow–up.

Results: Western Ontario and McMaster Universities Osteoarthritis Index scores decreased significantly (P <0.001) from 49.9 points preoperatively to 30.3 points at the final follow–up (mean follow–up, 24.3 months; range, 24 to 26 months).Lysholm scores also improved significantly (P <0.001) by the last follow–up visit, increasing from a mean preoperative value of 40.1 points to 73.4 points by the end of the study.Likewise, changes in VAS scores throughout the follow–up period were also significant (P =0.005); the mean VAS score decreased from 4.8 preoperatively to 2.0 at the last follow–up visit.Radiography showed that, at the final follow–up point, the whole–organ MRI score had significantly improved from 60.0 points to 48.3 points (P <0.001).Particularly notable was the change in cartilage whole–organ MRI score, which improved from 28.3 points to 21.7 points (P <0.001).Further analysis showed that improvements in clinical and MRI results were positively related to the number of stem cells injected.

Conclusions: The results of our study are encouraging and show that intra–articular injection of infrapatellar fat pad–derived mesenchymal stem cells is effective for reducing pain and improving knee function in patients being treated for knee osteoarthritis.

笔者的疑问

① Stem cell 是从什么组织中分离，如何分离，如何鉴定？

② 为什么要把 stem cell 与 platelet–rich plasma 混合一同注射入膝关节？

③ 评估疗效指标中，Western Ontario and McMaster Universities Osteoarthritis Index (WOMAC), the Lysholm score, 以及 MRI data 具体包括哪些评估项目，评分区间是多少，评分值高效果好，还是评分值低效果好，什么时间随访评估，如何统计分析？

带着这些问题，继续往下文阅读。

(3) Introduction 中寻找文章创新点：Introduction 的前几段一般是对这个领域的简短介绍，阅读后能使我们迅速了解大致现状，进入阅读角色。后几段一般讲现状的不足，针对不足于是论文作者开展了这项研究。下方为论文 Introduction 后面部分。

To date, there have been very few clinical studies on MSC transplantation for cartilage repair; however, results from animal experiments on the use of MSCs for the prevention and treatment of experimental osteoarthritis (OA) are encouraging.[3,7–9]

In our previous study of 1–year follow–up results of infrapatellar fat pad–derived MSC therapy with intraarticular injections, we found that MSC therapy in patients with knee OA is not only safe but also helps reduce pain and improve function.10 **A significant weakness of our prior research was that there was no objective surveillance of MSC injection efficacy at any follow-up point.** In this article, however, we report the results of 2 years of follow–up to that study.Specifically, we present clinical and imaging results of a series of 18 consecutive patients who received MSC therapy.We hypothesized that this novel intra-articular injection of infrapatellar fat pad–derived MSCs would be effective for reducing pain and improving knee function in patients being treated for knee OA.

从上述可知，动物实验表明 MSC（Mesenchymal Stem Cell，间充质干细胞）治疗骨性关节炎取得了较好疗效，有关 MSC 移植运用于软骨修复的临床报道非常少。这是论文作者要进行 MSC 移植治疗软骨缺失的临床研究原因之一。前期，作者也已经做了这方面的研究，发现这种治疗手段安全、有效，但是随访周期不足。原作者在此基础上，继续延长随访周期。可见，MSC 移植运用于软骨修复的临床报道少见，作者进行探索性研究，进一步延长随访周期，这是该论文的主要创新点。

(4) 寻找提问的答案：Method 中明确指出，MSC 主要来源于 infrapatellar fat pad（髌下脂肪垫），运用细胞计数仪进行分离和计数，具体需参见文献 10、12 和 13。

The infrapatellar fat pad was then collected (mean weight, 9.1 g; range, 6.4 to 13.1 g), after which MSCs were derived and counted with a hemocytometer, as described previously.[10,12,13]

继续阅读 Patient Assessment，评估指标 the Lysholmscore 给出了参考文献 14，MRI data 给出了参考文献 16，WOMAC 没有参考文献，但是给出了说明，详见论文中 table 1。WOMAC 和 the Lysholm score 在术前、术后 3 个月、1 年以及最后随访评估；MRI data 在术前和最后随访评估。统计分析中，作者运用 Wilcoxon 秩和检验以及 Mann–Whitney U 检验比较各项评分指标术前和随访差异。临床疗效评估的指标一般是经典公认的评分系统。一般有引用文献，需阅读引文内容获取上述问题的答案；若没有引文，则说明论文撰写不规范，或者这个指标非常常用，研究者已经非常熟悉，没必要再引用。这种情况，则需进行相关文献检索或者直接上网搜索寻找上述问题答案。

有关 stem cell 与 platelet-rich plasma 混合注射的原因，Method 中并未讲述。这里，我们推荐运用关键词查找法：运用关键词 platelet 进行文档搜索，依次阅读关键词旁内容，最终在 Discussion 中找到了答案。如下原文，可见血小板可以作为 MSC 的一种激活催化剂，增强 MSC 的效果；血小板具备生物可吸收性，不具有免疫原性；临床研究表明血小板注射安全，能缓解疼痛并提高膝关节功能。原文作者也给出了文献，详见文献 19 ～ 21。

In this study we used a PRP scaffold because it acts as an MSC accelerator for clinical chondrogenesis.[19,20] PRP is nonimmunogenic and bioabsorbable and can be easily prepared preoperatively.Recent research has indicated that treatment with PRP injections not only is safe but also has the potential to reduce pain and improve knee function and quality of life in patients with degenerative osteoarthritis of the knee.[21]

---

19. Mishra A, Tummala P, King A, et al.Buffered platelet-rich plasma enhances mesenchymal stem cell proliferation and chondrogenic differentiation.Tissue Eng Part C Methods 2009;15:431-435.
20. Kruger JP, Hondke S, Endres M, et al.Human platelet-rich plasma stimulates migration and chondrogenic differentiation of human subchondral progenitor cells.J Orthop Res 2012;30:845-852.
21. Kon E, Buda R, Filardo G, et al.Platelet-rich plasma: Intra-articular knee injections produced favorable results on degenerative cartilage lesions.Knee Surg Sports Traumatol Arthrosc 2010;18:472-479.

浏览参考文献 19 ～ 21 的题目，也能简单获取上述问题的答案（血小板血浆增强 MSC 增殖和分化；血小板血浆刺激人软骨下祖细胞迁移与软骨化），欲进一步详细了解则需阅读相关参考文献全文。

(5) Results：结果部分就是对 Method 过程获得数据的阐述，依次阅读，重点阅读表格与图片。因为，Results 部分的表格与图片是对内容的高度总结与概括。我们把表格与图片信息读懂，Result 这部分信息基本掌握。这篇文章中，Table 2 主要总结患者基本信息，包括年龄、性别等；Table 3 主要总结 WOMAC 评分、Lysholm 评分及 VAS 评分三种评分的术前和最后一次随访变化；Table 4 主要总结 WORMS 评估术前和最后一次随访变化。Figure 1 为手术取髌下脂肪垫示意图；Figure 2 为细胞注射数量与 WOMAC 评分的关系图；Figure 3 为个案汇报，膝关节 MRI 显示术前与术后变化。这也提示 Results 部分撰写的时候，可先制作出表格与图片，而后依据表格与图片撰写英文全文。

(6) Discussion：这部分一般主要阐释该研究的结果，与现有研究比较，并提出本研究的不足或未来的发展方向等。阅读的重点是进入论文作者撰写思路，一般来说 Discussion 部分的分段和撰写层次比较清晰，所以我们首先要把握各段落的主旨，以及段落与段落之间的联系。而后，结合 Results 部分对细节进行分析阅读，不清楚的地方可以进一步阅读对应参考文献。

2. 批判性思维　读懂文献的基础上，我们结合自己的知识体系，对论文进行批判性吸收。进而设想自己是实验的实施者，将会如何设计实验，评估标准和构建完整故事体系。我们发现，这篇文章主要存在下列问题。

(1) Results 数据不完整：Method 中作者明确指出，WOMAC、the Lysholm score 及 VAS 评分在术前、术后 3 个月、1 年，以及最后随访进行评估。然而，结果中仅给出术后及最后一次随访结果，如文献中的 Table 3。

文献 Table 3.Clinical Outcome Assessment of Patients Treated With MSCs

	Preoperative Status (Mean ± SD)	**Last Follow-up (Mcan ± SD)**	***P***
WOMAC score	49.9 ± 12.6	30.3 ± 9.2	<0.001
Lysholm score	40.1 ± 12.1	73.4 ± 13.5	<0.001
VAS score	4.8 ± 1.6	2.0 ± 1.1	<0.001

(2) 统计方法存在错误。该文章的统计方法如下：All data are expressed as means and standard deviations.Wilcoxon signed rank tests and Mann-Whitney U tests were used to analyze statistical differences between preoperative and follow-up values of WOMAC scores, Lysholm scores, VAS pain scores, and WORMS.Spearman correlation coefficients were used to assess correlations between continuous variables.For all tests, significance was defined as $P<0.05$.All statistical analyses were performed with SPSS software, version 12.0 (IBM, Armonk, NY).

第一句，所有数据均使用均数 ± 标准差的形式表达。然而，对于正态分布的数据，才能够用这种表达方式。若不符合正态分布，则运用中位数联合四分位间距描述数据集中及离中趋势。

第二句，运用 Wilcoxon 秩和检验及 Mann-Whitney U 检验比较各项指标术前和随访差异。WOMAC、the Lysholm score 及 VAS 评分在术前、术后 3 个月、1 年，以及最后随访进行评估。对于这种实验设计，应该选择重复测量设计的方差分析。但是，这篇文章结果部分仅给出术前和最后随访数据，对于这两组数据采用 Wilcoxon 秩和检验及 Mann–Whitney U 检验进行比较可行。

(3) 缺乏对照，结论有待考究。该论文结论：The results of our study are encouraging and show that intra–articular injection of infrapatellar fat pad–derived mesenchymal stem cells is effective for reducing pain and improving knee function in patients being treated for knee osteoarthritis.

全文只有手术前后进行比较性对照，没有设置安慰剂空白对照、仅注射血小板血浆对照等其他对照组。在没有其他对照组的情况下，结论中明确指出髌下脂肪垫来源的 MSC 能够明显缓解膝骨性关节炎疼痛并提高膝关节功能。结论不具备有说服力，排除不了自然自愈病程及血小板的作用。

(4) 撰写不够准确：The transplantation of MSCs into full–thickness articular cartilage defects has been attempted under various conditions in vivo.For example, Murphy et al. … In 2008 Centeno et al. … More recently, Buda et al. … To date, there have been very few clinical studies on MSC transplantation for cartilage repair.

从上可知，作者列举了三个 MSC 运用于体内修复关节软骨缺损的研究。最后，该论文作者依然认为，MSC 运用于修复软骨的研究报道少。我们认为，这不够准确。2013 年（这篇文章的发表时间），MSC 运用于修复软骨的临床报道已经在 60 篇左右，主要焦点是如何精准分离 MSC。论文作者其实没有抓住自己的研究与现有研究的异同，或者说这篇文章与其他文献报道的相似度比较高，是一篇比较普通的文献。然而，“To date, there have been very few clinical studies on…”，这种说法是一般研究非常常用的说法，以凸显文章的创新性。

3. 总结　这篇文章 IF=3.724（2015 年），但是仍然存在一些问题与不足。这说明，一般情况下完美的文章不太可能实现，存在某些问题在所难免；另一方面也是说明，即便文章不完美，依然可以发表。发表文章的质量一般与杂志影响因子相关，一般情况下影响因子越高，文章越规范，越不太可能出现明显错误。上述阅读过程只是举例示范，我们带着问题去阅读，解决问题的过程中知识量会不断增长。批判性吸收文献的过程，我们需要举一反三，逐步积累。并且，对于经典文献并不推荐阅读一次就扔掉，而是应该把文献通过文献管理工具管理起来，需要的时候再次阅读，以温故而知新。据我们了解，这篇文章能发 3 分以上主要是临床与基础相结合，加上当时该领域的热度比较高。

三、Title 与 Abstract 阅读与撰写技巧

按照论文的顺序首先阅读 Title 与 Abstract，Title 能够指明研究的主题方向，Abstract 是对全文的最好概括。一般情况下，多数读者一般只对自己相关研究领域的文献感兴趣，所以一旦读者发现 Title 与自己相关研究领域不符，那么该读者很有可能不再点开阅读该文献。据此，我们撰写的 Title 务必与内容主题贴切，能够让读者一眼就能识别该文献的主题方向。Abstract 起到概括全文的作用，可以视为独立于论文主体，多数读者阅读完 Abstract 之后若没有找到兴趣点，也很有可能不会再去看全文文献。因此，一篇文献的 Title 和 Abstract 是被科研人员阅读次数最多的部分，明显高于论文主体。阅读文献是对撰写文章的最好引导，所以我们将阅读与撰写放在一起进行阐述。下面以典型文献作为例子进行剖析。

Hsu, et al.Integrated risk scoring model for predicting dynamic hip screw treatment outcome of intertrochanteric fracture.Injury, 2016, 47(11):2501–2506.

1. Title　文章的题目是全文最简洁的概括，是全文的精华，所以阅读文献时每一个单词都要弄清楚具体含义。基于上述标题，可以知道该论文主要讲述预测粗隆间骨折动力髋螺钉治疗预后的综合风险评分模型，即该研究建立了一个模型，该模型可以预测粗隆间骨折患者动力髋螺钉治疗预后。

基于理解，我们可以马上辨析出其研究方向和内容，是否可以利用相似的方法去建立另一种模型，用来预测某一种疾病接受某一种方法治疗后的预后呢？答案是肯定的。那么可以是

Integrated risk scoring model for predicting *dynamic hip screw* treatment outcome of **intertrochanteric fracture**.

根据医学专业知识，我们可以尝试将上述斜体部分（dynamic hip screw）替换成其他治疗方式，加粗部分（intertrochanteric fracture）替换成其他疾病，下划线部分（treatment outcome）也可以替换成 Functional Outcome，Complication 或者 Survival 等。针对这些衍生出来的主题方向，再次检索文献，评估主题的创新性。那么，我们就可以运用相似的方法，研究撰写出很多不同主题的文章。这提示我们，选题的时候深入思考 Title，也许能给我们带来很多不一样的提示。

Title 的拟定主要分为两种模式，一种是研究者做了什么事情，例如上述的题目，研究者建立了一种模型；另一种是研究者发现了什么，例如下面的拟题。

① Painful knee but not hand osteoarthritis is an independent predictor of mortality over 23 years follow-up of a population-based cohort of middle-aged women.

② Who are the best candidates for decompressive surgery and spine stabilization in patients with metastatic spinal cord compression? a new scoring system.

作者发现的内容就是全论文的亮点，也可视为论文的吸引力和创新性所在。拟题注意点：不要暴露自己的缺点，尽量突出自己的文章的亮点。

① Safety and efficacy of percutaneous vertebroplasty for spinal metastases with posterior wall involvement: a retrospective single-center analysis of 251 cases.

② Percutaneous vertebroplasty combined with zoledronic acid in the treatment of painful spinal metastases with posterior wall involvement: a systematic analysis of 251 cases.

例如上述① 普通的一种拟题方法，然而却暴露出了单中心、回顾性的缺陷，这不利于作者投稿与发表；② 改为“a systematic analysis of 251”，论文突出了 251 例为大样本，并且是系统性分析。这种系统性分析联想到“safety and efficacy”，此外这种系统性也包括“complication”等。不同的拟题也可突出与目标杂志的贴合度。例如上述拟题① 与拟题②，哪一个更适合投稿疼痛领域相关杂志呢？想必是拟题② 。

2. Abstract　摘要是一篇论文的梗概，读懂摘要已经基本掌握了这篇文献的主旨内容（图 6-8）。摘要一般主要由四部分组成，Background、Methods、Results 及 Conclusions。部分杂志社有其他格式，例如增加 Study Design、Discussion 等。Background 变为 Purpose 或者 Aim，即研究的背景或目的。具体需要参考杂志官网 Guideline for Authors。

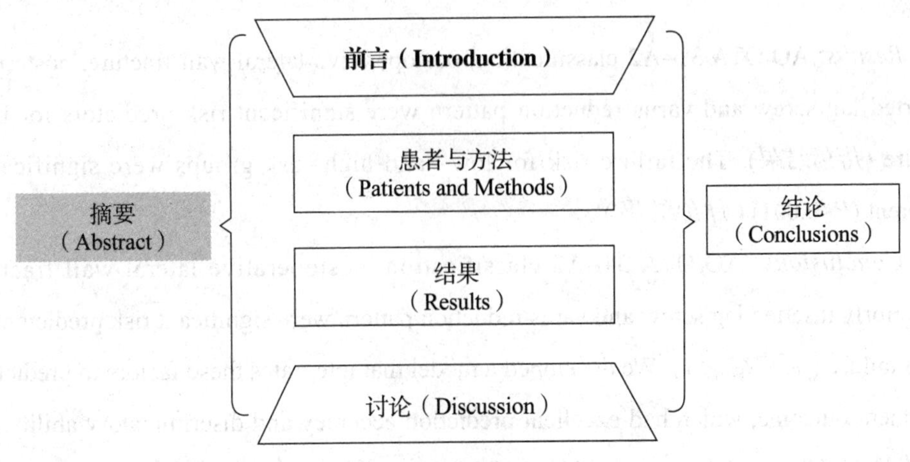

图 6-8　SCI 论文构成逻辑关系示意（Abstract）

阅读目的不同，阅读重点不一。如果我们阅读文献的目的是选题，那么我们需要对文章有个大致掌握，摘要必须完全阅读；如果我们阅读文献的目的是寻找信息或理论支持，Results 及 Conclusions 是我们研究的重点；如果我们阅读文献的目的是实验设计，那么 Method 部分需要更加留心。阅读过程中需要站在作者的角度，如果我们是该文献的作者，我们将会以怎么样的方式进行阐释与表达。

按照论文撰写的顺序，笔者推荐首先写 Methods 和 Results，而后是 Introduction 和 Discussions，最后才是 Abstract。这种顺序能有效避免因 Results 或 Methods 和 Results 改变而导致 Introduction 和 Discussion 所需的更改。也正是因为这样的撰写顺序，Abstract 的内容与句型可以从已经撰写好的论文主体中提取与调整。因而，Abstract 撰写相对较为容易。

Background: Dynamic hip screw (DHS) is a common device for treating intertrochanteric fracture (ITF) (*背景信息*).Various risk factors have been reported to be associated with the operative treatment outcome (*研究现状*). However (*转折*), an integrated risk scoring prediction model is lacking (*现存问题*). In this study, we aimed to develop a prediction model for treatment outcome of intertrochanteric fracture (*解决问题*).

Methods: We analyzed 442 AO/OTA 31–A1 and A2 fractures which were treated with DHS during the period January 2000 to June 2014 in a level I trauma center (*研究人群、地点、时间基本信息*). Risk factors including age, gender, injured side, lag screw position, AO/OTA classification, tip–apex distance, postoperative lateral wall fracture, reduction patterns were analyzed to determine their influence on treatment outcome (*研究指标与评价方法*). Integrated risk scores of significant predictors were used to construct a prediction model.

Results: AO/OTA 31–A2 classification, postoperative lateral wall fracture, posteriorly inserted lag screw and varus reduction pattern were significant risk predictors for DHS failure (*指标结果*). The failure risk for low– and high–risk groups were significantly different ($P<0.001$) (*评价结果*).

Conclusions: AO/OTA 31–A2 classification, postoperative lateral wall fracture, posteriorly inserted lag screw and varus reduction pattern were significant risk predictors for DHS failure (*研究结论 1*). We developed a model that integrates these factors to predict the treatment outcome, which had excellent prediction accuracy and discriminatory ability (*研究结论 2*). The models may provide useful information for orthopedic doctors to identify patients who need early intervention as well as ITF patients who require more frequent follow-up in the postoperative period (*结论意义*).

通过上面的 Abstract，我们可以抽取撰写逻辑，综合多篇文献，形成自己的模板。例如：我们将上述 Abstract 的可用句型与模板进行了标识，内容以括号内斜体字体标识。通过上述分析，我们认为该摘要的 Background 撰写逻辑可借鉴，Methods 的简洁可借鉴，然而该摘要的 Results 写得过于简洁，Conclusions 写得过于冗长。下面为笔者对原文摘要结果与结论的改写。

Results: In the entire patients, 31 cases (7%) with treatment failure in the 3-month postoperative period (*治疗失败率*). AO/OTA 31-A2 fracture type (OR=15.15, 95%CI: 3.57 ～ 64.32, *P* < 0.001), postoperative lateral wall fracture (OR=9.26, 95%CI: 4.28 ～ 20.06, *P* < 0.001), posteriorly positioned screw (OR=1.67, 95%CI: 0.23 ～ 13.79, *P*=0.009), and varus reduction pattern (OR=7.78, 95%CI: 2.13 ～ 28.40, *P*=0.002) were significant risk predictors for DHS failure. (*治疗失败相关独立因素*) The regression coefficients of these significant predictors were converted into integer risk scores.The sum risk scores ranged from 0 to 22. (*模型基本信息*) The area under the curve of receiver operating characteristic curve (AUROC) was 0.851.(*评估模型 1*) The failure risk for low- and high-risk groups were significantly different (*P* < 0.001).（*评估模型 2*）

Conclusions: We developed a model to predict the treatment outcome, and this model had excellent prediction accuracy and discriminatory ability (*研究结论*). The models may provide useful information for orthopedic doctors to identify patients who need early intervention as well as ITF patients who require more frequent follow-up in the postoperative period (*结论意义*).

我们将上述摘要结果部分按照由浅入深顺序进行调整：先给出治疗失败率，而后给出与治疗失败率相关的独立风险因素，针对因素建立模型，最后评估模型的有效性。逻辑顺序显得更为清晰。希望大家能够掌握这种思维方式，通过借鉴多篇文献摘要撰写的优点，形成自己的撰写逻辑模板与风格。

关于撰写 Abstract 的时态，我们推荐 Background 多用一般现在时，例如：This paper aims to…；Patients and methods 多用一般过去时，例如：…were used to investigate…；Results 多用一般过去式，例如：…showed a remarkable increase in…/No complication was occurred in…；Conclusions 多用一般现在时或者现在完成时，例如：This study has revealed that…/This scoring system can be used to…

四、Introduction 阅读与撰写技巧

Introduction 在一篇论文中到底有多重要？

有人可能会在 Introduction 部分下不少功夫，甚至撰写完毕后又推倒重新撰写，以最佳的方式体现文章的逻辑性与创新性；也有人可能会对 Introduction 部分仅轻描淡写，引出主题，自我要求并不高。目前关于 Introduction 的重要性各家持有的观点不一，Introduction 是文章的门户，可类比于人脸，给人的第一印象很重要。高质量 introduction 能逻辑清晰地引出文章主题，并充分体现出文章的创新性；然而，第一印象固然重要，长久相处也许更重要。文章是否录用，专家的看点可能主要还是文章的 Results 以及 Conclusion 主体部分。无论大家持有何种观点，掌握 Introduction 撰写技巧势必有助于提高论文整体的质量，而且相对而言 Introduction 部分的撰写与阅读技巧并不难掌握。下面以典型文献作为例子进行剖析。

Hsu, et al.Integrated risk scoring model for predicting dynamic hip screw treatment outcome of intertrochanteric fracture.Injury, 2016, 47(11):2501-2506.

1. Introduction 阅读技巧

(1) 寻找关键名词：大部分文章，Introduction 第一段第一句前面几个单词都是以关键名词开始（例如某一种疾病或者某种治疗手段），而后介绍这一种疾病的现状。如果我们对这个关键名词较为熟悉，那么这一段大可不必花时间往下看，简单扫一眼足矣。例如上述典型文献里，Introduction 的第二段的第一句以 Dynamic hip screw（DHS）开头。如果我们对 DHS 的发展史、适用范围、优点和缺点已经比较了解，那么这一段大可以略读。论文插入语成分、部分论据也可以略读。略读不是代表不读，而是必要的时候再读。

Dynamic hip screw (DHS) is a very common internal fixation device for intertrochanteric fracture.The screw telescoping mechanism allows controlled fracture compression which improves…

(2) 寻找转折 / 递进词。首先，我们需要知道论文中常用表转折 / 递进的词汇，如下：however、but、unfortunately、yet；what’s more、besides、in addition… 一旦我们找到转折 / 递进词，就是需要重点留心的内容。例如上述典型文献里 Introduction 里面一共出现了两处 However。

…A successful operation helps patients recover quickly.*However*, a failed operation causes poor capacity of independent walking and selfcare, as well as high mortality. …

第一个 However 后面，主要讲述失败的手术导致的后果很严重。这主要是为了引出文章主题，并引起研究者重视。

AO/OTA classification, postoperative lateral wall fracture, tip-apex distance and reduction quality have been well documented as risk predictors of DHS failure, which are useful references for appropriate intervention in the operative and postoperative period. *However*, the relative importance of each risk predictor was less discussed.

第二个 However 后面简述，风险预测模型报道较少。这主要是为了引出本研究的创新性，紧接着就是简述本研究的意义。

从上可见，论文主题、目的、创新性及意义通过在 introduction 中的转折 / 递进表露无遗。

2. Introduction 撰写技巧

(1) 范例论文模板提取：通过阅读 Introduction 全文，我们可以总结出 Introduction 经典套路模板。

第一段：流行病学介绍，并强调主题病很严重，给病人带来重大痛苦，给家庭和社会带来沉重负担，潜移默化地让读者觉得非常有必要对这种疾病引起重视，并急需采取解决办法。

常用句型：…approximately occurs in patients with… . Patients with…usually involve/suffer from…, which affects patient's quality of remaining lives and aggravates financial burdens.

第二段：讲述这种病的治疗手段，可以直接讲述文章所用治疗手段，也可以适当叙述其他治疗手段。必要时，对不同治疗手段之间的优劣进行评估对比，指出现有治疗的不足或急需改进的地方。

常用句型：The treatments for…warrant an…, including…, often combining to give a maximum palliative effect with a minimum of morbidity and mortality to those patients and finally improving their quality of remaining lives.

However, above-mentioned studies only contained small sample size, and there was few clinical reports addressing…

However, there remains unclear whether…

第三段：指出研究的目的、创新性及意义，说明我们使用的治疗手段具有应用价值与前景。

常用句型：Therefore, in this study, we evaluate the … in the treatment of …. This is the first study to …. Besides, … was investigated in this study.

(2) 论文模板建立思路：Introduction 为论文主体的第一部分，起着门户的作用。Introduction 的撰写主要为从背景出发引出论文主题的思路，也即从“广”至“专”的过程（图 6-9）。

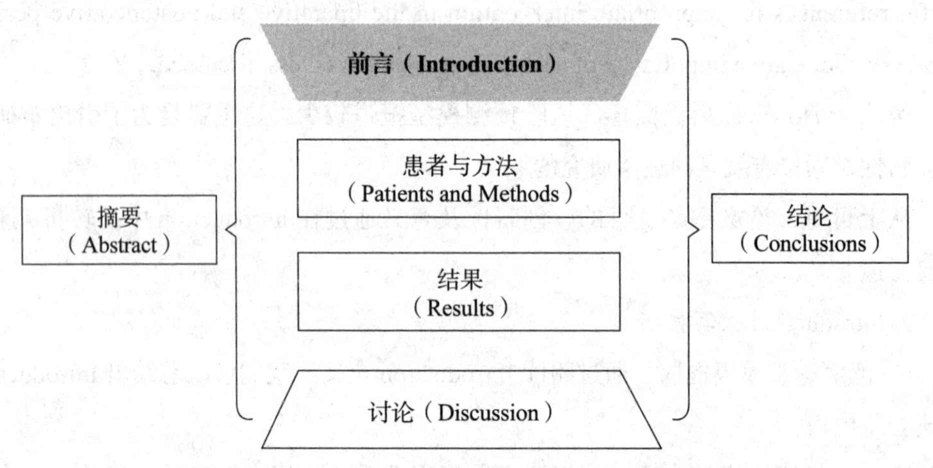

图 6-9　SCI 论文构成逻辑关系示意（Introduction）

下面将以发表于 *Spine* 杂志的一篇文献的 Introduction 作为案例进行具体阐述。该论文主要关于脊柱转移瘤预后预测，因专业领域各不相同，读者可不必深究语意，只需掌握 Introduction 撰写思路与模板建设方法即可。请阅读下方 Introduction，并将每一句所讲述的内容、在文中所起的作用概括出来。

Introduction

(ⅰ) Malignant spinal cord compression (MSCC) is one of the most serious complications of metastatic cancer and occurs in up to 10% of malignant cancer patients which, if left untreated, can result in relentless and progressive pain, sphincter dysfunction, and even paralysis [1]. (ⅱ) The growing literature demonstrated that direct decompressive surgery followed radiotherapy was superior to radiotherapy alone in terms of postoperative survival prognosis, function status, and pain outcome [2–4].Thus, (ⅲ) surgical decompression and spine stabilization plus radiotherapy have become one of the most widely used modality for MSCC patients in recent years [5, 6].

(ⅳ) A generally accepted benchmark for a surgical intervention is an expected remaining survival time of greater than 3 to 6 months [7–9]. (ⅴ) With lower life expectancy, radiation alone or even best supportive cares would do more for the patient's quality of remaining life, while for patients with an expected survival of more than 3 to 6 months, surgical intervention could remarkably improve the patient's symptoms [10, 11]. (ⅵ) Accurate survival estimation, therefore, is prerequisite to determine the most appropriate treatment for patients with MSCC. (ⅶ) While who are the best candidates for decompressive surgery and spine stabilization in MSCC patients remains unclear.

(ⅷ) Several scoring systems were developed to estimate the survival outcome of each patient and select the optimal treatment strategy, and perhaps Tokuhashi score [7, 8] and Tomita score [12] were the most representative and commonly-used scores among them. Unfortunately, (ⅸ) the most of available scoring systems were designed in the 1990s and early 2000s, while the majority of the recent anti-cancer agents, such as the anti-VEGF therapy, were available from 2005.Thus, (ⅹ) those scoring system didn't take the effectiveness of new therapeutic strategies on survival into consideration, contributing to a progressive loss of accuracy [13-20].Moreover, (ⅺ) function outcome after treatments was not taken into account in all above mentioned scores.(ⅻ) To our knowledge, function outcome after surgery plays an important role in patient's quality of remaining life [21].

Therefore, (xⅲ) the present study is designed to develop a new survival score and analyze the function outcome for MSCC patients after decompressive surgery.Notably, (xⅳ) the gain in survival time induced by recent new anti-cancer drugs was also considered in our scoring system.

① Introduction 各句主旨分析。我们将上述 Introduction 每一句话所表达的主旨总结如下：(ⅰ) 疾病定义、流行病学和危害；(ⅱ) 和 (ⅲ) 治疗大致背景信息；(ⅳ) 和 (ⅴ) 治疗选择大致背景信息；(ⅵ) 和 (ⅶ) 由背景信息引出关键科学问题；(ⅷ) 针对关键科学问题的研究现状；(ⅸ) ~ (ⅻ) 研究现状的缺陷与不足；(xⅲ) 本研究要处理的问题；(xⅳ) 本研究工作。

② Introduction 应包括的主要内容。Introduction 应包括的主要内容与逻辑顺序为：术语定义→研究重要性→背景信息→科学问题 / 研究焦点→科学问题研究现状→研究现状不足与缺陷→本研究要处理的问题→本研究重要工作。

我们将上述内容分为三大类，见表 6-1，大家可以根据分类将 Introduction 分为 3 或 4 段，依次阐述。

表 6-1 Introduction 主要撰写内容分类

分 类	内 容
1	术语定义、流行病学、研究重要性、背景信息、科学研究问题或焦点
2	科学问题研究现状、研究现状不足与缺陷
3	本研究要处理的问题、本研究工作

③ Introduction 常用句型举例。我们在阅读文献的时候，注意依据上述三大内容分辨文献 Introduction 各句表达含义，总结相关句型。这里我们推荐一些句型供大家参考，研究现状不足常用句型：The long-term prognosis of these patients remains unclear; Few studies have addressed the problem of…; There remains a need for an efficient treatment that can…; Although this treatment improves survival outcome, it results in an unacceptable side-effect…; Those treatments didn't take…into consideration。本研究工作常用句型：This study focuses on…; The purpose of the present study is to describe and analyze…; In this paper we present and investigate…; In the present study we performed…; This study investigated the use of…; The present study is designed to……。大家在阅读文献过程中注意多总结。

五、Methods 阅读与撰写技巧

Methods 部分主要讲述论文的方法学，也即通过什么 Methods 得到 Results，它可以充分地展现研究的可行性。部分文献采用新型的方法学，在这个部分也会吸引读者的眼球。如果我们阅读文献的目的是为了进行具体实验设计，那么 Methods 这一部分的内容需要重点阅读。下面以典型文献作为例子进行剖析。

Hsu, et al.Integrated risk scoring model for predicting dynamic hip screw treatment outcome of intertrochanteric fracture.Injury, 2016, 47(11):2501-2506.

1. Methods 阅读技巧　文献的 Methods 部分根据是否有小标题可以分为两类，一类为有小标题或 Methods，另一类无小标题或 Methods。这篇文献属于前者，共计有四个小标题：Patient enrollment, Operative Technique, Fracture Assessment, 以及 Statistical analysis。Methods 部分主要包括三大内容，① 研究基本信息 [包括研究地点、时间、研究属性（前瞻性 vs. 回顾性），以及纳入与排除标准等]；② 干预措施；

③ 评估指标；④ 统计方法。很明显，该文献的 Patient Enrollment 属于①；Operative Technique 属于②；Fracture Assessment 属于③；Statistical Analysis 属于④。

(1) 研究基本信息——Patient Enrollment：这一部分我们可以获取研究的基本必要信息，包括研究者收集资料的时间、地点、纳入与排除标准，以及患者入组流程图。高质量的文章必须要给出上述明确信息。其中，标准的入组流程图一般包括下面三个基本要素：① 总共收集人数；② 排除原因与人数；③ 最终分析人数。这一部分还包括伦理陈述及临床试验注册编号。

(2) 干预措施——Operative Technique：这一部分说明患者接受的干预手段。这篇文献讲述了手术过程及手术技巧。如果不是新技术，大家比较熟悉的情况下，这一部分的内容大可略读。撰写文章时该部分的内容描述可以参考其他文献，或者简单一笔带过。一般在这一部分，论文作者还会给出具体的个案报道及临床影像图片资料。

(3) 评估指标——Fracture Assessment：这一部分在 Methods 里面显得相对更为重要，主要具体表述研究使用了哪些指标来评估干预措施的效果。这一部分提供的信息量一般比较大，评估指标的选定需要平衡全面性、合理性，以及指标具体收集的时间点需要进行明确限定与说明。如果我们阅读文献的目的是寻找评估指标信息，那么这一部分就更需要仔细研读。在设计实验的时候，可以结合主题相近的多篇文献的评估指标进行综合分析。

(4) 统计方法——Statistical Analysis：这一部分主要描述统计学方法，一般具有特定的格式。我们需要在掌握一些基本统计学方法的基础上，运用统计软件整理分析数据，并获得结果。对于一些比较陌生的统计学方法，读者可以根据文献作者的描述翻阅专业统计书籍，以掌握该统计学方法的实际运用。统计软件常用的是 SAS 和 SPSS，必要时需要对软件的版本进行具体说明。

大家通过阅读同领域的多篇文献后会发现，这些文献的构成甚至撰写模式都存在很大程度的相似性。科研论文 Methods 部分的撰写比较刻板，通过阅读多篇主题相近文章，我们可以提取出 Methods 部分英文模板句型。这提示，我们在平时阅读文献时要注意积累，把一些写得好的句子直接复制下来以备后续使用。下面我们将为大家推荐一些常用的 Methods 句型。

2. Methods 撰写技巧　Patients and Methods 作为论文的核心部分（图 6-10），主要对论文方法学进行阐述。这一部分的小标题一般为 Patients and Methods，也有写 Methods、Methodology、Materials and Methods 等，具体需要参考杂志社 Guideline for

Authors，或者目标杂志已发表文献。临床类 SCI 的 Patients and Methods 部分撰写的内容一般较为固定，包括研究基本信息、干预措施、评估指标及统计方法。此部分的撰写主要是让读者能够认可、理解与接受论文作者的研究，所以作者务必撰写出充分的细节信息，以增强论文可行性与科学性。

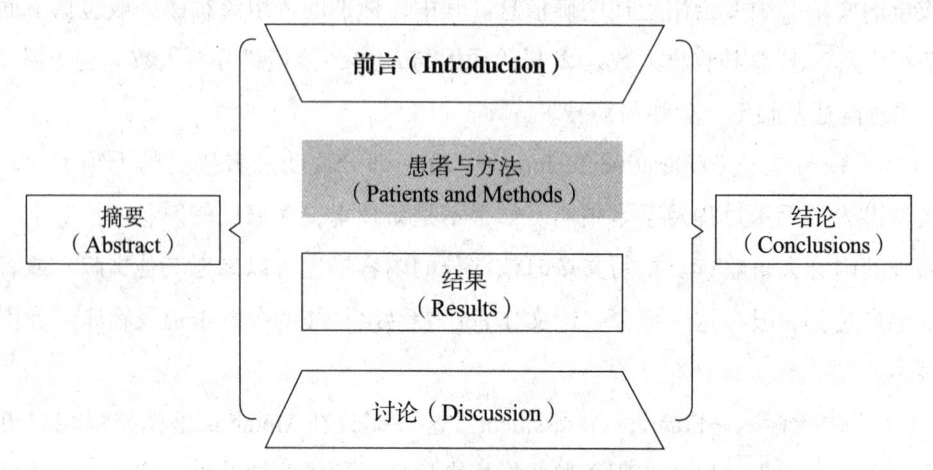

图 6-10　SCI 论文构成逻辑关系示意（Patients and Methods）

我们总结如下撰写思路与常用句型，括号内斜体字体为说明内容。大家可以根据自己阅读的文献进一步总结。

(1) 研究基本信息——Patients/Patients Enrollments/ Inclusion and Exclusion criteria。

We retrospectively/prospectively analyzed/investigated/enrolled…patients with…（*患者所患疾病*）treated with…（*治疗手段*）at the…University(*研究实施单位*), Beijing/Shanghai (*研究实施地点*), between…and…(*研究实施时间*). Inclusion criteria (*纳入标准*): (1) age no less than…years old; (2) …; (3) a minimum follow-up of…year.Exclusion criteria: (1) …; (2) lost to follow-up; …（*排除标准*）. This study was approved by the Medical Research Ethics Board of the…（*伦理陈述*）. This study was registered at Chinese Clinical Trial Registry/…（*临床试验注册网址*）(ChiCTR19… *临床试验注册编号*).

(2) 干预措施——Operative Technique/ Surgical Procedures/ Treatment Strategy/ Procedures。

Study group（*实验组干预措施*）：…are performed to…; …are used to preserve…and achieve…

Control group（*对照组干预措施*）：Patients are treated with…

(3) 评估指标——Outcome Assessment/Outcome Evaluations。

Patient's basic characteristics were recorded at the hospital admission, including age, gender, … (*患者基础数据收集*). …are used to measure…at postoperative…months (*用何种方法在具体时间点评估何种效果*). …were measured at the time of discharge, 1 months, and…months after surgery (*在某些具体时间点评估何种效果*). …is defined as… . …is defined that… (观察指标定义). …was collected during the 3-month postoperative follow-up(*观察指标收集时间*). All patients have a one year followed-up at least… years(*随访时间*).

(4) 统计方法——Statistical Analysis。

Continuous variables were expressed as mean ± SD.The differences among the categorical variables between groups were analyzed using the t test or chi-square test, and rank sum test for numerical variable. …were used to analyze…outcome. (*使用某种方法分析某种预后*) All statistical analyses were performed with the IBM SPSS Statistics 21 (SPSS Inc., Chicago, Ill., USA)/ SAS 9.2 (*统计软件*). A *P*-value <0.05 was considered statistically significant (two-sided test) (*统计检验标准*).

(5) 注意事项——Notes。

① 时态：一般而言，方法学中若为标准或常规操作则推荐使用一般现在时；若是作者自身做的工作则推荐使用一般过去时。例如：We retrospectively analyzed patients with… (作者所做工作)；VAS is used to measure… (常规操作)，…is defined as… (评估指标定义)。

② a 和 the：一般来说，a 为泛指，the 为特指，作者和读者都知道所提及的事物时则用 the。例如：A 20ml glass bottle was used to store the liquid，只需要用一个 20 ml 的杯子来存储液体就可以，不用特指某一个特定的杯子来存储，因此这里为泛指，则使用 a；The 20ml glass bottle was used to store the liquid，这里 20ml 的杯子为特指，特指某一个，在论文前文中应已经有提及，作者和读者都知道是哪一个 20ml 的杯子，则使用 the。

六、Results 阅读与撰写技巧

Results 这一部分是文章主体，主要详细叙述研究者的发现或者观察结果。这一部分需要注意：Results 的全面性、重点性及逻辑性。Results 涵盖的信息量一般比较大，如果我们为寻找某一特定的信息阅读文献，那么 Results 这一部分的内容需要留

心，不然可能会错过所需的重要信息。下面以典型文献作为例子进行剖析。

Hsu, et al.Integrated risk scoring model for predicting dynamic hip screw treatment outcome of intertrochanteric fracture.Injury, 2016, 47(11):2501–2506.

1. Results 阅读技巧

(1) 重点阅读表与图：临床类文章的表格与图片是对结果部分的高度总结，并且表格和图片具有直观性。迅速浏览结果部分的表格及图片（包括图注）有助于我们迅速掌握结果信息。根据表格或者图片，我们还可以在结果部分定点寻找所需信息的兴趣点。

(2) 注意 Results 小标题：Results 中的小标题具有归纳和总结的作用，对应小标题下提示可能会出现的结果信息。如果 Results 没有小标题，注意归纳段落主旨，以及段落与段落之间的关系。Results 描述的逻辑性一般呈现为递进性。例如，这篇文献，结果部分的表述即为递进关系：首先描述患者人群的基本特征，而后进行固定失败多因素分析，再根据多因素分析建立评分模型，并评估模型的有效性（绘制 ROC 曲线），最后根据模型分组（低风险组和高风险组）再次评估模型，如下。

Among the 442 A1 and A2 intertrochanteric fractures included in the analysis, there were 31 cases with treatment failure in the 3–month postoperative period, and thus the failure rate was 7%.The risk predictors based on demographic data and failure rates are summarized in Table 1.（*患者人群的基本特征*）

In the regression analysis, AO/OTA 31–A2 fracture type, postoperative lateral wall fracture, posteriorly positioned screw, and varus reduction pattern were associated with an increased risk of treatment failure.All these risk predictors remained statistically significant after multivariate adjustment.（*固定失败多因素分析*）The regression coefficients of these significant predictors were converted into integer risk scores as shown in Table 2.The sum risk scores ranged from 0 to 22.The area under the curve of receiver operating characteristic curve (AUROC) was 0.851 (Fig.5), indicating the sum risk score had a high accuracy for prediction of treatment failure risk.（*立模型及绘制 ROC 曲线评估模型*）

In the evaluation of the discriminatory ability of the risk model, patients were categorized into low–risk (risk score 0–10) and high risk (risk score 11–22) groups by the threshold sum risk score from the ROC curve.The failure rates of the two groups were significantly different, as shown in Table 3 (P<0.001).（*基于模型进行分组再次平模型*）

2. Results 撰写技巧　首先，我们并不推荐上述 Results 的撰写方式。因为上述 Results 的撰写内容主要存在下面两个问题：① 内容过于简洁；② 重点并不突出。从上述文章 Results 可以看出，要想获取这篇文章的数据，基本上都得去原文的表格中才能找到。这样并不合适，不能让读者从表格中获取所有兴趣数据。对于重要的数据信息，我们需要在 Results 中进行具体描述。原文 Results 部分的描述，还存在另一个比较大的弊端，会给审稿人留下数据量比较少的刻板印象。这在投稿阶段不利于被编辑青睐。那么 Results 该如何撰写呢？我们需要思考下面 4 个问题。

① Results 重要吗？

② 如何开始撰写 Results，撰写顺序如何把握？

③ 如何运用评论性词汇表述？

④ 如何平衡掌握 Results 撰写的全面性及重点性？

(1) 第一个问题：Results 重要吗？

非常重要。Methods 及 Results 是论文的主体部分，其重要性要超过 Introduction、Discussion 及 Abstract，在论文录用过程中具有重要作用。一篇文章各部分的关系见图 6-11：摘要是对全文的总结，从摘要中基本可以推导出全文；从前言中引出论文的主题，说明论文目的及意义；通过方法获得论文结果；对结果部分展开讨论；文章整体最终推导出结论。从这一系列的逻辑关系中，我们可以看出论文的 Methods 及 Results 部分是论文的主体和核心。所以，论文的主体，Results 这一部分的撰写一定要斟酌。

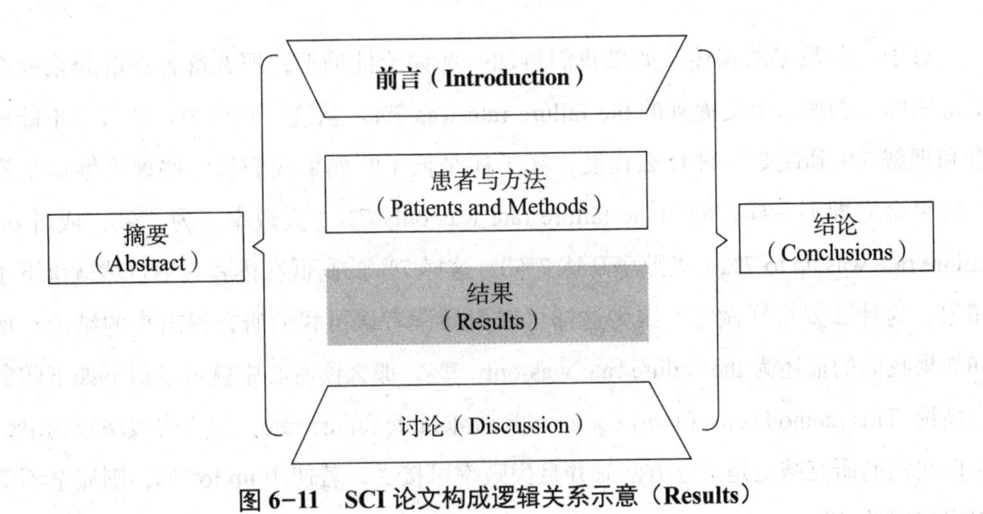

图 6-11　SCI 论文构成逻辑关系示意（Results）

(2) 第二个问题：如何开始撰写 Results，撰写顺序如何把握？

临床类 SCI Results 的撰写大致可以分为两大部分：第一部分为患者基本信息的描述或比较；第二部分为患者随访资料的描述或比较或分析。Results 部分的第一段应从患者基本信息着手（Demographics/Patient’s characteristics/Baseline data），第二段及后续各段为随访资料的描述为主。随访资料，例如疗效分析，可以根据随访资料的时间顺序或者逻辑上的递进顺序进行描述。Results 是对 Method 部分的依次实现，所以逻辑上的递进顺序应与 Methods 有一一对应关系。灵活运用小标题，也可使 Results 部分关系更加清晰明了。

(3) 第三个问题：如何运用评论性词汇表述?

我们需要体会文字的魅力：我们描述什么，读者就会关注什么。对于下方图片中 A 与 B 曲线（图 6–12），如果描述并重点观察 A 曲线与 B 曲线的不同点，那么读者就会认为 A 与 B 曲线有较大的区别；反而言之，如果描述并重点观察 A 曲线与 B 曲线的相似之处，那么读者就会认为 A 与 B 曲线其实差别又不大。

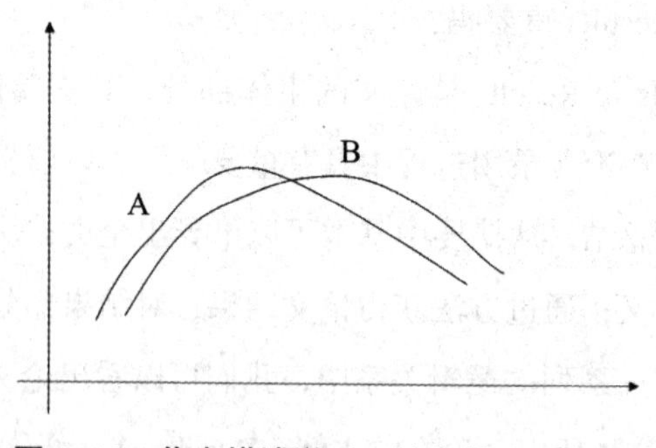

图 6–12　作者描述说明，读者就会关注什么

对于一些数据的表述，如果我们再加一些评论性词汇，那么读者理解起来就会更加明确。例如：上文提到的 the failure rate was 7%。从这一句话中，读者并不能体会和理解 7% 到底是一种什么程度，高了还是低了？如果我们加一些评论性词汇那么效果会立即不一样，例如 the failure rate was only 7%（失败率仅为 7%），或者 the failure rate was up to 7%（失败率高达 7%）。这样 7% 的高低在读者心中自然就落下了印象。为什么要这样做呢？因为这样可以引导读者认可我们研究得出来的结论。例如如果我们的描述为 the failure rate was only 7%，那么读者心中就可以留下如下印象与结论：This method is useful to ××× with a tolerable failure rate，因为失败率仅为 7%，所以我们的研究结论是治疗方法好并且失败率可接受，若使用 up to 7%，则完全不能得出这样的结论。

这里我们为大家总结了一些评论性词汇：表述“多”的概念词汇包括 very、a great deal of、a number of、a plenty of、plenty、as many (much) as、considerable、appreciable、at least、greater (than)、marked、more (than)、numerous、over、much、substantial、significant、upwards of。表述“少”的概念词汇包括 a few、as few as、 few、fewer (than)、only、little、a little、barely、below、hardly infinitesimal、less、marginal、negligible、slight、small、under。

(4) 第四个问题：如何平衡掌握 Results 撰写的全面性及重点性？

这个问题在上述 4 个问题中显得最重要。Results 部分全面性和重点性需要达到一个平衡（图 6–13）。若 Results 部分撰写顾及得太全，那么往往会导致论文结果部分的重点不突出；若仅描述重点内容，那么全面性就会丧失，审稿人会认为我们研究的工作量不够。这是一个两难的问题，需要我们根据自己的专业知识、文献阅读经验进行评判。论文不能全部描述所有细节，那样只会留给读者什么都重要的假象。我们也不推荐像典型文献一样以表格和图片作为主体，文字部分却只轻描淡写，这样会给编辑数据量不够的印象。

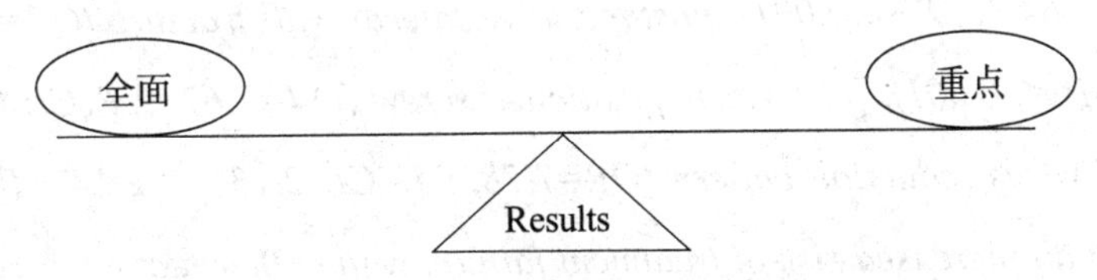

图 6–13 Results 部分全面性与重点突出相平衡

文献范文结果原文部分如下。

Among the 442 A1 and A2 intertrochanteric fractures included in the analysis, there were 31 cases with treatment failure in the 3–month postoperative period, and thus the failure rate was 7%.The risk predictors based on demographic data and failure rates are summarized in Table 1.

In the regression analysis, AO/OTA 31–A2 fracture type, postoperative lateral wall fracture, posteriorly positioned screw, and varus reduction pattern were associated with an increased risk of treatment failure.All these risk predictors remained statistically significant after multivariate adjustment.

我们对上述范文部分 Results 进行进一步修改（斜体部分为我们修改的内容），大家可以通过阅读修改的内容，并与原文进行比较，自行体会这种撰写手法，下面分步阐述。

第一步：尽可能添加小标题。

第二步：将表格中重要的内容进行阐述，切忌全表格描述。

Demographic analysis

Among the 442 A1 and A2 intertrochanteric fractures included in the analysis, *there were 207 (50%) cases with age of more than 80 years old, 192 (47%) female patients, and 220 (54%) patients with left injured side.Posterior lateral view screw position (52%) has higher failure rate, as compared with central lateral view screw position (45%) and anterior lateral view screw position (3%) (P=0.026).Patients with A2 AO classification, postoperative lateral wall fracture, and anatomic reduction pattern are more likely to suffer from failure.In the entire patients*, 31 cases with treatment failure in the 3–month postoperative period, and thus the failure rate was 7%.The risk predictors based on demographic data and failure rates are summarized in Table 1.

Analysis of factors for treatment failure

In the multivariant regression analysis, *AO/OTA 31-A2 fracture type (OR=15.15, 95%CI: 3.57 ~ 64.32, P < 0.001), postoperative lateral wall fracture (OR=9.26, 95%CI: 4.28 ~ 20.06, P < 0.001), posteriorly positioned screw (OR=1.67, 95%CI: 0.23 ~ 13.79, P=0.009), and varus reduction pattern (OR=7.78, 95%CI: 2.13 ~ 28.40, P=0.002) were associated with an increased risk of treatment failure, while other factors were not included in the model.* All these risk predictors remained statistically significant after multivariate adjustment.

修改后，是不是能给大家一种数据量丰富，表述明确的感觉？小标题是对结果部分的逻辑划分，能达到层次明确、醒目的作用，读者能够迅速找到对应文章信息，所以我们推荐对结果部分尽量添加小标题。如果结果部分内容实在太少，或者每一个逻辑分部的内容不足以支持一个段落，那么不添加小标题也是可行的办法。结果部分需要对表格和图片的主体进行表述以呈现给读者。这里需要注意 Results 的全面性和重点性需要一个平衡。我们需要把重要的信息用文字的形式呈现给我们的读者，避免上述范文的轻描淡写；当然结果部分也不需要面面俱到，尽量避免只追求文字的数量，而不突出重点。

七、Discussion 与 Conclusions 阅读与撰写技巧

SCI 讨论部分是对文章结果的详细解析，与现有文献进行比较分析，并得出本研究结论（Conclusions）。从 SCI 论文构成逻辑关系示意图（图 6–14）可见，Discussion 为论文主体的最后一部分，起着收尾的作用。Discussion 的撰写主要从论文研究主题出发，详细讨论阐述研究发现，并与现有研究异同进行比较分析，也即

从“专”至“广”的过程。Discussion 与 Introduction 相反，Introduction 为从“广”至“专”、从大致背景引申到本研究主题的过程。Conclusions 为综合全文，研究结果的推论，对研究做出的总结性判断。

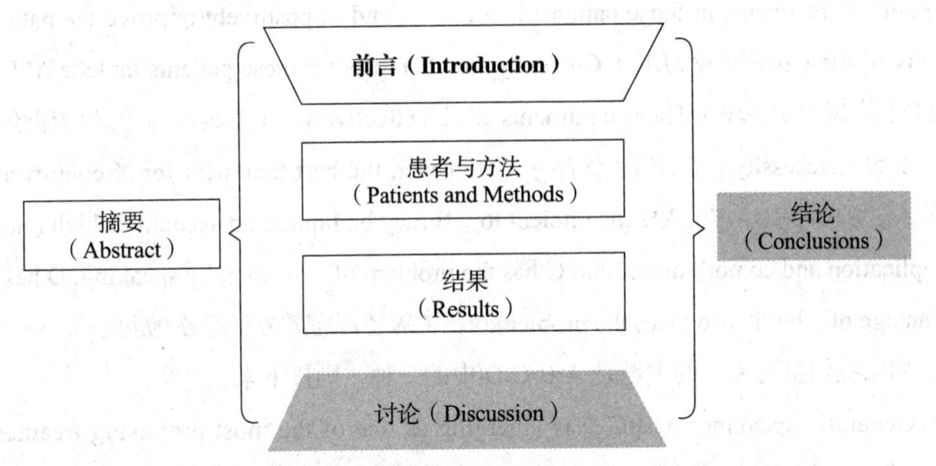

图 6-14　SCI 论文构成逻辑关系示意（Discussion 与 Conclusions）

Discussion 部分的阅读，我们需要首先弄懂每一段第一句话的意思，推断每一段所表述的中心思想。而后，总结 Discussion 每一段主旨得出撰写逻辑。Conclusions 部分必须全部逐句阅读完毕。

SCI 讨论部分的撰写方法多样，不同文献撰写方法有所不同，但是文献一般涉及一些基本结构。这里，我们结合讨论部分撰写的规律，向大家推荐 Discussion 模板公式：讨论（Discussion）= 背景（Background）+ 本研究的必要性（Necessity）+ 研究结果再现与现有文献进行比较分析（Comparison）+ 局限性（Limitation）+ 结论（Conclusions），即为“五步式模式”。我们将这个模板公式简称为：BNCLC 模式（图 6-15）。

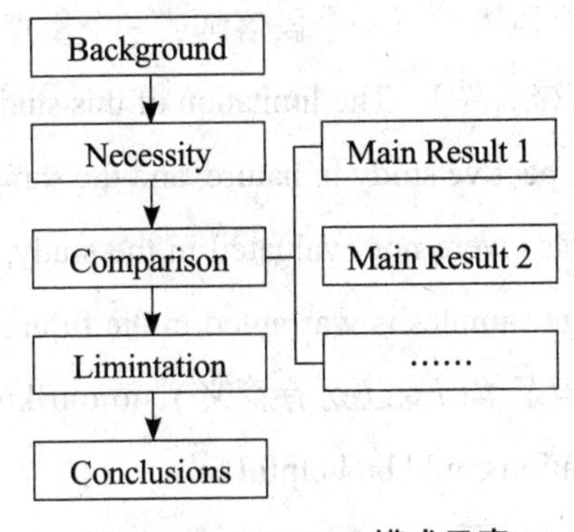

图 6-15　BNCLC 模式示意

1. B：Background（*介 绍 背 景*） X is a severe disease of…that occurs in % of population（*疾病定义，流行病学现状*）. It can cause…, …, and…, negatively impacting the patient's quality of life and resulting in significant financial burden（*疾 病 危 害 性*）. The aim of treatments in those patients is to…, …, and to positively improve the patient's quality of life（*疾病治疗目的*）. Currently, the therapies for these patients include A, B, C, and D（*疾病治疗手段*）. Those treatments all can effectively…（*肯定目前方法的优势*）.

2. N：Necessity（*引出创新性*） However, the best treatment for X controversial（*第二段第一句中心句*）. A is insufficient to…B may be limited on account of high rates of complication and comorbidities, and C has the problem of…. Generally speaking, D has the advantage of…but it also faces the problem of…（*阐述目前的方法存在的问题*）.

如果我们撰写文章的主题是 A/B/C/D 中的一种，则接下来：

Generally speaking, A/B/C/D is emerging as one of the most promising treatments for patients with X, because it can… Unfortunately, to our best of knowledge, there is few report address…（*引出创新点*）。Therefore, we analyzed…（*本研究主题*）。

如果主题是一种新方法，则接下来：

Thus, a new method in the treatment of X is really needed.In the present study, we…（*本研究主题*）.

3. C：Comparison（*与现有研究比较分析*） In the present study, we analyzed…（*本研究主题*）.

We found that… (*Results 内容*)，which is consistent with other studies（*引出其他文献也有类似报道*）. X et al.proposed that… X et al.concluded that… and X et al.said that…

这一部分主要是按照逻辑顺序对重要的 Results 部分进行罗列与总结，每总结一个部分立即与现有文献比较，区分相同与不同点，并对不同点进行相应可能的解释。因此，这一部分可以写多个段落，每一个段落阐述一个重点问题。

4. L：Limitation（*研究局限性*） The limitation of this study may include the following aspects.Firstly, this is a retrospective study in nature, and the sample of the study is relatively small.Secondly, some variables were not evaluated in the study, such as… Third, …. Thus, a prospective study with large samples is warranted in the future.Nonetheless（*转折，向读者传递虽然有上述不足，但是本研究还是有意义*），to our knowledge, the present study is the first to…. This information could be helpful in…

常用 limitation 原因总结如下。

① a retrospective study。

② some variables were not evaluated。

③ the sample of the study is relatively small。

④ the data were collected in a single institution。

⑤ the differences in patient selection and surgical technique between experts could lead to bias。

5. C：Conclusions（*结论*） 论文结论是结果的推论，揭示原理和规律或者实际应用上的意义和作用。

...is superior to...in terms of...but...is not inferior to...in terms of...are the independent factors for...in patients treated with...

6. 注意事项　我们提出的模板公式主要基于临床科研 SCI 论文，具有广谱适用性。大家需要注意，这里与其说是现成模板，还不如说我们给大家提供了一套建立模板的思路：大家需要在阅读文献的时候从中不断寻找总结适合自己临床科研主题的个性化模板与撰写风格，模板公式的着重比例和撰写方式需要根据实际情况进行调整。

八、SCI 高级句型撰写技巧与原则

本节主要介绍 SCI 高级句型撰写的基本原则与技巧，掌握这些技巧有助于 SCI 论文撰写表达，也可为我们后期自行 SCI 修改奠定良好基础。SCI 高级句型的撰写方法主要包括加、减与替换法，动词名词化以及主语更换法，介绍如下。

1. 加、减与替换法　目前，衡量一个句子的高级程度，除了用词之外，还有重要的一点是观察句子的结构与长度。一般情况下，对于书写规范的一段英文材料，短句子一般为中心句（1～2 句），其余均为长句。也就是说，高级句型句子一般不短。下面将以实例说明“替换和加减法”在 SCI 高级句型撰写中的作用。

请翻译：对我来说，SCI 写作真的很难学。

It’s really hard for me to learn to write SCI paper.

① 换词：将低级词汇换成高级词汇，这里 hard → difficult。

It’s really difficult for me to learn to write SCI paper.

② 换主语：将主语 it 换为 SCI paper writing。

SCI paper writing is really difficult for me to learn.

③ 加插入语：句子中两个成分之间，例如主语与谓语，谓语与宾语等，插入名词短语，表示解释说明。例如，这里在主语 SCI paper writing 与谓语 is 之间，添加 an essential skill in scientific research activities。

SCI paper writing, an essential skill in scientific research activities, is really difficult for me to learn.

④ 换词：将 learn 换为更高级词汇 master；difficult 换为更高级词 challenging。

SCI paper writing, an essential skill in scientific research activities, is really challenging for me to master.

⑤ 动词名词化：将动词 master 转化为名词 mastery。

Mastery of SCI writing, an essential skill in scientific research activities, is really challenging for me.

⑥ 避免头重脚轻：添加一个句子作为解释说明 because my English performance is poor。

Mastery of SCI writing, an essential skill in scientific research activities, is really challenging for me, because my English performance is poor.

⑦ 将句子精简为短语：将 because my English performance is poor 改为 due to my poor English performance。

Mastery of SCI writing, an essential skill in scientific research activities, is really challenging for me due to my poor English performance.

⑧ 将形容词 poor 替换为名词。

Mastery of SCI writing, an essential skill in scientific research activities, is really challenging for me due to the limitation of my English performance.

最后，再将第一句和最后一句进行比较。

修改前：It's really hard for me to write SCI.

修改后：Mastery of SCI writing, an essential skill in scientific research activities, is really challenging for me due to the limitation of my English performance.

我们可以发现，最后一句衍生于第一句，经过加加减减、替换，明显超越了第一句，这就是高级句型改造。高级句型用词更高端、内容更丰富。大家可以通过阅读上述撰写改造过程，体会 SCI 句型撰写技巧。

2. *动词名词化* 动词名词化，意味着动词使用数量减少，这样可以有效避免犯语法错误的概率。因为动词时态多样，依据动词后面是否可以直接接名词又可分为及物和非及物动词，不同的非及物动词后面接的介词不一，可见动词相对复杂得多。少用动词，意味着句子出错的概率要小得多。相比之下，名词只有两种形式，可数与不可数。掌握名词的运用预示着少出错。例如：Discussion 中 Limitation 一段常出现的句子，This study still needs to be further investigated，那么按照动词名词化的原则，完全可以写成 This study still needs further investigation。

我们将下方一段文献的动词用斜体表示。

Fortunately, percutaneous cementoplasty, a new and minimally invasive technique, has been *proven* to be an effective therapy for bone metastatic lesions in the spine, pelvis, ilium, and proximal femur.

It can *alleviate* pain and *reduce* metastatic activity while simultaneously *offering* stability to the affected bones.

However, to the best of our knowledge, there has been no report thus far that *addresses* percutaneous cementoplasty for distal femur metastasis.

Therefore, in this paper, we *investigated* the clinical benefits of this technique in distal femur metastasis with respect to pain relief, mobility improvement, and improved quality of life.

动词名词化如下，斜体为动词名词化之后。

Fortunately, there have been *proofs* that percutaneous cementoplasty, a new and minimally invasive technique, was an effective therapy for bone metastatic lesions in the spine, pelvis, ilium, and proximal femur.

It can realize *alleviation* in pain, *reduction* in metastatic activity, and *stability* to the affected bones at the same time.

However, to the best of our knowledge, there has been no report thus far *about* percutaneous cementoplasty for distal femur metastasis.

Therefore, *this paper was about an investigation* of the clinical benefits of this technique in distal femur metastasis with respect to pain relief, mobility improvement, and improved quality of life.

掌握这个原则并不难，需要我们熟悉动词所对应的名词形式。然后，想办法在不改变原来句意的情况下，将名词运用到其中替代动词。一个句子在改造之后如果仍然有动词并不代表改造的失败，动词的数量减少也是成功。

然而，值得注意的是，正如本章提到，我们需要避免滥用动词名词化。例如下列动词，不适合进行名词化。estimate → estimation; decide → decision; confirm → confirmation; correlate → correlation

3. 主语更换法　有时候，一个句子更换主语之后就变得更高级。这是因为我们最开始写出来的句子是比较常见的习惯性表达，可能存在口语话的倾向，改造主语之后句子变成了比较少见但是更为书面的表达，因而句子显得更加高级。

论文中常可以看到如下的句型。

① 例如：We analyzed the differences in each item between both groups and performed receiver-operating characteristic curve analysis to evaluate the score validity.

主动改为被动，主语发生变化：The differences were analyzed in each item between both groups and receiver-operating characteristic curve analysis was performed to evaluate the score validity. 主动改被动虽然句型显得更加高级，但是一般来说读者更习惯于阅读主动性句型，所以主动与被动的句型比例为 80%：20% 为佳，这在本章第一节有所讲述。

② 例如：Pointillart et al.also concluded from a prospective study that predicting survival was not reliable both in the original and revised Tokuhashi scores in European population.

主语更改后：Neither the original nor revised Tokuhashi scores were reliable in predicting survival in European population, which was concluded from a prospective study by Pointillart et al. 主语更改后，句子主要内容呈现在了句子的最前面，可以起到突出、强调作用。

③ 例如：After he became a youth, he got a job and then fell in love with a girl.

主语更改后：Youth sees/witnesses him on a job and love. 主语换位 youth 后，产生了修辞手法，有"拟人"的意味，显得更加具有可读性。

4. 总结　我们本节共总结三种高级句型改造方法，这三种方法均有助于提高 SCI 撰写水准，然而任何改造都需基于句子本意基础上。我们的专业词汇量要够，尽量避免专业词汇口语化表达。长句子并不意味着越长越好，句子过于冗长可能会让读者阅读乏力。多实践、互相批改 SCI 论文，阅读文献时培养对文献句型改造的意识，那么 SCI 撰写能力定会有逐步提升。

九、Cover Letter 撰写技巧与模板思路

Cover Letter，投稿人写给杂志编辑的附函或者介绍信。Cover Letter 里的内容不

会推送给审稿人，主要作用是让杂志编辑能够迅速了解论文的梗概，让他们能够迅速判断论文是否符合杂志的一些基本标准和主题主调。责任编辑会根据我们撰写的 Cover Letter 对论文做一个初步判断，而后审查论文全文。如果我们投稿的论文没有杂志社编辑的兴趣点，编辑认为论文不符合杂志的主题主调，论文没有吸引力，那么论文很有可能就被直接秒拒。如果编辑认为论文存在符合杂志主题的兴趣点，那么编辑就很可能对论文进行同行评议送审 Invite Reviewers。

根据我们投稿经验，论文录用的潜力主要体现在文章的质量，编辑会站在杂志读者的角度思考论文是否能吸引读者的注意，激发读者的兴趣，后续引用率怎么样？受众面如何？没有人读、没人下载、没有人引用的论文，杂志社的影响力将下降，甚至无法经营，所以编辑把关文章质量其实是杂志社自我建设的基石。编辑通过审查论文，送审具有潜力的高质量文章，拒绝低质量文章，就是这个道理。

SCI 杂志投稿一般都需要有 Cover Letter，撰写形式多样，有一定的格式要求。这里我们以一篇论文的 Cover Letter 作为范例，列举思路，供大家参考。

1. Cover Letter 开头称呼　Cover Letter 是 Letter（书信），那么书写应该按照写信的格式，开始着笔写称呼：Dear editorial board of the ×××（杂志名称）。这里需要注意，杂志的名称在中文里面用书名号（《》）框住，但是在英文里面没有书名号，规范表达模式为斜体，结尾以逗号隔开。开头称呼顶格书写。

Dear editorial board of the ×××,

Dear editorial board of the *European Journal of Surgical Oncology,*

2. 第一段内容　首先，阅读目标杂志官网 Guideline for Authors，一般在 Guideline for Authors 对投稿作者在 Cover Letter 中需要做出的 Statements 和需要陈述的内容做出明确的说明。例如，有杂志要求投稿者在 Cover Letter 中对论文的字数，表格和图片数量做一个详细说明，需要作者承诺愿意支付 Open Access 费用，愿意支付额外的彩图费用等。这些内容的句型可以套用 Guideline for Authors 里面关于 Cover Letter 说明的内容。此外，第一段一般需要将投稿的类型进行说明（Letter、communications、article、review 还是 comments）。最后也可以委婉说明请编辑尽快送审的要求。若读者的论文已经经过某公司润色，也可以在这一段明确说明。

We are submitting a manuscript entitled "*×××（论文名称）*" to the ×××（杂志名称）for your kind consideration of its suitability for publication as letter/communications/article/review/comments.All authors have read and approved the manuscript.This manuscript is not under consideration elsewhere.There are no conflicts of interests to declare.

3. 第二段内容　简要阐述目前研究现状和前期工作，为下一段引出论文的创新点作铺垫。如果有前期工作基础，并且工作基础与本论文明确相关，那么我们需要在这一段中提出，这也是文章的亮点之一。如果没有前期工作基础，就简单介绍研究现状即可。这一部分内容可以从论文的 Introduction 中总结并作适当修改。

(1) 研究现状：Nowadays, who are the best candidates for decompressive surgery and spine stabilization in patients with metastatic spinal cord compression (MSCC) remains unclear.Several scoring systems were developed to estimate the survival outcome of each patient and select the optimal treatment strategy [1, 2]. However, the most commonly–used scoring systems, such as Tokuhashi and Tomita scores, didn't take the effectiveness of new therapeutic strategies on survival into consideration, contributing to a progressive loss of accuracy [3].Moreover, function outcome after treatments was not considered in the above–mentioned scores.As we all know, function outcome after surgery plays an important role in patient's quality of remaining life.

思路点评：以 Nowadays 开始，提示表示本段是对目前研究现状的探讨。第一句指出目前研究所存在的问题；第二句开始说明针对该问题目前的解决方案是什么；第三句以 However/Unfortunately，作为转折，提出目前现有研究解决方案的不足与局限。如果上述三点每一点用一句话不能表述完整，那么可以多写 1 ～ 2 句。但是，我们建议尽量简洁为主，每一个点最好不要超过 3 句。

(2) 工作基础：Previously, we proposed scoring systems to enable physicians to identify the appropriate candidates for surgical decompression and spine stabilization in patients with MSCC [4, 5].However, those scores were particularly for lung cancer or non–small cell lung cancer patients, making it difficult to draw conclusions on MSCC patients from other primary cancers.

思路点评：以 Previously 起头，提示进入前期工作基础讲述部分。工作基础第一句介绍前期研究基础，最好是有已发表文章，并且文章与本研究直接相关。这里要注意已发表文章作者署名之一要为本研究作者署名之列。第二句，以 However 转折提示前期研究不够深入，不够完整的地方。

4. 第三段内容　这一段主要介绍研究论文的创新点、主要方法及研究结果。第二段已经为第三段的研究创新点及研究意义埋下了伏笔，这一段直接点出研究的创新性和必要性，并对研究的主要方法与结果进行简单阐述。

(1) 研究创新性：Therefore, our present study is designed to develop a new survival

score for MSCC patients from various cancers after decompressive surgery and spine stabilization in order to guide therapeutic option.The gain in survival time induced by recent new anti–cancer drugs and the function outcome were also considered in our scoring system.

思路点评：以 Therefore 开启，起到承上启下的作用。第一句写明本研究的目的与意义；第二句写出本研究的创新性。

(2) 研究方法：In this study, we retrospectively analyzed twelve preoperative characteristics for postoperative survival in a series of 206 patients.Characteristics significantly associated with survival in the multivariate analysis were included in the scoring system.Postoperative function outcome was also analyzed on the basis of the scoring system.

思路点评：以 In this study 起头，简述研究方法与步骤，若研究的创新点之一是使用了新的实验手段，可以重点在这段讲述。

(3) 研究结果：Five prognostic factors, including primary site, preoperative ambulatory status, visceral metastases, preoperative chemotherapy, and bone metastasis at cancer diagnosis had significant impact on postoperative survival and were included in the scoring system.According to the prognostic scores, which ranged from 0 to 10 points, three risk groups were designed: 0–2, 3–5, and 6–10 points.The corresponding 6 months survival rates were 8.2%, 56.5%, and 91.5%, respectively ($P < 0.01$), and postoperative ambulatory rates were 35.7%, 73.3%, and 95.9%, respectively ($P < 0.01$).

思路点评：将研究的主要结果呈现给编辑。这一部分切忌堆积，我们只需要将最主要最重要的研究结果呈现给编辑即可，尽量不要超过 3 句话。

5. 第四段内容　这一段内容主要讲述该研究的不足。也许有人就会疑惑，讲述研究的不足不就是把论文的缺点暴露给编辑了吗？是的，但是值得注意的是，“人无完人”，一篇文章总会存在或多或少的缺点与不足。承认这些不足，然后接下来说明尽管有这些不足，但是该研究还是很有意义。这样研究就显得合情合理，又有血有肉了。

However, this was a retrospective study, patients with incomplete data for analysis had to be excluded and systematic treatment were not carefully recorded, which might result in bias.Besides, patients with myeloma and lymphoma were included in our study. Their inclusion in research has been a matter of debate.Tokuhashi scores excluded them, while Bauer scores included them.Although the score warrants a prospective study to be confirmed, our scoring system still has good predictive value to guide surgeons to select the optimal strategy for those patients.

思路点评：以 However 起头，点出文章存在的缺点；而后以 Although 句型说明本研究仍具有价值。

6. 第五段内容　这一段主要简述论文主要结论和意义。

In conclusion, we present a new scoring system for predicting survival and function outcome of MSCC patients after surgical decompression and spine stabilization.We do believe that our findings could penetrate into the clinical routine because this clinical scoring system can help select the personalized strategy for patients with MSCC to avoid excessive and inadequate treatments in the new context.

思路点评：以 In conclusion 起头，提示进入总结。这一段可以参考完稿论文结论部分，并进行适当简化即可。

7. 第六段内容　这一段作为结尾段，起再次强调作用。最后有什么要补充说明，或者强调的内容可以在这一段在中说明。

We believe that our findings could be of great interest to the readers of the ×××（杂志名称）because 再次点出本研究创新性。We do hope your favorable consideration for publication.

思路点评：留给编辑本研究能吸引读者的注意力、激发读者广泛兴趣。

8. Letter 最后落款　最后落款的部分按照书信的格式可以写在文档的最左侧，也可以写在文档的最右侧。空两行，为表示礼貌，首先写 Sincerely 或者 Best wishes，然后写署名与日期，日期按照月 – 日 – 年的格式书写。最后写上通讯作者与通讯地址。

Sincerely/Best wishes,

××× on behalf of all authors.

×× ××, 2019.

Corresponding Author：×（姓名），Department of ×（科室），医院名称，省份，China（国家）. 具体街道地址，邮编 . E–mail address: ×; Telephone number: ×.

9. 参考文献　参考文献并不是 Cover Letter 的必备选项，可以不必列出。我们推荐将主要参考文献列出，以增强 Letter 的科学性和严谨性。参考文献的格式参考 Guideline for Authors 或者杂志已发表文献。范例如下。

References

1. Tokuhashi Y, Matsuzaki H, Toriyama S, et al.Scoring system for the preoperative evaluation of metastatic spine tumor prognosis.Spine 1990;15:1110–1113.
2. Tokuhashi Y, Matsuzaki H, Oda H, et al.A revised scoring system for preoperative evaluation of metastatic spine tumor prognosis.Spine 2005;30:2186–191.
3. Wibmer C, Leithner A, Hofmann G, et al.Survival analysis of 254 patients after manifestation of spinal metastases: Evaluation of seven preoperative scoring systems.Spine 2011;36:1977-1986.
……

10. 注意事项

(1) 从上述的撰写思路可以发现，Cover Letter 可视为对论文的简要概括，让编辑能够迅速了解论文的主要内容，必要时可适度增强说明论文的影响力与价值属性。

(2) 尽量阅读杂志社官网 Guideline for Authors 中有关 Cover Letter 的内容要求。少数杂志可以不必提供 Cover Letter，一般杂志需要提供。对于需要上传 Cover Letter 的杂志，Guideline for Authors 中明确要求 Statements，均需要在 Cover Letter 中列出。

(3) Cover Letter 没有确切固定模式，读者可以根据实际情况、实际研究内容进一步简化和调整，灵活处理。

11. 范文模板

Dear editorial board of the ×××,

We are submitting a manuscript entitled "××× (*论文名称*)" to the ××× (杂志名称) for your kind consideration of its suitability for publication as letter/communications/article/review/comments.All authors have read and approved the manuscript.This manuscript is not under consideration elsewhere.There are no conflicts of interests to declare.

Nowadays, 目前研究现状。针对该问题目前的解决方案。However, 目前现有研究解决方案的不足与局限 Previously, 研究团队前期工作基础或发现。

Therefore, 本研究的目的与意义。本研究创新性。In this study, 本研究主要方法与步骤。本研究主要结果。

However, 点出文章存在的缺点；Although 句型说明本研究的价值。

In conclusion, 本研究结论。

We believe that our findings could be of great interest to the readers of the ××× (杂志名称), because 再次点出本研究创新性。We do hope your favorable consideration for publication.

Sincerely/Best wishes,

××× on behalf of all authors.

×× ××, 2019.

Corresponding Author：×（姓名）, Department of ×（科室）, 医院名称，省份，China（国家）. 具体街道地址，邮编. E-mail address: ×; Telephone number: ×.

References

……

十、Title Page 撰写格式与模板

Title Page 是英文论文投稿时必须撰写的内容，主要将论文的题目、作者姓名、单位，以及通讯地址和联系方式等汇总在一起呈现给杂志编辑。Title Page 的书写具有一定格式，不同杂志社格式要求不同。杂志官网 Guideline for Authors 一般会对 Title Page 所包含的具体内容进行详细阐述。所以，如果我们有目标杂志，那么可以到该杂志官网阅读 Guideline for Authors，根据 Guideline for Authors 撰写 Title Page。如果还没有目标杂志，那么下列基本信息与模板，可以做一个基本参考，待确定目标杂志后，根据目标杂志的具体要求进行进一步修改和明确。

Title Page

Manuscript Title: Prediction of survival prognosis after surgery in patients with …（*论文标题*）.

Running Title: A new scoring system for survival（*简短标题*）.

Authors: Mingxing Lei [1]（*作者姓名*）

From the [1]*科室，单位*, No.8, Fengtaidongda Rd, Beijing, China（*具体街道地址*）.

Corresponding Author: Mingxing Lei M.D（*姓名*）, Department of Orthopedic Surgery（*科室*）, …Hospital of Academy of Military Medical Sciences（*单位*）, No.8, Fengtaidongda Rd, Beijing 100071（*地址与邮编*）, People's Republic of China（*国籍*）. E-mail address: leiming … @sina.com（*电子邮件*）; Telephone number: ×××. Fax: ×××.

Other Authors Emails: ×××@sina.com.

Total Number: (1) Text pages, 19; (2) Tables, 5; and (3) Figures, 3 (Figure 1 includes Figure 1A to 1E).

Acknowledgements: The work is supported by ××× (NO.×××)（*基金支持*）.

All conflict of interest disclosures: None（*利益冲突声明*）.

Manuscript Title 为论文名称。

Running Title 为栏外标题，一般为写在文献最上方页眉处，例如下方图片（图 6–16），Best Candidates for Decompressive Surgery and Spine Stabilization 即为 Running Title。Running Title 有字符限制，一般为几个简短的单词，提示文章的主要内容，杂志和专著一般都有 Running Title。

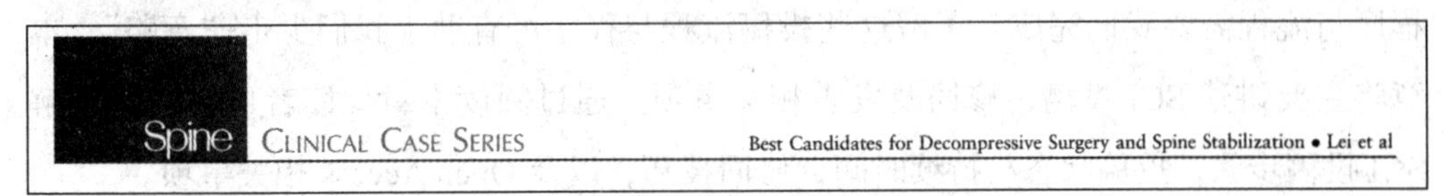

图 6–16　Running Title 示意

Authors 即为论文的作者，下方直接写作者的单位，具体格式参考上文。

Corresponding Author，英文中论文作者的书写姓（Family Name）一般在后，名（Giren Name）在前，例如李刚书写成 GangLi。通讯作者，后面需要把作者的 Email 和电话号码列出。这里需要注意，Title Page 中列出的 Authors 及 Corresponding Author 需要与读者杂志投稿系统中的填写一致。

Other Authors Email 及 Total Number of Text Page，这几个项目并不是必需项目，所以可写也可不写，主要由投稿杂志而定。收集其他所有作者的 Email，在后续杂志投稿过程中一般需要在投稿系统中进行填写。

Acknowledgements 项目主要填写基金支持，有基金支持的项目可能会更受杂志编辑青睐。

All Conflict of Interest Disclosures: 利益冲突，根据实际情况填写，一般填写无。

Title Page 的撰写力求信息的准确与完整。Author 一项一般杂志社有明确的规定，一旦投稿不可更改作者。如果需要更改作者，则需在修回文章时文章的内容产生了实质性变化。若没有任何理由更改、添加作者，则可能会因此而退稿。

Chapter 7　SCI 投稿、修回及发表相关事项

综述和论著是最常见的文章投稿类型，SCI 论文在投稿前、中及后三期均有较多程序与流程需要我们完成。了解这些投稿流程与程序可有助于我们少走“弯路”。本章将主要讲述 SCI 投稿、修回及发表相关事项。通过阅读本章，读者可以详细了解 SCI 投稿步骤，投稿状态与持续时间，修回技巧，以及 Open Access 相关事项。

一、SCI 医学类可投稿六大文章类型

Article 论著和 Review 综述是最常见的文章类型，然而 SCI 杂志不仅仅只收录这两种文章类型，还包括 Case Reports（个案报道）、Letter 及 Correspondence。那么，Original Article 与 Article 有什么区别？ Article 与 Review Article 有什么区别？ Case Reports 与 Case Series 有什么区别？ Original Article 与 Case Series 有何区别？ Letter 与 Correspondence 又有什么区别？这些问题我们均需要了解，准确选择投稿文章类型，使投稿文章与杂志的要求相匹配，可大幅节约投稿时间，达到事半功倍的效果。

1. Original Article　原创性论著，医学论文体裁中最常见的一种表现形式，是将作者的科研、临床与教学的经验、体会及成果，以规范的形式呈现给读者的作品。论著具有一定特征，其中重要的一点就是具有原创性数据。论著主要分为基础性和临床性文章，通常是我们提出一个科学假设，然后通过实验对假说进行验证或探索，得出结果，撰写论著。结果可能是阴性，也可能是阳性，可以是原创，也可以是验证他人工作。很多人误认为只有得出阳性的结果才可以发文章，也有人认为只有国内外没有报道过的内容才能发文章。其实，无论结果是阴性，还是阳性；无论是重复他人工作，还是原创性主题研究。这些都有相应的科学价值。Original Article 与 Article 有什么差异？它们都指向论著，表示同一个意思。一般情况下，如果我们投稿的是论著，出现两者中任一选项，直接选择就对了。

2. Review Article　综述指在某一段时间内作者针对某一个特定的主题，对大量原始研究论文（Original Article 或者其他 Review）中的主要观点进行归纳整理和分析，并发表作者自身观点，提炼而写成的论文。综述文章国内外含金量差异较大。国内杂志综述年平均发表量大，门槛比较低；相对而言，国外综述发表量少，写综述的一般门槛高一些。综述参考文献一般以最近 5 年发表的论文为宜，参考文献数量依据科学问题而定。那么，Article 与 Review Article 有什么区别？Article 指向论著，Review Article 指向综述。如果投稿文章类型中出现了 Review 的字眼，那么就可以认为这个投稿入口指向综述。

3. Case Report　病例报道，这一类报道临床医生比较偏爱。Case Report 是对某一个或几个特殊病例的总结记录与报道，提供一手感性资料，或加以文献回顾。阅读可以扩展视野，打破思维局限性。Case Report 的病例总数一般不超过 5 例。

4. Case Series　病例系列报道，5 个病例以上的报道，也就是 Case Report 的升级版本。Case Reports 与 Case Series 的区别在于，Case Reports 一般指向 5 个以内病例，Case Series ≥ 5 个病例。如果我们在投稿文章类型选项中，同时有 Original Article 和 Case Series，那么建议选择 Original Article；如果投稿文章类型选项中，只有 Case Series，而没有 Original Article 或 Article，那么建议选择 Case Series 作为原创性论著入口。

5. Letter　写给编辑 / 期刊的信件，是医学杂志的一种栏目，有些杂志设有该栏目，有些杂志没有设置。Letter 主要内容是点评该杂志已发表的论著，总结论著的优缺点等。也有些 Letter 是发表作者自己的研究，相当于 Article 的微缩版，通常篇幅较小。

6. Correspondence　Correspondence 主要指一类报道医学界所发生的时事、新闻的栏目，影响力大的杂志（例如 *Lancet* 和 *Nature* 等）都有这个栏目。Correspondence 作为远程通讯形式的时事新闻栏目，对传播世界各国发生的医疗大事件、政策变化及医疗研究现状等均具有重要意义。

二、SCI 投稿步骤与注意事项

诸多科研小伙伴因 SCI 被拒稿而常处于一种“失恋状态”。其实，SCI 投稿与恋爱有相似之处，被拒稿并不代表文章质量不行，也许只是说明双方不太合适，而没有被编辑或者审稿人相中而已。我们的文章总会找到合适的归宿，寻找归宿过程中，需要了解一些常规性知识。各大杂志社投稿系统有所不同，但是均包括一些相同点，摸清一种投稿系统的投稿方法，可以衍生运用于其他投稿系统，那么SCI投稿问题便可迎刃而解。

1. 自我评估阶段　社会上广为流传一种说法，假如一个人的才气、背景及外貌等各项综合因素的评分之和排在人群的前20%，另一个人的综合因素评分之和排在人群的后20%。那么，这种差距导致这两个人不太可能会在一起，即使能在一起也注定会产生矛盾与悲剧。暂且不谈这个说法的科学性，但是这种思维方式可以运用于杂志投稿。

同理，文章质量达不到目标杂志所要求的"置信区间"，那么被该杂志退稿也几乎是命中注定。这种情况，文章被退稿也并不代表文章质量不行，也许只是表明文章与这个杂志不太般配，需要寻找新的杂志源。如果仅仅是为了发表文章，相关领域SCI杂志实在是很多，总会有与文章相互般配的杂志。文章的质量达到了杂志所要求质量的"置信区间"，那么被接受的概率就会明显增大。我们课题做得怎么样，目前国际发展水平如何，写的文章能发什么档次杂志，心中应该有底。如果时间充裕，我们大可冲刺心中的目标杂志，运用Excel表格将目标杂志名称、影响因子及年发表量等信息依次排列，从高分高档杂志往低分杂志依次投稿。经过不断地反馈与修正，总会找到合适的杂志归宿。

2. 阅读杂志Guideline for Authors　明确目标杂志后，进入杂志官网，查找杂志Guideline for Authors。Guideline for Authors非常详尽地介绍了杂志对来稿的格式、字数，以及图片数量、质量等各方面的要求。根据这些要求对原始稿件依次进行相应修正。我们也可以参考该杂志已发表的文章格式，对稿件进行相应修正。但是，Guideline for Authors讲述得更为全面，投稿时需要认真浏览。因为各个杂志社的格式要求不一定相同，所以在修正过程中务必对原稿进行备份留档处理。

而后，按要求进行注册，获取杂志社投稿账号和密码。下文中我们将以Elsevier出版社*European Journal of Surgical Oncology*为例进行详细讲解。Springer和Elsevier出版社杂志投稿界面相对复杂，但相似性较大，具有代表性。C-century及Dove-press等出版社杂志的投稿步骤相对简单，学会了Elsevier出版社投稿流程，那么其他杂志社投稿方法便可迎刃而解。

3. 投稿流程详解

(1) 选择稿件类型（choose article type）：本章第一节讲述了投稿类型，我们在投稿前务必阅读，弄清楚Review、Article和Review Article之间的差异。正确选择稿件类型是我们顺利投稿的前提，否则可能会被杂志社编辑退回，要求重新填写，耽误投稿与审理时间。下图所示为 Elsevier 出版社 *European Journal of Surgical Oncology* 可投稿论文类型（图 7–1），包括 Original Article、Review Article、Editorial 及 Short Reports and Comments 等。我们根据实际情况选择投稿稿件类型入口。

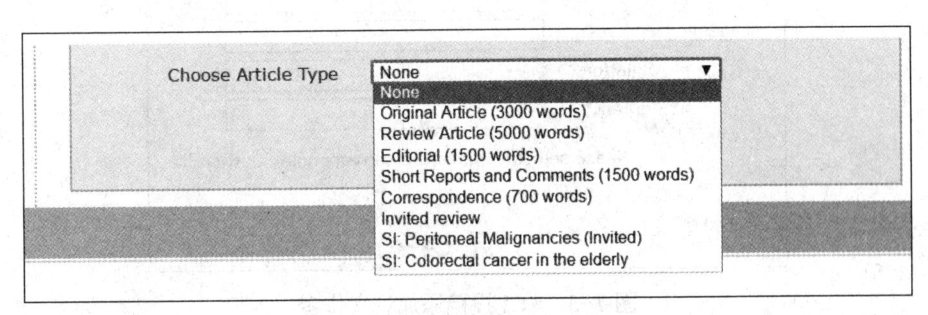

图 7–1　SCI 投稿选择稿件类型

(2) 填写文章题目（enter full title）：接下来填写文章题目，最常用的做法就是将论文的标题从写好的 Word 文档中复制入下列 Full Title 框中（图 7–2）。注意投稿网站中的红色英文字体 Entering a Full Title is Required for Submission，即投稿前必须要填写论文标题，否则不可进入下一步投稿流程。填写完毕后，点击 Next，进入下一步。点击 Previous 可以返回至上一个环节修改文章类型。

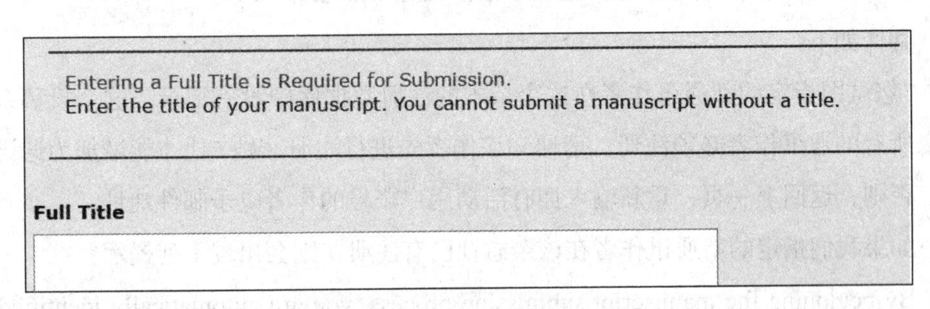

图 7–2　SCI 投稿填写文章标题

(3) 添加作者（add authors）：依次添加作者，First Name 为名，Last Name 为 Family name，即姓氏。国人投稿时名字的常见写法是姓氏拼音放后面，名拼音放前面，例如 Mingxing Lei。

标识为红色加星号的部分为必填选择（图 7–3），非标红的部分为选择性填写，可以填写，也可以不填写。杂志一般要求填写所有作者 Email，那么就需要按照要求将作者 Email 依次填入。填写完毕后，点击 Add Author。这里非常值得注意，系统一般会默认登录投稿系统的作者为通讯作者。当需要更改通讯作者时，我们要选择 Please select if this is the corresponding author 选项。

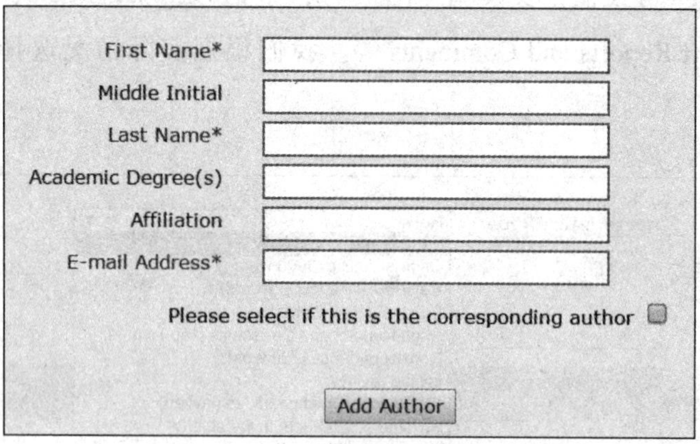

First Name*
Middle Initial
Last Name*
Academic Degree(s)
Affiliation
E-mail Address*
Please select if this is the corresponding author
Add Author

图 7-3 SCI 投稿添加论文作者

选择 Please select if this is the corresponding author 后，会出现如下提示：

The author that you have tried to specify as the new corresponding author has no records in the registration database of this journal.This editorial system requires all corresponding authors to be registered.Please request this person to register first so that he or she can be added as corresponding author, or go back to the Previous Page and re-enter the email address of an author who has an active user account.

翻译如下：

"您试图指定的新通讯作者在这个杂志的注册数据库中没有记录。这个投稿系统要求所有的通讯作者必须注册。请通知该作者先进行注册，她 / 他才能增加为通讯作者。否则，返回上一页，重新输入拥有活动用户账号的作者电子邮件地址。"

如果我们指定的新通讯作者在该杂志社已有注册，则会出现下列提示：

By beginning the manuscript submission process, you are automatically identified as the Corresponding Author.

If you change the Corresponding Author, the manuscript will be removed from your account and added to the new Corresponding Author's account when you leave or complete the submission process.The order of the authors may be changed by clicking the arrows.The first author of the manuscript may be indicated.

翻译如下：

"开启稿件投稿过程后，您自动被识别为通讯作者。"

“如果您更改通讯作者，稿件将从您的账户中移除，并在您离开或完成提交过程时添加至新通讯作者账户中。单击箭头可以更改作者的顺序，稿件第一作者将会被提示。”

从上述的提示，可以看出若选择新作者为通讯作者，确认后我们将会发现投稿的文章在系统内消失了。这是因为投稿系统一般默认通讯作者投稿，确定新通讯作者后，投稿的文章会重新出现在新通讯作者的杂志账号里。那么，剩下的投稿步骤只能在新通讯作者账号中完成。我们需要登录新通讯作者账户与密码，才能够继续完成稿件的投稿。

为了避免上述问题的麻烦，可以采取以下措施：① 直接以通讯作者的账户投稿，避免再次选择通讯作者；② 投稿步骤全部完成后，再选择通讯作者，最后在新的通讯作者账户中 Approve 稿件；③ 据我们了解，杂志社编辑一般按投稿文件 Title Page 文档中的通讯作者作为文章发表时的通讯作者，也就是说即便 Title Page 文档中的通讯作者与系统填写的通讯作者不是一个人，对于投稿和后期审核，一般也不会产生太大的问题。只要杂志编辑认可，那么也不需要再次进行修正。然而，有些杂志社明确要求投稿系统通讯作者与 Title Page 中所列通讯作者一致，否则将会被退回重新修改。基于上述，我们推荐顺序：①>②>③。

(4) 选择稿件主要研究方向（Select Section/Category）：从下图 7-4 中可以看到有不同的研究主题方向，根据论文的实际内容选择最为贴切的内容方向即可。研究主题方向可能是论文被分配给不同杂志编辑的依据，因此选择时以内容方向贴切为主，避免因杂志编辑不清楚该领域而发生理解偏差。

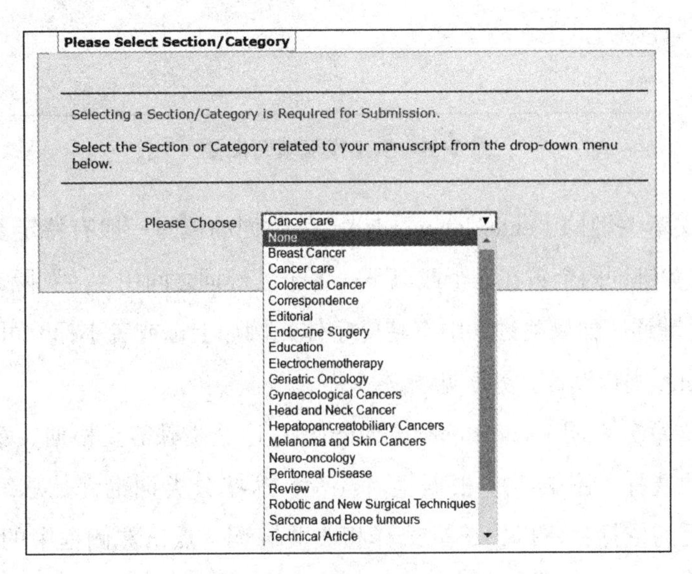

图 7-4 SCI 投稿选择稿件主要分类

(5) 填写稿件摘要（Enter Abstract）：投稿系统一般对摘要有字数要求，图 7–5 可见这里限制字数要少于 250 个字。填写过程中左上角会出现具体的字数，当超过 250 个字时字体会标识为红色。如果我们的论文摘要字数确实太多，精简到 250 字不太可能，该怎么办呢？根据我们的经验，系统投稿填写摘要绝对不能超过限定的字数，否则不能提交稿件，所有投稿系统内的摘要务必在限定字数以内。最后上传的 Manuscript File 中摘要可以超过 250 个字，可以按照原本撰写的摘要不做字数修改。那读者就会问，最后录用后杂志社会发表哪一个摘要呢？这个问题并不重要，重要的是撰写的结构合理的摘要出现在稿件中，能够被编辑和审稿人阅读到。至于正式录用后会刊出哪一个摘要，文章已经录用了可以不必纠结，按照杂志社的要求走程序即可。如果摘要中有特殊字体，例如上标或者小标，可以点击界面上角 Insert Special Character（插入特殊字体）进行设置。

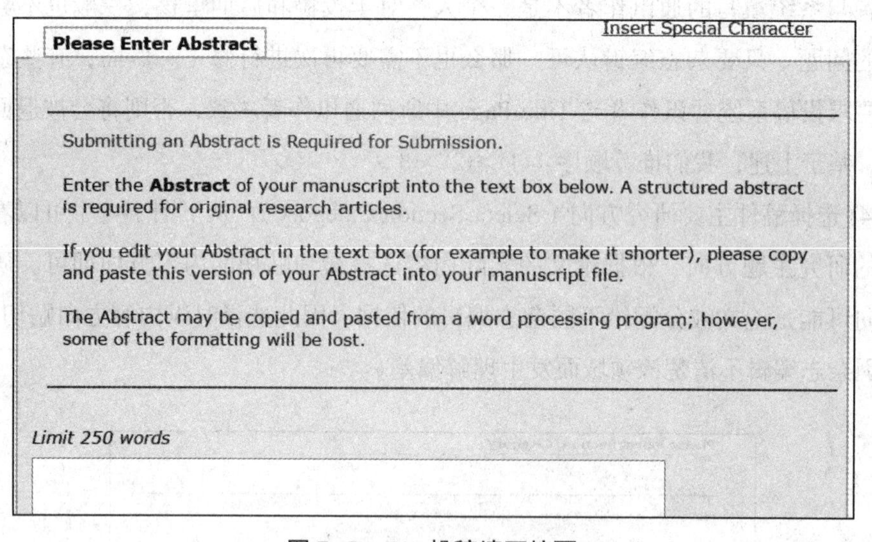

图 7–5　SCI 投稿填写摘要

(6) 填写文章关键词（enter keywords）：关键词的填写一般有特定要求，例如示例杂志社要求关键词的个数在 6 个或以下，各个关键词之间用“；”隔开，否则会被识别为 1 个关键词。如果关键词中有特殊字体，例如上标或者小标，可以点击 Insert Special Character 进行设置。界面见图 7–6。

(7) 选择文章分类词（select classifications）：这个步骤需要根据文章的内容进行相应分类词的选择（图 7–7）。根据笔者经验，这些分类词也许是总编辑分配文章给子编辑人员的依据。所以，尽量选择相关关键词。点击左侧框中的“+”号，可以看到该类别以下的更细类别，根据实际情况选择即可。选中后，点击 Select，选中的内容出现在右侧文本框内；点击 Remove，可以将选中的内容从右侧文本框中去除。

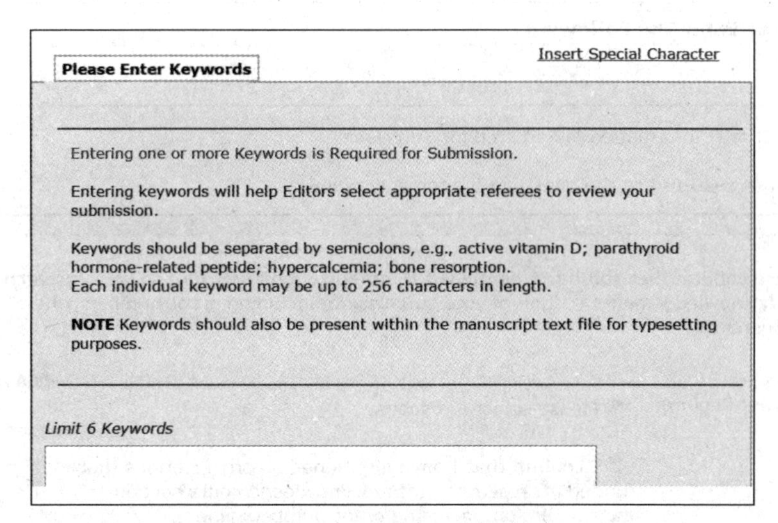

图 7-6　SCI 投稿填写关键词

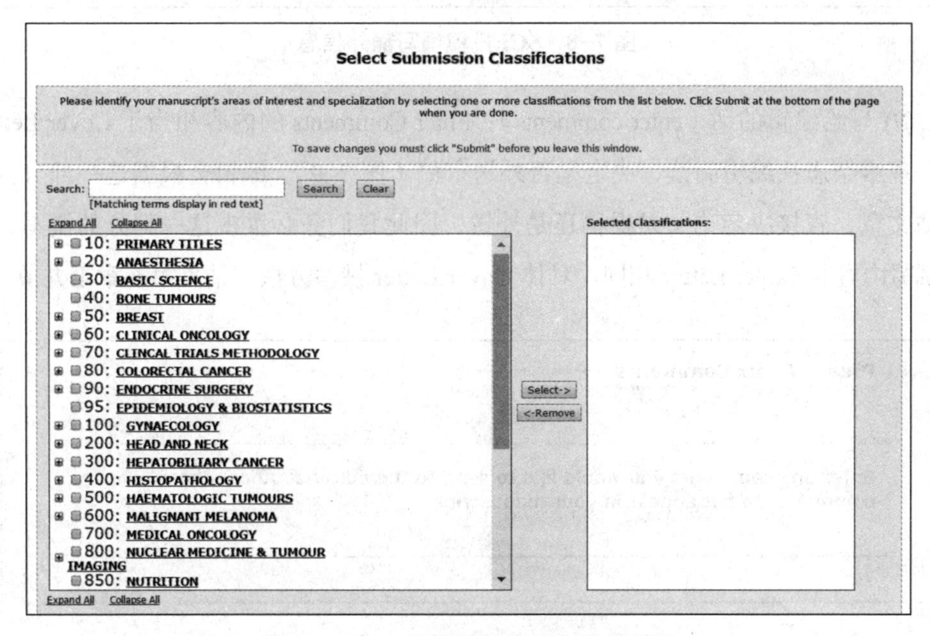

图 7-7　SCI 投稿填写选择文章分类词

(8) 填写额外信息（enter additional information）：这一部分不同杂志社差异比较大，有些杂志要求填写的信息比较多，有些杂志社比较少。但是，一般都包括作者利益冲突，伦理问题以及基金资助。根据实际情况填写即可，利益冲突一项一般都填写“无”。图 7-8 为让作者确认投稿稿件中已经提到了所有对作者研究有资助的机构，并填写资助编号。也就提示我们是否已经按照实际情况在投稿稿件中写明了所有资助基金，例如国家自然基金或者各省部级课题，以及相应基金编号。

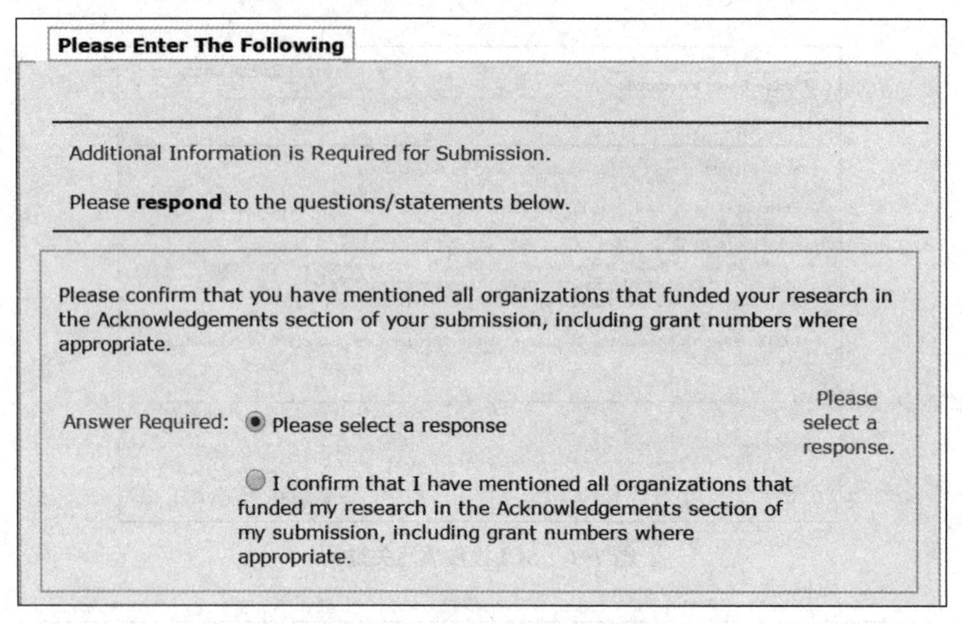

图 7–8 SCI 投稿填写额外信息

(9) 写给编辑的话（enter comments）：Enter Comments 的内容相当于 Cover Letter，只呈现给杂志社编辑阅读，决定是否外送审稿（图 7–9）。编辑会根据这一部分内容评估文章，直接决定论文是退稿还是外送，因此我们务必重视这一部分的撰写，具体撰写内容与 Cover Letter 相同。具体 Cover Letter 撰写方法，请见第 6 章第九节。

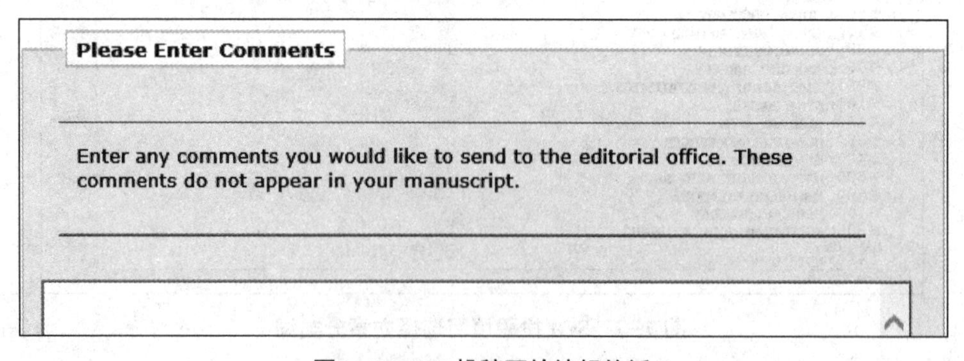

图 7–9 SCI 投稿写给编辑的话

(10) 推荐 / 规避审稿人（suggest reviewers）：杂志社一般有推荐 / 规避审稿人环节（图 7–10），需不需要填写推荐审稿人，杂志之间也具有一定差异性。有些杂志投稿系统在这个阶段不填写推荐的审稿人也可继续投稿；有些杂志则一定要填写完善后方可 Approve 稿件。推荐的审稿人，我们推荐填写主题方向相关已发文献的通讯作者，以及该通讯作者的单位和 E-mail。此前，沸沸扬扬的伪造同行评议的相关事件主要指的是在这个阶段，投稿人伪造审稿专家，稿件因此得以重新返回到投稿者手中。基于现状，现在国外杂志一般也很少给作者推荐的审稿人发送审稿邀请。同理，规避的审稿人，根据我们自身了解，某专家可能会不公平审稿，甚至成果有被盗窃的风险，那么完全可以将该审稿人填入规避人员之内。

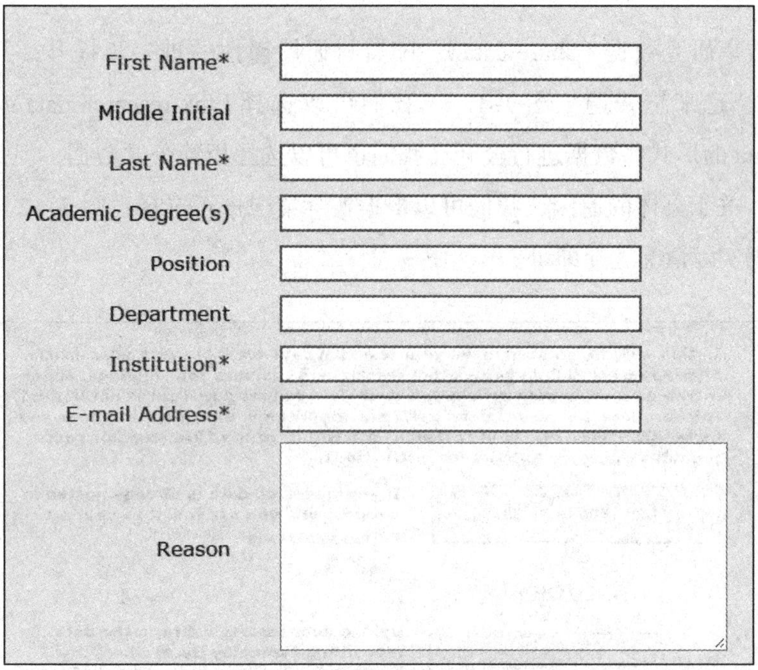

First Name*
Middle Initial
Last Name*
Academic Degree(s)
Position
Department
Institution*
E-mail Address*
Reason

图 7-10 SCI 投稿推荐 / 规避审稿人

(11) 上传附件（attach file）：上传附件界面见图 7-11，注明 * 号的则是必须上传的附件，可见该杂志社必须要上传 Cover Letter、Author Form、Manuscript、Conflict of Interest Statement。如果我们不清楚必须上传附件性质，例如不知道 Author Form 是什么，那么可以再次阅读杂志官网 Guideline for Authors，或者在上传界面寻找相关信息。这里在上传界面有对 Author Form 的介绍：The corresponding author must submit a completed Author Form to the EJSO with their manuscript.All authors must sign the Author Form.It should then be scanned and uploaded to EES during the manuscript submission process。可见，我们可以在这个界面直接下载 Author Form，填写完毕后扫描上传即可。

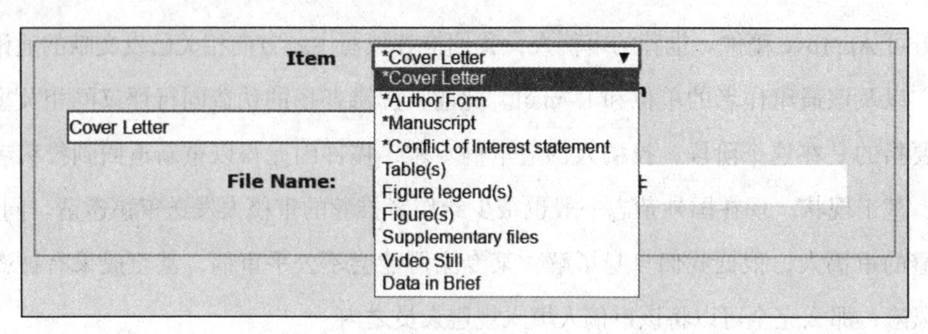

图 7-11　SCI 投稿上传附件

(12) 共享研究数据（share data）：随着科研严谨性的进一步提升，共享研究数据一栏已经越来越普遍（图 7-12）。我们可以选择 Link research data 或者 Upload research data 的形式将数据进行公开。我们也可以选择拒绝公开数据，但是需要填写具体原因。关于具体的原因，我们可以根据实际情况进行选择，图 7-12 给出了六大原因，依据实际情况选择即可。

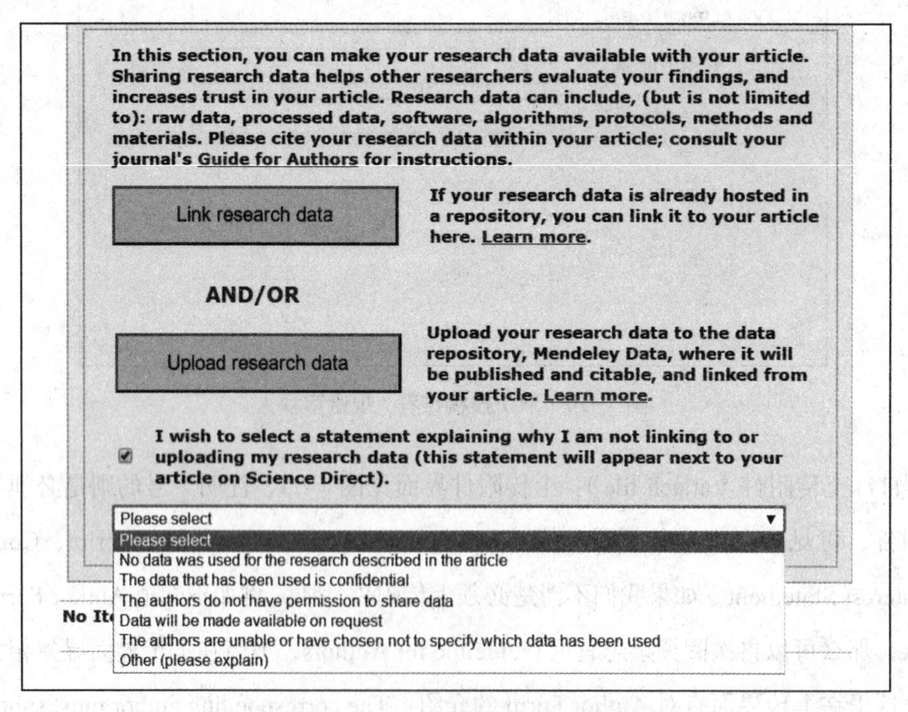

图 7-12　SCI 投稿共享研究数据

(13) 循证医学证据分级选择：投稿过程中我们可能会要求去根据自己的投稿文章在投稿系统中选择对应的循证医学证据分级。临床类研究依据治疗与可靠程度大体分为以下五级，大家根据分级与自身文章的匹配度进行选择即可。

Ⅰ级：Meta 分析。

Ⅱ级：单个的样本量足够的随机对照试验。

Ⅲ级：设有对照组但未用随机方法分组的研究。

Ⅳ级：无对照的系列病例观察，其可靠性较上述两种降低。

Ⅴ级：专家意见。

(14) 阅读生成的 PDF 稿件：投稿结束后，点击 View Submission。网站系统会将投稿内容自动生成一个 PDF 文件供我们对全稿件大致浏览、阅读与检查，发现问题及时 Edit Submission，再次更改稿件。若没有问题则可直接 Approve Submission，投稿至此结束。最终，稿件出现在 Submission being Processed 一栏。

4. 耐心等待　Approve Submission 后稿件就不能再次修改了。常有人在正式 Approve 后才发现稿件中存在一些问题，例如作者顺序填写错误、单词拼写错误。这个阶段，我们建议即使发现了错误，也不要心急。如果错误并不致命，那么完全可以不用理会。如果错误实在令自己难以接受，那么大家可以在 Action Links 中选择 Send E-mail，让编辑再次退回稿件再进行修改。

如果形式审查编辑发现文章的部分格式不符合该杂志的要求，那么形式审查编辑也会把稿件推送至 Submissions Sent Back to Author 一栏（图 7-13）。在这一栏，我们可以根据编辑的建议再次对稿件进行修改，修改完毕后再次上传确认即可。

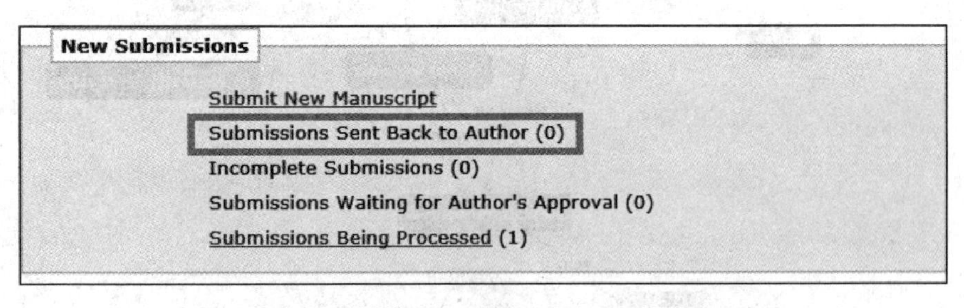

图 7-13　SCI 投稿 Submission Sent Back to Author

据我们了解，投稿之后一般会经过 Editor Assigned 阶段。Editor 评估之后主要有两个结果：一是稿件直接被退稿；二是稿件被送审 Under Review。虽然直接退稿预示着这个杂志已经将我们的稿件拒之门外，但是我们又可以马上开启其他杂志的旅程。其实，时间上并没有耽误。这里并不提倡再次给杂志编辑写信进行上诉，杂志社已经拒绝我们的稿件，说明编辑对我们的文章不感兴趣，寻找其他杂志重新开始旅程也许是一种更理智的选择。

三、SCI 投稿过程主要状态与持续时间详解

不同出版社旗下 SCI 杂志的投稿方式、过程以及状态有所区别，但是基本形式大致相同。读者掌握一种杂志的投稿方法及投稿状态，基本可以举一反三。不同杂志的审稿周期差异比较大，从几天到数月不等。对于大部分 SCI 期刊，从投稿到接收大概在数月内（2 ～ 6 个月）可以完成。投稿状态流程大致如下（这里根据我们投稿经验以 BioMed Central 旗下的 *BMC Cancer* 杂志为例，图 7–14）。此外，一部分杂志会在杂志官方网站给出各状态所需的平均时间，例如 Elsevier 杂志社和 Dove 杂志社，大家可自行前往官网查询。

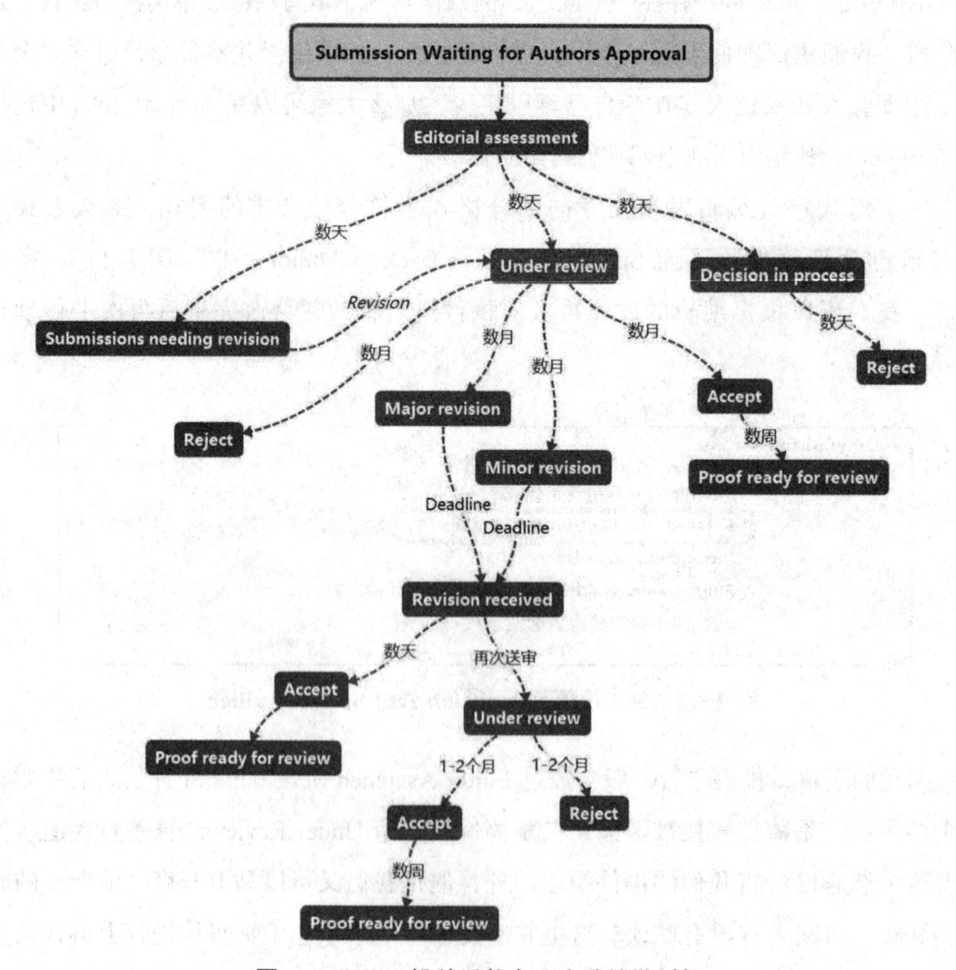

图 7–14　SCI 投稿后状态及大致持续时间

1. Submissions waiting for author's approval（稿件等待作者批准） 投稿系统里将Manuscript Text、Figures、Tables、Cover Letter，以及相关信息文件上传填写完毕后，状态显示Submissions waiting for author's approval。点击View Submission可以审阅PDF版投稿文件，点击Edit Submission可以再次修改编辑投稿系统稿件，点击Remove Submission，这次投稿所有上传填写资料均会被删除。确认无误后，点击Approve Submission，则稿件状态显示New Submission，投稿文件已投向杂志社，这个阶段不能再对稿件进行修改。

2. Editorial assessment（编辑评估） Approve submission后，文章进入杂志编辑评估阶段。该阶段主要有两类杂志编辑对论文进行评估，一类是形式审查编辑负责质控论文的格式；另一类是学术编辑负责把关论文与杂志主题是否相符，论文质量是否值得送外审，以及负责将审稿回来的建议上交给总编辑进行决策文章最终录用与否。

(1) Submissions needing revision（稿件需要修订）：形式审查编辑若发现我们上传稿件的格式没有达到杂志社要求，会将需要改进的建议一一列出，要求作者依次进行修改。从Editorial assessment到Submissions needing revision这个过程不会很长，一般几天左右能够完成。收到Submissions needing revision的邮件和消息后，根据编辑要求对论文进行格式修改，再次Approve submission即可。待所有格式条件都满足后，有些杂志社才开始对论文的内容质量进行评估，决定送审还是退稿。简而言之，论文格式满足杂志社要求并不代表论文录用概率的升高，逐步满足形式审查之后，也可能面临没有外审稿件的结局。通过形式审查是进一步外审的前提。

(2) Under review（正在外审）：形式审查编辑认为投稿论文格式符合要求，学术编辑认为投稿论文主题符合杂志范畴，总编辑认为论文有意义值得外送，那么杂志社就会发邮件邀请审稿人审稿。稿件外送后，状态会变更为Under review，那么意味着文章已经推送到了Peer review（同行评议）手里，等待Peer review的反馈。

(3) Decision in process（正在决策）：如果投稿后，没过几天就看到这个状态，则一般提示文章马上就要被拒了，可以开始准备投稿另一个杂志。拒绝稿件的理由一般会委婉地说，"杂志稿源太多，处理不过来，论文并不值得送审""主题与杂志主题不符合"等。部分杂志会给投稿人推荐一些其他杂志，可以作为参考。也有一些杂志会推荐投稿人进行Transfer服务，也即可以不用再次投稿，杂志社将稿件直接转至其他杂志投稿系统名录之下。目前，根据我们的经验，这种Transfer服务，Transfer的杂志可能不是SCI，所以大家需要慎重使用。

3. Major revision or minor revision（大修或小修） 从 Under review 到这个阶段耗时最长，一般 2 ～ 3 个月，短则 1 个月左右。不同杂志社此阶段审稿时间长短不一，Dove 杂志社官网称，该杂志社系列杂志此阶段平均用时为 20 天左右[①]。编辑收到几个审稿人意见后（一般≥ 2 个审稿人），会综合考虑，决定文章是直接通过（accept），还是大修（major revision），小修（minor revision），或是直接拒稿（reject）。如果编辑需要作者进行修回，会在发送给通讯作者的 Email 里写清楚 deadline，一般会留给作者几十天的修改时间。如果在这一个阶段，编辑要求修回，那么恭喜，因为文章录用的概率已经大幅上升。根据 *Journal of Clinical Oncology*（IF=20.982）官方说明，修回文章的录用率在 80% ～ 90%。这已经明显高于初始投稿 10% 的中稿率。如果我们的修回过程耗时比较长，预估在 deadline 前无法完成，可以提前发邮件告诉编辑，请求延期。

4. Revision received（收到修回稿件） 杂志编辑收到作者的修回稿件后，传递给杂志总编辑审阅，之后主要会有下面两种可能：一种是直接通过（accept）；另一种是再次送审（under review）。如果杂志编辑觉得作者的修改达到预期，那么有可能就会直接通过；如果修回要求修改的地方比较多，审稿人的建议多，那么编辑一般会要求再次送审。再次送审的周期一般为 1 ～ 2 个月，一般要比第一次送审的时间短一点。

5. Decision in process → Accept or reject（正在决策） 经过再次或者多次送审后，总编辑最终决定录用或者退稿是对这篇文章的最终判决。从 Decision in process 到有最终结果一般是几天的时间。如果我们对审稿最终结果有异议，可以提出申诉。不过根据我们的经验，杂志编辑的回复一般是让我们可以修改后再次投稿。

6. Proof ready for review（稿件校样） 如果文章最终录用，那么数周后杂志的 Publication 部门会发来 Proof。作者可以对已排版的 Proof 进行最后校稿，最后阅读并修改一次语言表达、标点符号，以及确认作者名字、单位及基金等。这个时候如果要更改、增加作者，不同的杂志社有不同的要求，有些杂志社有明确的规定不允许添加。如果作者一定要添加进去那么会面临被退稿的风险。Proof 校对是论文发表前修改论文的最后一次机会。因此，我们建议在校对 Proof 时尽可能将需要做的修改都一并完成，多阅读几次。稿子校稿阶段属于录用后，大家兴许会比较兴奋，对待 Proof 校对的态度上可能会有所松懈，校对得比较快，有的地方不完善就直接提交了，

---

① Dovepress. Open access to scientific and medical research [DB/OL]. https://www.dovepress.com/index.php (Accessed July 9, 2019)

结果可能会因此错失最后更正稿件的机会。

校稿 Proof 后，文章则进入 In press 阶段。有些杂志的 In press 的周期比较长，但是 In press 阶段的文章一般已经可以在 PubMed 上检索到文章了，就是没有最终的页码和期数。最终 Publication 后，则论文才有最终正式的期数和页码。Proof ready for review 到 In press 一般不会很长，In press 到 Publication 有时候会比较长。

四、SCI 修回审稿人和编辑提问技巧与模板

当收到编辑邮件要求文章修回（revision received），作者需要将稿件按照要求进行修改并重新上传。通常这种修回指的是文章经过审稿人审稿，编辑综合审稿人的建议做出修改的决定。另一种修回是指文章格式的修回，投稿数天或者几周后收到杂志邮件，要求对论文书写格式、文章字数、图片质量等进行修改后再次投稿。第二种文章格式的修改，不是真正意义的修回。这里我们讲述的修回技巧主要针对第一种修回情况。

如果收到编辑要求文章修回的邮件，首先恭喜，正如上节所言，文章录用概率已经大幅上升。但是，接到修回的邮件并不代表录用，还需要对审稿人及编辑的建议进行一对一回复，才有可能被录用。关于回答审稿人提问的注意点总结如下。

1. 态度上重视与认真

(1) 读懂审稿人与编辑提问：首先要注意，并不是每一个审稿人都有非常专业的英语表达能力。对于一些母语为非英语的审稿人，他们提问的英语语法和表达可能会存在一些问题，但是一般情况下都可以读懂。对于一些模棱两可的问题，针对可能的情况分别依次给予解决方案。这个阶段追问审稿人的具体要求并不太合适，因为我们发邮件问编辑，编辑还得发邮件问审稿人。这样耗费的时间可能比较长。杂志社在要求我们修回的邮件中，通常会明确提出修回的具体要求，不同的杂志要求有所不同，但一般包括，一对一（point-to-point）回复提问，保留修改痕迹等。这样的要求必须要满足。

(2) 一对一回复提问：指在 Response letter（对审稿人和编辑的回复信）中针对每一个审稿人的每一个提问逐条进行回复。这里要注意使用十分清晰的格式，我们下文有推荐具体格式（Response letter 模板），请参考本文文末。根据我们修回文章的经验，有些审稿人的提问是写了一段话，有些审稿人的提问是按点依次列出。对于一段式提问，里面有多个问题的，我们这里还是建议把审稿人的一段话进行提炼，

提炼出要求进行修改或者解释的一个一个的问题，然后按照各个问题逐条依次进行回复。

(3) 论点论据式回复提问：针对提问，我们首先开门见山亮出自己的观点，agree or disagree，而后给出支持我们观点的理由。对于提问者的一些建议，最好不要直接否定提问者的观点。例如：有审稿人提出对于评估某一项内容建议使用指标 B，而我们使用的是指标 A。我们可以这样回复，首先大致表达审稿人考虑得有道理，指标 B 确实是国际上评估某一内容的常用指标，但是指标 B 在文章中存在一些问题与局限性，并且指出指标 A 也可以明确说明作者想表达的问题。这个指标并不是我们一人这样用，国际上已经有研究者也这样使用，并列举一些文献。

(4) 添加参考文献：理论上，我们所说的每一句话都应该有理论的支持，对所撰写的文字尽量添加上参考文献作为理论支持，以体现出专业性。

2. 行动上尽量满足审稿人要求

(1) 能够满足的要求，尽量满足：对于编辑及审稿人提出的要求，如果情况允许、难度不大，那么努力满足。记住是“努力”去做，并且前提是“情况允许”。如果实验设备已经无法满足，补实验的周期异常漫长，那么我们就需要从另一个角度去解释和说服编辑和审稿人。这里就需要我们权衡一下补实验的利弊，即按照审稿人要求进行修改所存在的实际困难与不补实验被拒稿的风险。对于编辑和审稿人明确要求提出需要补充的一些重要实验内容，有必要尽力去满足。补实验的实际困难与不补实验被拒稿的风险需要做一个平衡抉择。

(2) 并不是每一个要求都要满足：我们认为，并不是每一个审稿人都对投稿人的研究非常熟悉。他们中也许也有从事其他研究方向，而对投稿人所做的研究并不熟悉。基于科学问题对于一些多项选择，审稿人的要求有道理，我们做的选择也有理论支持，大可只回答提问，不再对文章内容进行修订。根据我们的经验，审稿人提出的 3 个比较难以满足的要求中，大可只满足 1 ～ 2 个要求。30% 左右的问题，我们大可不必按照审稿人的建议执行修改，但是必须说明情况缘由。对于一些比较容易满足的要求，例如修改一些语法，还有提供一些基本信息，例如实验设备及材料来源等，举手之劳一定要详细修改并做好回复记录。

3. 如何回答审稿人空泛的语言问题　有时候审稿人会提出一些比较空泛的问题，例如：The text needs a thoroughly revision of the language and some arguments could be better arranged。回答这个问题的思路主要有三种：第一，专业语言润色，在修回信件中明确说明该论文已经经过专业语言润色，并提供语言润色证明；第二，借助英语语法修改软件修正，例如 Grammarly, 并在修回信件中明确说明本论文经过了专业英语语言校正软件的修改；第三，请英语专业的老师或者专家帮忙协助修改，并在修回信件中明确说明本论文已经经过某某老师的语言校对。模板示例如下：We used *Grammarly*, a grammar checker software, to polish the language of the manuscript.It offered accurate, context-specific suggestions to make the manuscript shine.Besides, two professors/native English speakers helped us edit the English language of the manuscript.

4. Cover Letter 注明已做相应修改　按照要求一对一回答审稿人和编辑提问后，还会要求上传 Cover letter。修回中的 Cover letter 的作用主要是让编辑对我们的主要修改有大致的了解和预览，以及唤醒编辑对我们的稿件的记忆。这里我们提供一个普遍适用的 Cover letter 修回模板，供大家使用参考。

Dear editorial board of the ×××（杂志名称），

We are submitting our revised manuscript entitled "×××"（论文名称）to the ×××（杂志名称）for your reconsideration of its suitability for publication.All authors have read and approved the manuscript.We have carefully taken the reviewers' comments into account and provided responses to each of the points raised by the reviewers.Some necessary corrections have been made, and all the altered passages have been highlighted in light gray.

The correction in the revised manuscript are the following:

1. The information of the X used in this study was added to the methods part.

2. The end of the discussion part was revised according to the comments.

3. The language of the manuscript was carefully revised and polished.

The new revised version was resubmitted.All the main changes in the revised manuscript have been marked in red.We hope that the revision would be acceptable.

We are looking forward to hearing from you soon.

Sincerely,

Author.

July 9, 2019（月 日，年）.

---

5. 总结注意事项　态度上重视与认真，行动上尽量去满足，努力打动编辑和审稿人最终录用我们的文章。同时，并不是每一位审稿人都对我们的研究了如指掌，他

们也许对我们的研究并不熟悉。态度上的重视体现出我们对待科学的严谨，策略上依据科学问题实际情况做出最终抉择。

6. 修回时回答审稿人提问的格式模板　Response Letter 最好开头有 Revision List，这能让编辑和审稿人一目了然。稿件修改的字体和格式可以是斜体及标蓝色，这样可以减轻编辑和审稿人阅读负担。

Dear reviewers and editors,

The comments have been carefully considered and a new revised submission have been uploaded.We highlighted all the altered passages in light gray.

The correction in the revised manuscript are the following:

1. The information of the X used in this study was added to the methods part.

2. The end of the discussion part was revised according to the comments.

3. The language of the manuscript was carefully revised and polished.

Responses to reviewer #1:

To question 1:

To question 2:

……

Responses to reviewer #2:

To question 1:

To question 2:

……

References

……

---

7. 修回稿件回复成功案例　下面分享修回稿件成功案例，供大家阅读参考，体会修回思路，举一反三运用到在大家自己的稿件修回中。

Dear reviewers and editors,

The comments have been carefully considered and a new revised submission have been uploaded.The responses are as follows.We highlighted all the altered passages in light gray in the manuscript text.

The correction in the revised manuscript are the following:

1. The end of the discussion part was revised according to the comments.

2. The language of the manuscript was carefully revised and polished.

Responses to reviewer #1:

Only one question: what does mean exactly *head and neck cancer* (page 4, line 1)?

Response: Head and neck cancer was defined as the cancer which was originated from head or neck tissue but not originated from brain, eyes, ears, thyroid and esophageal outside neck, including nasopharyngeal carcinoma, squamous cell carcinoma, and oral cancer [1].In the study, head and neck cancer mainly included nasopharyngeal carcinoma and squamous cell carcinoma.The information is added at survival analysis section–the third paragraph of the method section–in the present study.

Responses to review #2:

(1) The scoring system section in the results do little more than restate what is shown in the Table.Please rewrite this section to provide a more in depth look at the findings, such as discussing which factors are more important than others or noting other considerations that are revealed through looking at the findings as a whole.

Response: A more in depth look at the findings, such as discussing which factors are more important, has been provided in the study.In the new scoring system, five preoperative prognostic factors were included: primary site, preoperative ambulatory status, visceral metastases, preoperative chemotherapy, and bone metastasis at cancer diagnosis.The scoring points for each of the five significant characteristics were obtained from the hazard ratios, and the hazard ratios were rounded off to the nearest integer.Regarding primary site, the rapid growth cancer was given two points and the moderate growth cancer was given one point. Preoperative ambulatory and chemotherapy were each given two points.No bone metastasis at cancer diagnosis was given one point.Notably, no visceral metastases was given the highest points, so visceral metastases should be carefully evaluated before surgery.Preoperative chemotherapy and on bone metastasis at cancer diagnosis had similar hazard ratios, while both were given different points, which might result in bias in the study.

But instead of rewriting the scoring system section, I would better provide the above–mentioned ideas in the discussion section.

(2) Perhaps in the discussion it should be suggested that decisions be made with patient

involvement, and that patient personal opinions/concerns need be considered as well … basically, noting a case by case approach should still be taken and that scoring systems are merely predictive and do not dictate a therapeutic course.

Response: To our knowledge, there is always patient's hope for an intervention that might preserve ambulation and drastically improve quality of remaining life, despite poor prognosis predicted by some clinical scores.Therefore, the decision regarding treatment of patients with MSCC is complicated, should consider patient's personal opinions or concerns, and should not merely rely on clinical scores.This information has been added at the end of the sixth paragraph of the discussion section.

(3) I feel that value could greatly be added to the work through performing the exercise of scoring your patient population through another system, it looks as though the Bauer or modified Bauer would be the best, and then comparing and contrasting your proposed system with the results of another.

Response: As we all know, Bauer et al.[2] developed a scoring system by studying 153 cases of limb bone metastases and 88 cases of spinal metastases by including three influential items: the site of the primary tumor, metastatic load, and pathologic fracture However, participates in Bauer score had large variations in the surgical indications and procedures among the facilities as compared with the patients in our study, and limb bone metastasis was not included in our study.Besides, the judgment of pathologic fracture is difficult in the spine [3].Notably, a multicenter prospective trial has been performing to confirm whether the scoring system is valid and reproducible.We will validate or revise the scoring system in our continued studies.Please pay attentions to our future researches.

Thanks a lot!

References

[1] Licitra L, Bergamini C, Mirabile A, et al.Targeted therapy in head and neck cancer.Curr Opin Otolaryngol Head Neck Surg 2011;19:132-137.

[2] Bauer HC, Wedin R.Survival after surgery for spinal and extremity metastases.Prognostication in 241 patients.Acta Orthop Scand 1995;66:143-146.

[3] Tokuhashi Y, Uei H, Oshima M, et al.Scoring system for prediction of metastatic spine tumor prognosis. World J Orthop 2014;53:262.

五、SCI 论文被拒后续调整“四步走”

杂志社每年 SCI 文章的发表数量有限，录用也具有一定比例限制，注定部分稿件会被退稿。面对被退稿的论文，确实令人灰心与沮丧。其实，刚投稿的论文几天或者几个小时后被拒从另一个角度来说是值得庆幸的。我们可以立即选择转投到其他杂志。文章一审过后被拒，一审的时间依据不同的杂志，时间不一，快则 1 个月，一般 3 个月，慢则 5 个月，甚至更长，几个月的等待换来被拒的结果，失望的情绪完全可以理解。一审后杂志编辑做出文章修回的决定，我们修回后进行二审，甚至三审，最后还是被拒稿，悲痛的情绪在所难免。然而，“胜败乃兵家常事”，现在无论是庆幸、失望，还是沮丧和悲痛，对被拒稿的论文进行进一步修改，提高文章本身的质量，才是最重要的环节。

1. 第一步：重新调整心态　首先，我们要做的是调整好自己的心态，勇敢面对被拒稿的事实。论文退稿后，心情会受到一定影响。这个时候更需要端正自己的心态，与其在悲伤中让时间流逝，不如撸起袖子加油干，一鼓作气修改后再投。

2. 第二步：合理取舍建议　第二要点就是要合理地听取杂志编辑和审稿人的建议。这个合理性主要表现在对审稿人的建议进行有批判性吸收。审稿人中肯的建议能对我们的论文起到促进作用，然而杂志编辑和审稿人的建议也不一定完全正确。我们也不知道审稿人对我们的研究到底有多了解，也不知道审稿人审理我们文章的态度是否认真严谨。所以，一要结合自己的实际情况，基于科学态度有选择性地筛选别人的建议，批判性地加以吸收。

3. 第三步：切实修改论文　心态的调整及批判性吸收审稿人的建议是前提，最重要的还是切实地修改论文。这也是能够从本质上改变文章质量和档次的一个重要步骤。论文的修改要有明确的目的性和针对性，在修改的时候首先明确自己的论文所存在的主要问题或缺陷，确定修改的大致方向。在完成大体方向上的修改后，最后对细节进行适当修改和完善。下面是一些常见的修改策略。

(1) 扬长避短式修正文章主旨观点：文章亮点是文章的灵魂，主要体现在文章的创新性、重要发现，以及临床运用转化潜力等。突出研究亮点，采用客观、清晰、逻辑性强的表现方式。如果论文主旨不清，无创新性，则难以发表。修改论文首先要考虑论文的主旨观点是否正确，认识是否深刻，是否有新意。如何提高文章的深刻性和新意，从哪个角度来体现文章的价值所在。这是我们首先应该思考的问题。

(2) 适当调整撰写表述结构：文章表述结构是论文表现形式的重要体现，是论文内容的组织安排。一篇文章应该是一个完整的整体，结构的好与坏，直接关系到论文内容的表达效果。结构的调整，关系着全文的布局。修改时注意明确结构，理顺思路，明晰层次，突出中心主旨，划分段落，文章的开头、结尾、过渡照应要自然，全文构成一个完整的严密体系。调整的原则，是要有利于突出中心论点，使文章内容服务于中心论点。

(3) 完善语言表达：语言是表达的工具，要想使得论文表达准确、简洁、生动，有必要在论文语言运用上反复推敲与修改。对于母语非英语的我们，首先要解决的问题是英语语法表达的正确性。这需要我们尽量避免一些常见的语法错误，试想一篇满是语法错误的文章，给编辑和审稿人的印象肯定大打折扣。这里对于语法的校正，可以邀请同学、老师进行，也可以使用语法自动校准软件 Grammarly 等。其次我们需要解决语言表达的准确性。为了提高论文语言的准确性，需要把一些似是而非的语言表达，改为准确的文字。三是语言表达的简洁性，就是运用最少的语言明确表达最多的信息。最后是语言的可读性，这是论文语言表达比较高的一个层次，为了提高论文语言的可读性，需要把平淡变为鲜明，把刻板变为生动，把笼统变为清晰，形成地道的英文写作。进一步阅读，大家可以参考本书第 6 章第一节。

4. 第四步：重整旗鼓上路　“屡败屡战，愈挫愈勇”，坚持走下去，虽然可能备受煎熬，但是总在进步，总会超越，总会有理想的结局。

六、SCI 期刊发表 Open Access 这把“锁”开不开

Open Access 这把“锁”开不开？回答这个问题，需要我们了解 Open Access 的定义，现行 SCI 杂志 Open Access 相关政策，以及我们所在单位 SCI 论文报销政策。

1. 何为 Open Access　Open Access，中文翻译为“开放存取”，主要是指学术界为推动科研成果利用互联网自由传播而采取的策略，目的是促进科学及人文信息的广泛交流，促进利用互联网进行科学交流与出版，提升科学研究的公共利用程度、保障科学信息的保存，提高科学研究的效率。简言之，如果一篇英文文章 Open Access，那么只要有互联网，我们就可以免费下载并阅读这篇文章的全文。这就相当于在 PubMed 里面有标注的 Free Article，我们可以直接下载全文，无须支付任何费用也无须进入购买了该杂志的图书馆的入口链接。

Open Access 就像打开了通往获取文章之门的锁，任何人都可以进入房间；而非

Open Access 文章，只有有了钥匙的人才能够进入房间获取文章全文。值得注意的是，有些杂志社本身已经设定为 Open Access 杂志，例如 BioMed Central 杂志社、Dove 杂志社及 e-Century 杂志社等。这些杂志社官网均有介绍为 A Pioneer of Open Access Publishing。一旦我们投稿，就已经默认为要 Open Access，若文章录用，后期需要支付 Open Access 费用。有些杂志社，例如 Elsevier 杂志社及 Springer 杂志社，是可以选择是否 Open Access。选择 Open Access，则需要支付 Open Access 费用，不选择 Open Access，则不需要支付任何费用。支付的 Open Access 费用，不同的杂志社有所不同，一般为 2000 ～ 4000 美元或者欧元，合计人民币少则 1 万～ 2 万元，多则 3 万～ 4 万元。这类 Open Access 费用，各家医院、科研单位报销政策不同，能不能报销，什么类型的文章才能报销，报销需要哪些资料，这都要咨询大家所在单位的科研部门。

2. Open Access 费用与论文审稿费有何区别　论文审稿费与 Open Access 费用完全是两回事。论文审稿费是在论文投稿到杂志社之后，杂志社要求投稿人支付一定审稿费才开始外审。大部分 SCI 杂志不需要投稿人支付论文审稿费。我们可以前往杂志社官网了解是否需要支付审稿费。Open Access 费用是指稿件录用后，要求我们支付的费用。如果杂志本身为 Open Access 杂志，则没有选择，必须要支付 Open Access 费用；如果杂志不是 Open Access 杂志，则可以选择是否支付 Open Access 费用。选择是否支付 Open Access 费用的时间节点各杂志社有所不同，有些杂志社在投稿的过程中，就要投稿者选择是否 Open Access，有些杂志社是在稿件正式录用后才让投稿人决定是否 Open Access。

3. 中文杂志版面费与英文文章 Open Access 费有何区别　中文杂志的版面费和国外英文期刊的 Open Access 费用虽然都是向杂志社汇款，但是我们认为性质截然不同。中文杂志版面费是我们的文章在该杂志发表所需支付的费用，这类费用主要用于对稿件的处理、印刷及出版，基本上中文杂志都收取版面费。中文杂志没有 Open Access 这一概念，也就是说所有的中文文章理论上均不能从互联网直接下载，需要杂志或者文献检索数据库（中国知网 / 万方等）的账号支付下载文章的费用或者通过图书馆链接入口才能够下载获取全文。

英文文章 Open Access 决定我们的文章是否可以通过互联网直接下载全文。言下之意，只要我们的文章 Open Access，那么所有人通过互联网均可以下载获取文章的全文；如果我们的文章没有 Open Access，那么只有通过在线购买或者通过购买了该杂志的图书馆链接入口才能够下载获取文章全文。也即文章是被“锁”住的，只有有了钥匙才能开锁，在线购买或者通过某图书馆入口链接是打开锁的钥匙。如果通过图书馆链接入口，也不能下载文章全文，则说明我们所使用的图书馆也没有购买这个杂志的全文下载权。杂志社也是属于营利性组织，中文杂志社可以通过收取作者的版面费及全文下载费用或者图书馆的数据库购买费进行盈利；外文杂志，要么收取作者的 Open Access 费用，要么收取读者的全文下载费用或者图书馆的数据库购买费。中文杂志，作者一般需要支付版面费才能发表，英文 SCI 杂志，作者也许可以不支付任何费用就可以进行发表。

4. 到底选不选择 Open Access　对于有选择是否 Open Access 的情况下，我们到底选不选择 Open Access 呢？回答这个问题，需要因地制宜。上面已经谈到，投稿前我们就应该先弄明白目标杂志是否需要先缴纳审稿费，是否要求所有的文章均进行 Open Access。一般在杂志的主页非常明显的位置有个 Open Access 的标示，例如 BioMed Central 杂志社旗下杂志，或者在杂志的介绍栏会明确说明，This is an open access journal，即要求所有的文章均进行 Open Access，或者在投稿的过程中也会出现明确的提示选项。

对于作者所在科研单位可以报销 Open Access 费用，或者有充足的课题经费支持，不需要考虑经费问题的情况下，这个时候给文章 Open Access 最大益处就是可以扩大文章的影响力，因为 Open Access 的文章通过互联网可以直接下载。这样，同领域的研究人员均可轻松获取阅读全文，引用次数也可能因此相应增加，那么文章的影响力自然便会增大。

然而，如果作者所在单位不给报销 Open Access 费用，团队也没有科研课题经费支持，对于文章是否进行 Open Access，那么就需要作者自行权衡决策。如果不愿意支付，那么我们在投稿的时候就需要刻意避开那些 Open Access 杂志。

七、SCI 国际汇款 Open Access 费用攻略

笔者在 SCI 国际汇款 Open Access 费用这个问题上碰过不少壁，银行办理汇款业务漫长的排队等待，携带资料不全，Invoice（杂志社提供的形式发票）本身缺少汇款必要信息等。这些问题往往会导致我们多次来往银行，耗费大量的时间和精力。因此，准备充分，了解国际汇款必要流程及熟悉相关资料的填写有助于我们顺畅地进行国际汇款，节约时间。

据我们了解的汇款途径主要：① 银行国际汇款；② 信用卡［维萨卡（VISA

Card)、万事达卡(Master Card)、运通卡(American Express Card)] 互联网国际汇款。

1. 银行国际汇款 这种汇款方式相对来说比较传统，有清楚明白的汇款单据，但是效率比较低，银行排队时间可能比较长，填写汇款信息有一定麻烦，遇到的突发情况可能比较多。汇款的每一步都比较关键，一旦某一步出现问题，后面的流程可能就走得不顺畅，甚至进行不下去。下面具体介绍。

(1) 材料准备：我们需要准备银行卡、本人身份证、Invoice(杂志社通过电子邮箱或者航空邮寄发给作者的形式发票)、论文首页。通过银行卡转账，身份证是身份依据，Invoice 上有必要转账信息，论文首页可能不一定需要，银行工作人员要求提供的时候给出即可。

文章录用后，杂志社会发电子邮件询问作者汇款方式，主要有两个选择：一个是 Send Me an Invoice；另一个是 Pay by Credit Card。Send Me an Invoice 就是通过形式发票银行汇款进行支付；Pay by Credit Card 就是通过信用卡互联网支付。如果我们选择 Send Me an Invoice 后，杂志社就会进一步发邮件，要求作者填写 Invoice 相关信息，包括姓名和地址。如果作者选择 Pay by Credit Card，那么银行会进一步发送信用卡网上付款链接，这和国际购物有相似之处。

(2) 联系银行：材料准备完毕，我们可能就直接跑到银行汇款了。一进银行询问才知，该银行不能办理国际汇款业务。到底什么银行可以办理国际汇款业务呢？一般情况下，国家银行均是可以办理国际汇款业务的，但是这些银行的支行可能规模有限，不具备办理国际汇款业务。所以，准备去银行前，有必要提前拨打官方电话，询问目标银行是否可以进行国际汇款。

(3) 填写《境外汇款申请书》:《境外汇款申请书》主要包括两部分：① 汇款人信息；② 收款人信息。

① 汇款人信息：提供汇款币种及金额(Currency and Interbank Settlement Amount)，银行卡账号，汇款人名称和地址及汇款人身份证号。汇款币种及金额能够在 Invoice 中轻松地找到，以 *Spine* 杂志 Invoice 为例(图 7–15)。从下图可见汇款金额为 3200 美元。

② 收款人信息(图 7–16)：提供收款人开户银行名称及地址(Beneficiary's Name and Address)，收款人开户银行在其代理行账号(Bene's Bank A/C No)，收款人名称及地址(Beneficiary's Name and Address)，收款人账号(Bene's A/C No)及汇款附言(Remittance Information)。它们与 Invoice 中信息的对应关系见图 7–17(*Spine* 杂志 Invoice)。

这里，需要注意收款人开户银行在其代理行账号(Bene's Bank A/C No)指

Invoice 中 Swift 码（汇款对象在美国）或者 IBAN 码（汇款对象在欧洲），例如下图（*European Journal of Surgical Oncology* 杂志 Invoice，图 7–18）。

Qty	Item	U of M	Description	Amount
1	OPEN ACCESS ARTICLE	Each	SPINE 151986R1_Who are the best candidates for decompressive surgery and spine stabilization in pati	$3,200.00

(FEIN) 132932696 GST 895524239

Item Charges	$3,200.00
Adv Discount	$0.00
Trade Discount	$0.00
Agency Discount	$0.00
Production Charges	$0.00
Subtotal	$3,200.00
Sales Tax	$0.00
Amount Due - USD	**$3,200.00**
Terms: NET 30	

图 7–15 *Spine* 杂志 Invoice 局部

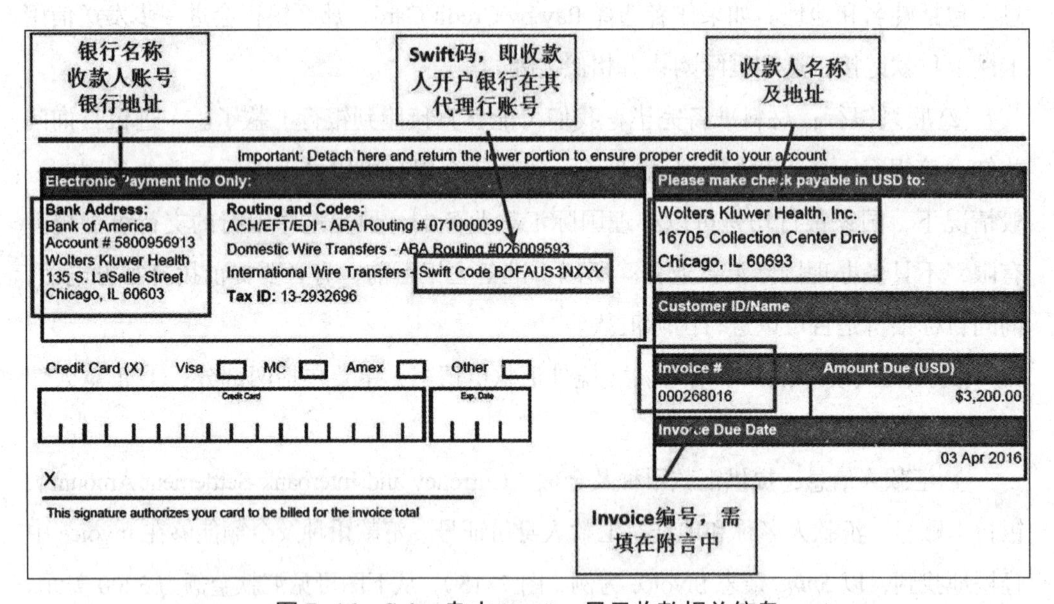

图 7–16 *Spine* 杂志 Invoice 显示收款相关信息

供收款人开户银行名称及地址（Beneficiary's Name and Address）	收款人开户银行在其代理行账号（Bene's Bank A/C No）：**BoFAUS3NXXX** **Bank of America Wolters Kluwer Health 135 S. LaSalle Street Chicago, IL60603**
收款人名称及地址（Beneficiary's Name and Address）	收款人账号（Bene's A/C No）：**#5800956913** **Wolters Kluwer Health, Inc. 16705 Collection Center Drive Chicago, IL 60693**
汇款附言（Remittance Information）	**Invoice # 000268016**

图 7–17 Invoice 信息填入境外汇款申请书

Please use the contact details above if you need to make any changes to this invoice
REMITTANCE ADVICE - PLEASE RETURN WITH CHEQUE OR CREDIT CARD PAYMENTS
BACS transfers - please quote invoice and billing account numbers. Failure to do so will result in delays or lost payments.

Billing Account Number	11791402
Invoice Number:	W1298987
Delivery Account Number:	11791402
Invoice Date:	13-OCT-2015
TOTAL AMOUNT USD	2500.00

Registered in England Number 1982084 Elsevier,
Fulfilment Centre, The Boulevard, Kidlington, Oxford, OX5 1GB, UK

PAYMENT OPTIONS:

Bank Transfer: Remit the amount to our account 50.09.17.086 with the Royal Bank Of Scotland NV Amsterdam The Netherlands SWIFT-address: RBOSNL2A IBAN: NL95 RBOS 0500 9170 86

Cheque: Please send a check to Elsevier PO Box 7247-7682 Philadelphia, PA 19170-7682

Credit Card: Fill in your credit card details and fax, toll free to Elsevier 1-877-223-1436

☐ Amex (not JPY) ☐ Visa ☐ Euro/Mastercard ☐ JCB

Valid Expiry Date: Month ____ Year ____

图 7-18 Invoice 显示 IBAN 码

2. 信用卡互联网国际汇款 这种汇款方法比银行汇款要方便得多，相当于用银行信用卡进行网购。有海淘经验的读者肯定比较熟悉，但是这种方式汇款要注意询问单位报销时需要提供哪些单据，注意截屏保留交易过程。由于信用卡直接汇出去的是美元或者其他外币，交易过程中无法显示美元兑换人民币的汇率，并且汇率是随时间波动的。因此，科研管理人员往往要求汇款者到银行美元交易官网查询美元兑换人民币的实时汇率，以便将美元转化为人民币，方便计算报销，具体需要询问作者本单位科研部门。

3. 问答注意事项

(1) 汇款金额到底汇多少？如果 Invoice 上面明确要求我们汇款 2200 美元，我们在银行实际汇款 2200 美元，其实实际到达杂志社账户的钱低于 2200 美元。一般具体低几十美元不等。因为 2200 美元从中国的银行发出后，会经过国际不同级别的银行，这些银行处理递交这 2200 美元的过程中会收取一定手续费用，这个费用会从这 2200 美元里面收取。一般情况下，Invoice 上要求汇多少，我们就汇款多少，不考虑实际到达杂志社账户的具体钱数目。

(2) 哪种汇款方式相对经济？信用卡互联网国际汇款要明显比银行汇款经济。因为，信用卡国际汇款目前可打折汇款，也没有额外的手续费，而银行汇款需收取 200 元电报费，并且无优惠政策。

(3) Invoice 上汇款必要信息不全怎么办？如果银行业务员说 Invoice 上汇款必要信息不全，不能进行汇款。那么我们可以询问清楚缺少什么信息，直接发邮件给杂志编辑询问相关信息即可。杂志社编辑一般会在工作日进行回复。根据杂志社回复的信息，再次汇款即可。

(4) 杂志社多久才能收到汇去的款？除去节假日，一般数天就能到杂志社账户。

(5) Invoice 上会有 Due Date（截止日期），如果在 Due Date 之后才汇款过去，会产生什么影响吗？尽量在这个时间节点前汇款过去。如果超过 Due Date 才汇款，我们可以提前与杂志社进行沟通。不汇款，我们有可能会收到催款信，大致意思说请尽快汇款，否则会采取进一步措施，甚至有退稿风险。所以，我们推荐大家按 Due Date 要求进行汇款。

4. 其他注意事项

(1) 事先询问本单位管理报销的科研管理人员，弄清楚报销时需提供哪些必要资料。

(2) 银行汇款记得带全资料（银行卡、本人身份证、Invoice、论文首页视情况而定），正确填写《境外汇款申请书》。

(3) 信用卡互联网国际汇款相对快捷、经济、省时，但是汇款时注意保留交易过程。

Chapter 8　临床科研常用软件实践技能

本章主要讲述临床科研实践过程中常用的十大辅助软件或数据库，包括 EndNote、Word、Excel、PPT、Photoshop、Grammarly、Justscience、Web of Science、EverNote 及 BookSC。上述软件 / 数据库使用方法与目的各不相同，但是均可服务于临床科研实践活动。本章对这些软件有助于临床科研实践活动的用途和操作步骤进行了详细介绍。

一、EndNote——文献管理必备技能

文献管理是科研工作者的必修课，我们一般用 EndNote 作为参考文献管理工具，有助于提升写作效率。EndNote 的功能不仅包括生成参考文献，还可以进行文献检索、文献归类及文献阅读。EndNote 与一般软件一样，也分为 Mac 版和 Windows 版，操作上略有差异，但区别不大。本节以 Windows 版本为例，下面介绍五步法掌握 EndNote 文献管理必备技能：① 安装 EndNote；② 文献导入 EndNote；③ 文献分组及导入 Word；④ 手动添加文献；⑤ PDF 文献导入 EndNote。

1. 安装 EndNote　EndNote 涉及版权问题，需付费或单位图书馆购买下载软件。获得 EndNote 的安装软件后，点击执行软件，然后安装软件。整个过程与安装一般软件相似，在此不再赘述。值得注意的是，安装过程中，一定要保持 Word 关闭，否则无法安装，导致安装失败。

2. 文献导入 EndNote　文献导入 EndNote 的方法多种，包括 EndNote 检索导入，Web of Science 检索导入，百度学术导入，下面依次介绍。

(1) EndNote 检索导入：选中 Online Search Mode（界面左上角地球样图标，截图中显示阴影即为选中），而后选择 Online Search 中的数据库 PubMed。将要检索的文章标题复制入 Title 检索框，见图 8-1，而后点击 Search，便可以获得搜索结果。选中文献，右键后选择 Add References To，之后选择我们想把该文献加入的组别即可，

该文献便可以出现在我们所加入的组内。

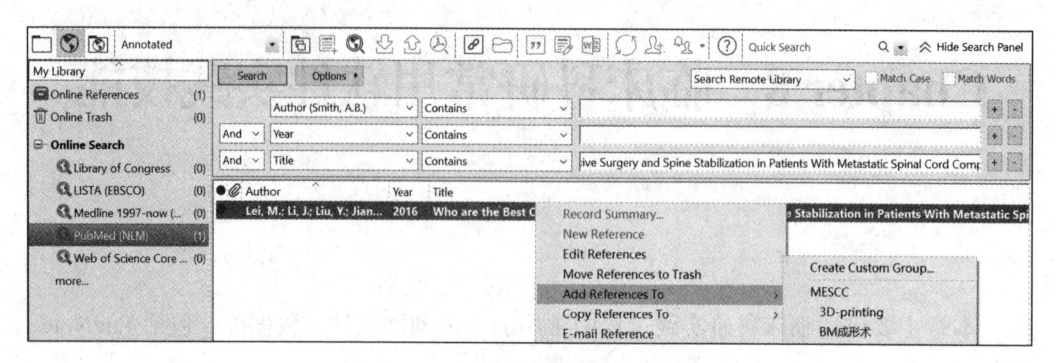

图 8-1　EndNote 文献检索与导入

从检索框中，我们可以发现检索入口可以选择 Author、Year、Title、MeSH 及 Journal 等，逻辑词也可以选择 And、Or 或者 Not。三条检索框不够用，可以点击检索框最右侧“+”号。

根据我们的经验，直接将文献名称复制入 Title 后检索，结果可能会出现 No Matching References Found，即没有检出文献。出现这种情况，可以尝试用下列方法进行调整：① 复制的文献名称字符可能有问题，例如有特殊符号，有拼写错误等。将错误改正后再次检索。如果我们没有发现有任何错误，可以将文献名称的最后几个单词或者最前几个单词删掉，再次检索。如果还是没有检索出来，再次多删掉几个单词再次检索。这种删掉配准单词数量的方法可以增大文献被检出的概率，可能会检索出多篇相近文献，我们选择所需文献即可。如果检索出的文献较多，我们可以用逻辑运算符 And，Year 检索框输入已知文献的年份，再次检索。② 如果上述方法尝试均失败，则很有可能提示该文献没有被 PubMed 收录，这种情况下还可以尝试选择其他 Online Search 数据库类型，例如 Web of Science，再次进行检索。有些数据库，例如选中 Embase 后要求我们输入密码，这种情况一般是要求付费的，图书馆管理者才有账号与密码。一般情况下，PubMed 已经可以满足大多数人要求，能够检出绝大部分文献。

(2) Web of Science 检索导入：Web of Science 中检索结果见图 8-2。选中该文献，而后选中保存至 EndNote Desktop，点击发送，下载获得一个 ciw 格式小文件。双击该小文件后文献将自动出现在 EndNote 软件中。

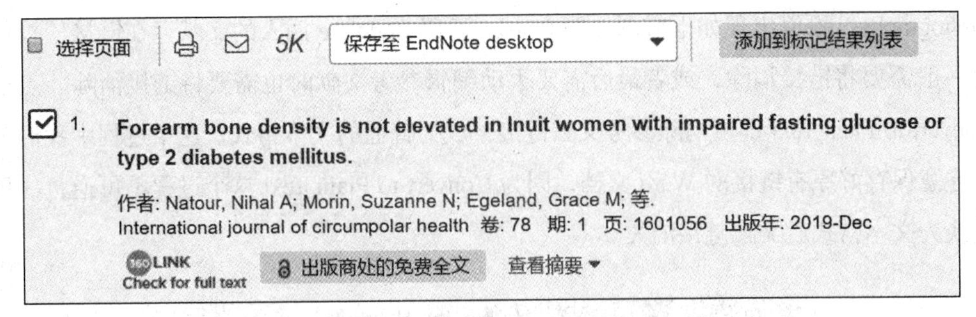

图 8-2 Web of Science 检索结果

(3) 百度学术导入：百度学术检索到相应文献后，点击文献下方“引用”按键，而后选中导入 EndNote 即可。后续步骤与 Web of Science 检索导入相似。运用百度学术也可以导入中文文献，这是上述直接使用 EndNote 检索导入及 Web of Science 检索导入所办不到的。

3. 文献分组及导入 Word

(1) 文献分组：Local Library Mode 选项下（图 8-3 左上角文档图形选项），右键“医学文献”下列表中某一分组，出现 Create Group、Rename Group 等选项。可以通过 Create Group 添加分组，Rename Group 来对分组重命名。而后，把文献导入相应组下即可。

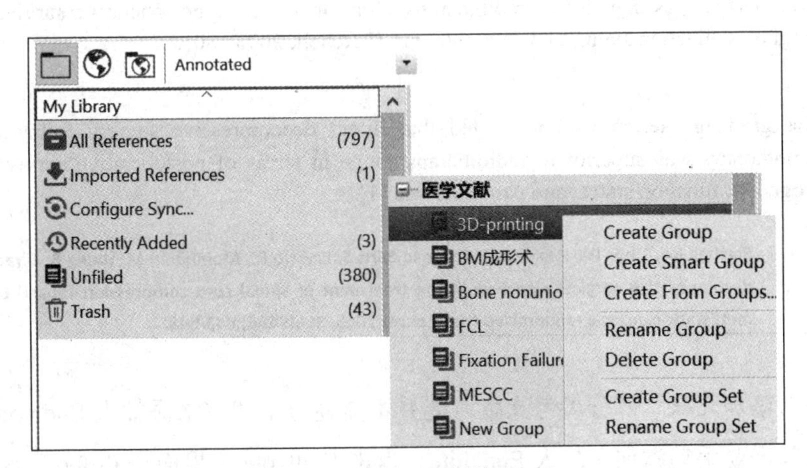

图 8-3 EndNote 分组文献

(2) 文献导入 Word：文献导入 Word，只需将 EndNote 分组中的文献拖入 Word 中需要插入文献的位置即可。软件安装成功后，Word 的任务栏中出现 EndNote X8（该软件为第 8 版）。选中 EndNote X8 出现如下截图（图 8-4）。Style 中可以选择不同杂志格式的参考文献，我们这里选择的是 *BMC Cancer* 杂志。选择 Convert Citations and

Bibliography，可以出现如下截图（图 8-4）。运用 EndNote 插入的文献存在链接，投稿时一般需要将链接消除，或者最后需要手动编辑参考文献时也需要将链接消除。点击 Convert to Plain Text 即可消除参考文献链接，成为普通的文本格式。这个过程中我们需要注意保存好原有链接的 Word 文档，因为 Convert to Plain Text 这个过程不可逆，一旦转换为文本格式后文献链接消失。

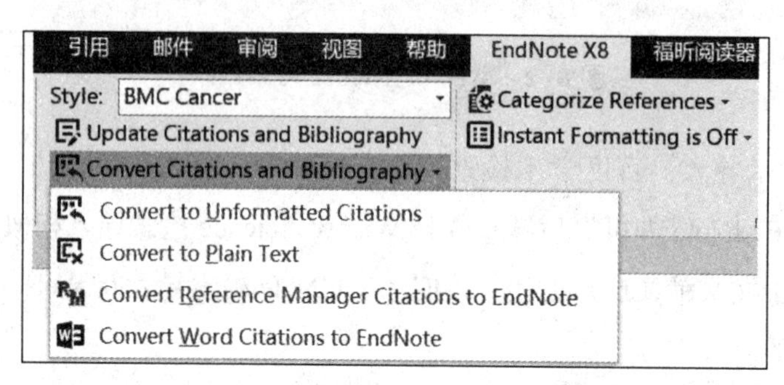

图 8-4　EndNote 与 Word 关联

将参考文献导入 Word 后，可能出现"{ }"情况，这时需要点击 Update Citations and Bibliography，可以将导入文献转化为参考文献格式。效果如下方所示。

The growing literature demonstrated that direct decompressive surgery followed radiotherapy was superior to radiotherapy alone in terms of postoperative survival prognosis, function status, and pain outcome {Patchell, 2005 #80}.

↓

The growing literature demonstrated that direct decompressive surgery followed radiotherapy was superior to radiotherapy alone in terms of postoperative survival prognosis, function status, and pain outcome [1].

1. Patchell RA, Tibbs PA, Regine WF, Payne R, Saris S, Kryscio RJ, Mohiuddin M, Young B: **Direct decompressive surgical resection in the treatment of spinal cord compression caused by metastatic cancer: a randomised trial.** *Lancet* 2005, **366**(9486):643-648.

4. *手动添加文献*　部分参考文献可能并不能通过上述方法添加入 EndNote，这个时候我们就需要手动添加文献入 EndNote。点击 EndNote 主界面→ References → New References，进入如下界面（图 8-5）。手动填入 Author、Year、Title、Journal、Volume、Issue 及 Page。这里需要注意 Author 只能一行填写一个人名。主界面右侧有特殊字符，加入的文献名称中若有特殊字符，例如 ^{125}I，125 为上标可以用右侧特殊字符区域进行设置。填写完毕后，用快捷键"Ctrl+S"，进行保存即可。

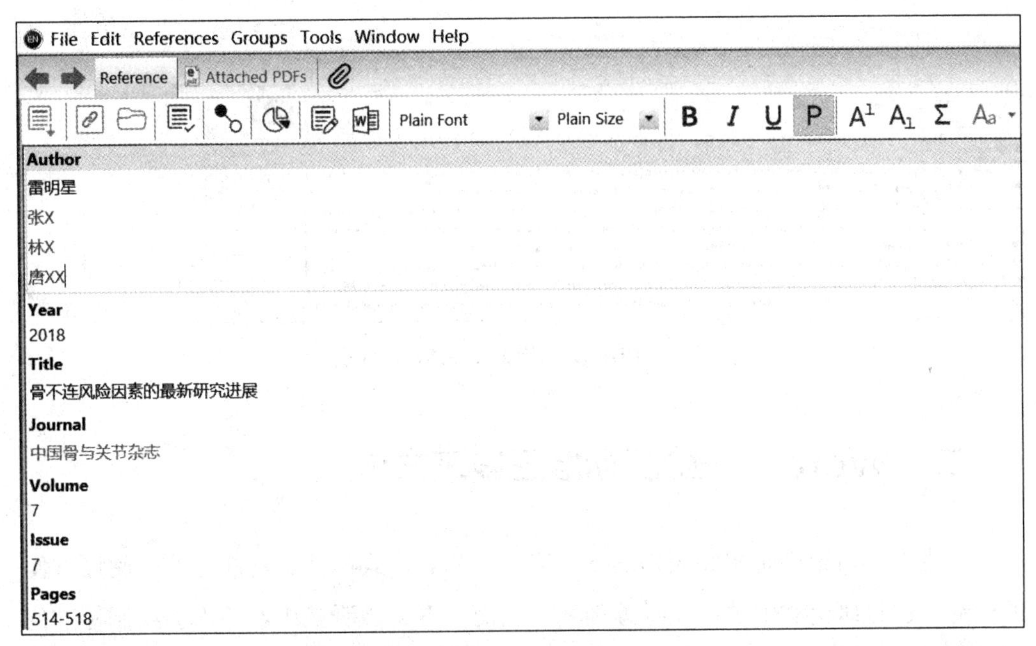

图 8-5　EndNote 手动添加文献

5. PDF 文献导入 EndNote　目前从网上导入 EndNote 的文献只能够预览文献摘要，不能预览全文。EndNote 已经将全部文献进行了管理，但是要想进行全文性阅读必须下载原文 PDF 文档导入 EndNote 软件。方法如下：EndNote 软件中选中该文献的情况下，点击主界面右侧曲别针样按钮，即可导入 PDF 文档（图 8-6）。

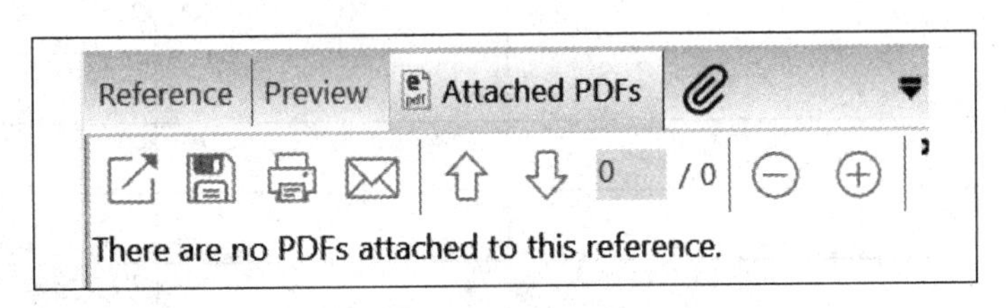

图 8-6　PDF 文档导入 EndNote

PDF 文档导入成功后，即可在右侧进行浏览，也可全屏浏览并在文档中作标记笔记，类似于 PDF。PDF 文档导入后，在参考文献左侧会出现一个曲别针样标识，提示该文献有 PDF 文档，例如截图倒数第二个参考文献（图 8-7）。

6. 总结　EndNote 文献管理是一个积累的过程，我们一开始科研实践就要学会用 EndNote 进行文献管理，文献分类保存备后续之需。EndNote 不仅是参考文献生成工具，也可以进行文献检索，文献归类以及文献阅读。科研实践过程中，注意多尝试与探索使用，寻找到最适合自己的使用习惯与方法。

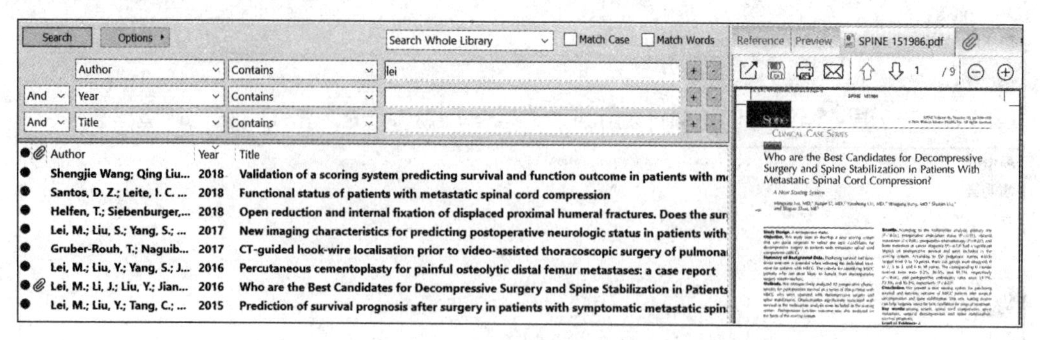

图 8-7　PDF 文献导入 EndNote 后截图

二、Word——绘制标准三线表方法

三线表是临床科研相关表格的基本表格，具有形式简洁、功能分明、阅读方便的优势，在科研论文中被广泛推荐使用。然而，不少科研工作者并不会绘制标准的三线表。错误地认为，三线表顾名思义只有 3 条线，即顶线、底线和栏目线。其实，科研论文三线表一般不止三条线，还添加有辅线。本节主要介绍运用 Word 绘制标准三线表的方法。笔者以绘制两组患者基线数据比较的三线表为例。

1. 选择 Word 插入表格，获得如下表格。

2. 选择表格的第一行为表格抬头，选中后右键合并单元格，获得表 8-1。

<table>
<tr><td colspan="4">表 8-1　×××</td></tr>
<tr><td></td><td></td><td></td><td></td></tr>
<tr><td></td><td></td><td></td><td></td></tr>
<tr><td></td><td></td><td></td><td></td></tr>
<tr><td></td><td></td><td></td><td></td></tr>
<tr><td></td><td></td><td></td><td></td></tr>
</table>

3. 根据我们要表达的意思，需用上下或者左右合并单元格添加文字将表格整理如下（表 8–2）。

表 8–2　×××

指　标	组　别		*P*
	实验组	对照组	

这时候，细心的读者会发现上述表格中“指标”以及“*P*”并没有位于表格单元格中间。这需要进一步设置，方法为：选中表格单元格后，选择表格属性，出现如下图（图 8–8），选择单元格“居中”，便可获得如下效果表（表 8–3）。

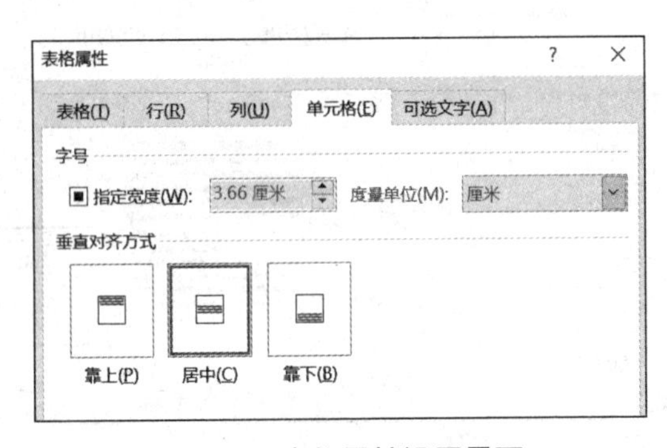

图 8–8　表格属性设置界面

表 8–3　×××

指　标	组　别		*P*
	实验组	对照组	

4. 选中最后一行，采用合并单元格的格式，最后一行作为表注，对表中需要说明的内容进行解释说明（表 8–4）。

表 8-4　×××

指　标	组　别		P
	实验组	对照组	
注：			

5. 选中所有空白单元格，点击右键“表格属性”，进入右下角边框和底纹，获得如下界面（图 8-9）。在“单击下方图示或使用按钮可应用边框”区域，将中间“十”字线全部去除。获得如下表格（表 8-5）。

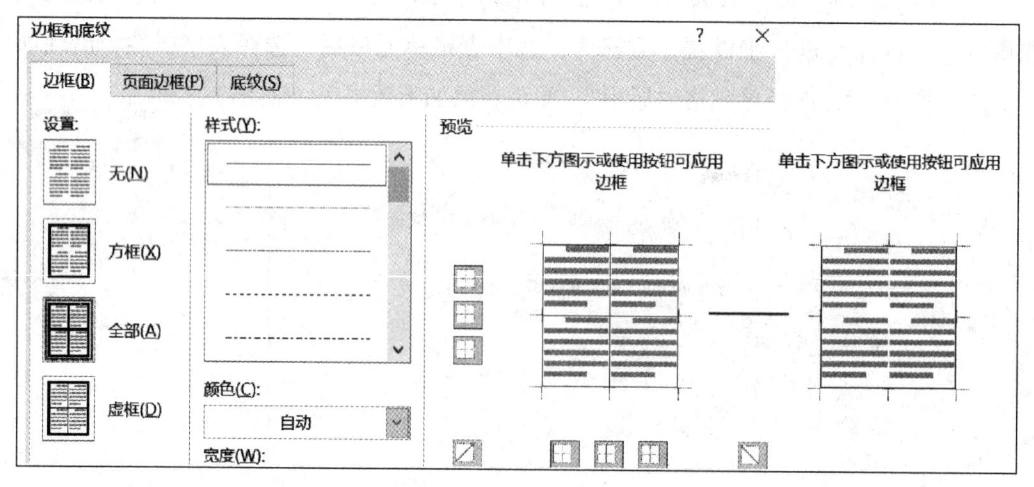

图 8-9　“单击下方图示或使用按钮可应用边框”区域将实线去除示意图

表 8-5　×××

指　标	组　别		P
	实验组	对照组	
注：			

6. 从上表可见，还有部分竖向线没有去除。再次选中有竖向线的单元格，用上述方法将竖向实线再次全部去除（图 8-10）。获得没有任何竖向线条的表格（表 8-6）。

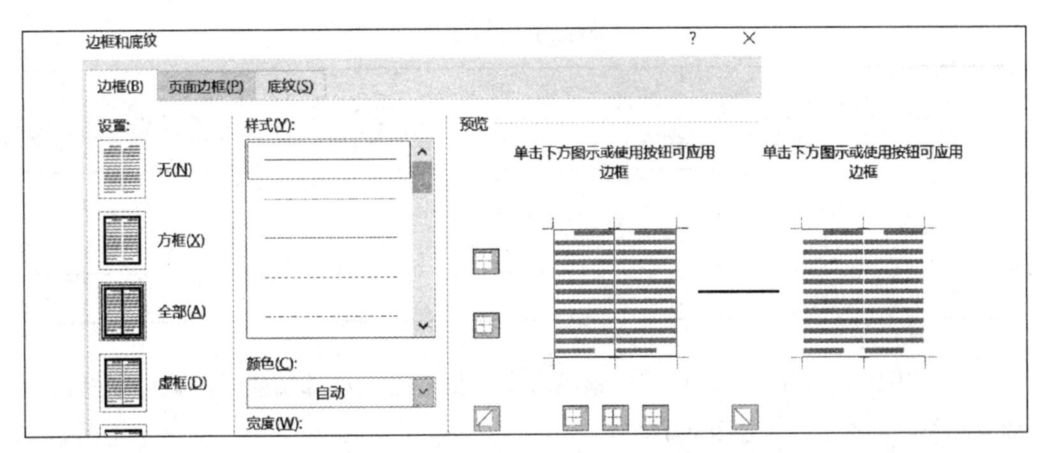

图 8-10　“单击下方图示或使用按钮可应用边框”区域再次将竖实线全部去除示意图

表 8-6　×××

指　标	组　别		*P*
	实验组	对照组	

注：

7. 选中表格抬头，即“表 ×××”一行。右键选中表格属性，而后选择边框与底纹，选中“单击下方图示或使用按钮可应用边框”最上方横线，将顶横线去除。出现如下图（图 8-11），效果见表 8-7。

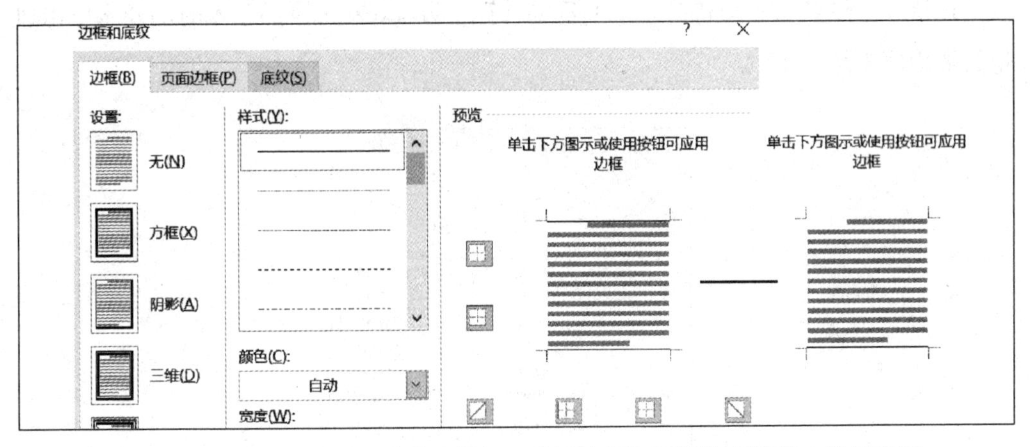

图 8-11　“单击下方图示或使用按钮可应用边框”区域将顶横线去除示意图

表 8-7 ×××

指 标	组 别		*P*
	实验组	对照组	

注：

8. 采用相似的方法，选中表中最下方单元格，去除底部实横线，就可以得到标准三线表，如下表格（表 8-8）。

表 8-8 ×××

指 标	组 别		*P*
	实验组	对照组	

注：

三、Excel——绘制标准折线图方法

Excel 是科研必备工具之一，数据的收集、记录与管理均离不开 Excel。然而，它的作用并不局限于数据的收集、记录与管理。Excel 也可以用来进行数据计算及绘图。本节具体介绍运用 Excel 绘制标准折线图方法。

1. 计算一组数据平均值的方法　例如计算下方 Excel 记录的手术时间及术中出血量的平均值（图 8-12）。

手术时间（min）	术中出血量（ml）
145	650
120	170
150	230
147	240
190	150
180	500
340	700
115	220
120	100
235	300
175	450
155	620

图 8-12　手术时间及术中出血量数据

选中某一单元格，写入“=average(”，注意“(”为英文状态下的半括号，而后选中需要计算平均值的数据（所有手术时间），最后按回车键（Enter），就可以得到手术时间的平均值。选中该单元格向右边拉，便可以得到术中出血量平均值（图 8–13）。

2. 计算一组数据标准差的方法　同理，选中某一单元格，写入“=stdevp(”，而后选中需要计算平均值的数据，最后按回车键（Enter），便可以得到这一组数据的标准差（图 8–14）。

手术时间（min）	术中出血量（ml）
145	650
120	170
150	230
147	240
190	150
180	500
340	700
115	220
120	100
235	300
175	450
155	620
=average(I2:I13	
AVERAGE(**number1**, [number2], ...)	

⇨

手术时间（min）	术中出血量（ml）
145	650
120	170
150	230
147	240
190	150
180	500
340	700
115	220
120	100
235	300
175	450
155	620
172.6666667	

图 8–13　Excel 计算数据平均值示意

手术时间（min）	术中出血量（ml）
145	650
120	170
150	230
147	240
190	150
180	500
340	700
115	220
120	100
235	300
175	450
155	620
172.6666667	
=stdevp(I2:I13	
STDEVP(**number1**, [number2], ...)	

⇨

手术时间（min）	术中出血量（ml）
145	650
120	170
150	230
147	240
190	150
180	500
340	700
115	220
120	100
235	300
175	450
155	620
172.6666667	
60.11701552	

图 8–14　Excel 计算数据标准差示意

3. 绘制带有标准差的折线图　运用Excel绘制带有标准差的折线图方法学并不难，但是若没有经常操作往往容易忘记具体操作步骤。所以，我们务必注意实践。如果不记得具体步骤，可翻阅这部分内容。

(1) 运用上述方法获得数据均值与标准差后，在 Excel 中输入均数和标准差（图 8–15）。选中试验组和对照组，点击推荐的表格，选中折线图。

A2 试验组

	A	B	C	D	E	F	G	H	I	J	K
1											
2	试验组	104.4	40.1	35.4	32.6	标准差	14.1	11.7	12.3	11.6	
3											
4	对照组	97.3	47.7	46.5	41.1	标准差	15.6	11.6	10	12	
5											

图 8–15　Excel 中输入均数和标准差格式示意

(2) 选中折线图后，出现如图 8–16 所示。

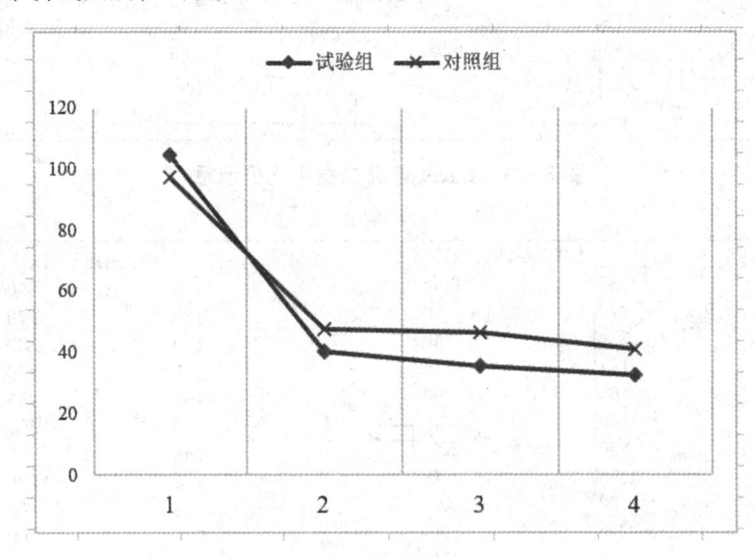

图 8–16　Excel 绘制的初始折线图

(3) 给曲线添加标准差。选中图中某一条曲线的状态下，点击右侧加号按键，出现“图表元素”，勾选误差线，点击“更多选项”（图 8–17）。

(4) 选中下图“自定义”，然后点击“指定值”（图 8–18）。

(5) 出现“自定义错误栏”，正错误值和负错误值均框选 Excel 中全部标准差（图 8–19）。

(6) 获得标识有标准差的折线图（图 8–20）。

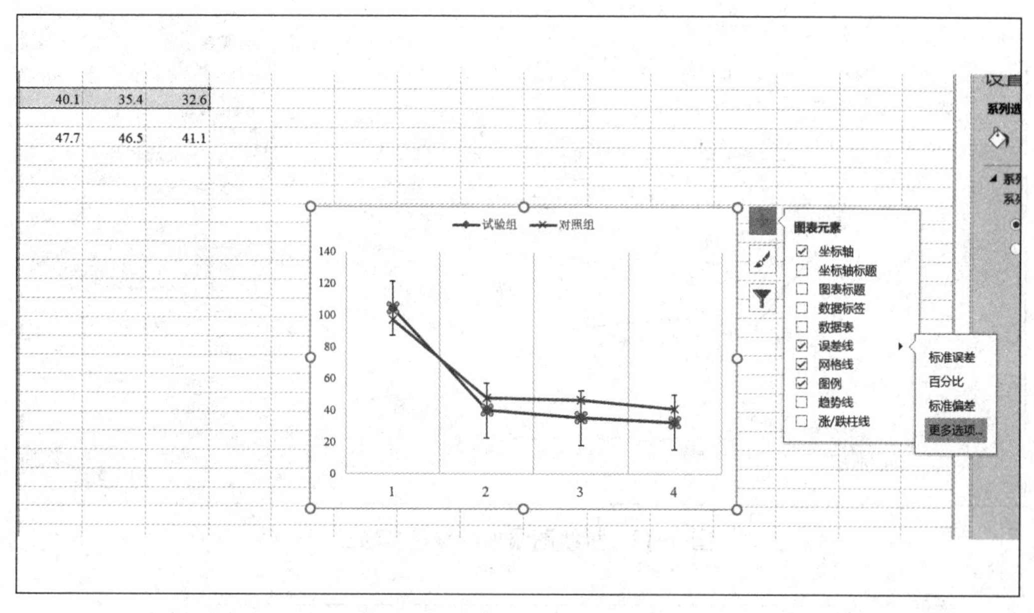

图 8-17　折线图添加标准差步骤一

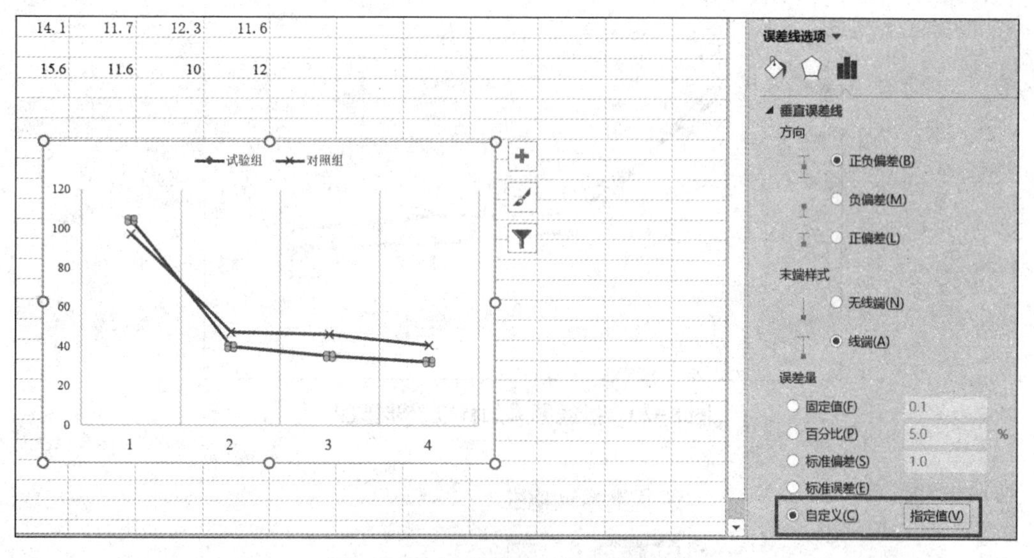

图 8-18　折线图添加标准差步骤二

(7) 对另一条折线进行上述同样操作，可以获得标识有标准差的双曲线图。然后，还是选中图中曲线某一局部的状态下，对表格进行设置（选中后右键设置数据系列格式按键，出现图 8-21）。例如：选择横坐标轴的状态下，Excel 右侧会出现格式设置各类选项，下图中四个图标显示有四个大类，每一个大类下面又有很多小类。例如：在第一个的状态下下面会出现填充与线条。选中其中填充或者线条，可以对坐标轴相应属性进行设置。

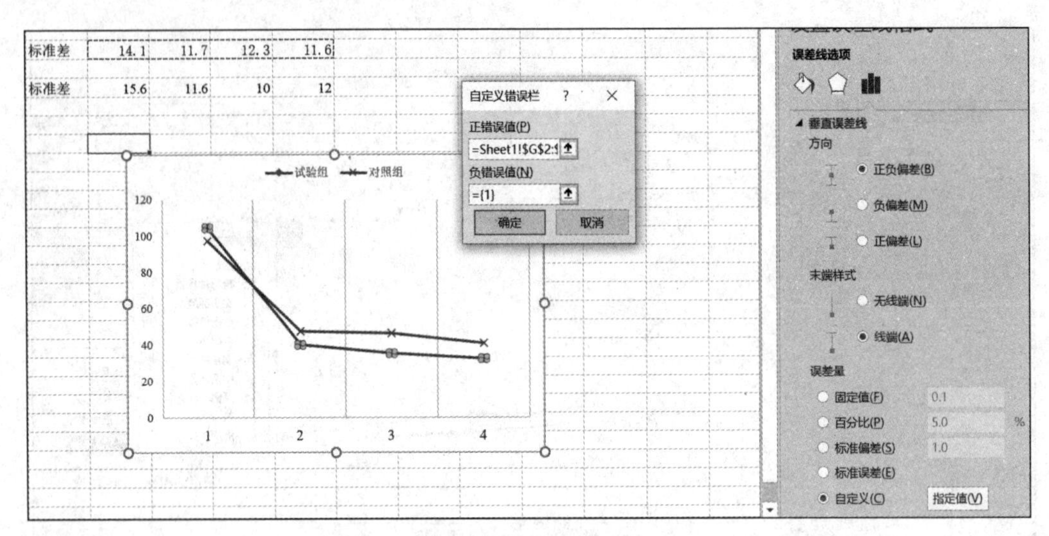

图 8-19　折线图添加标准差步骤三

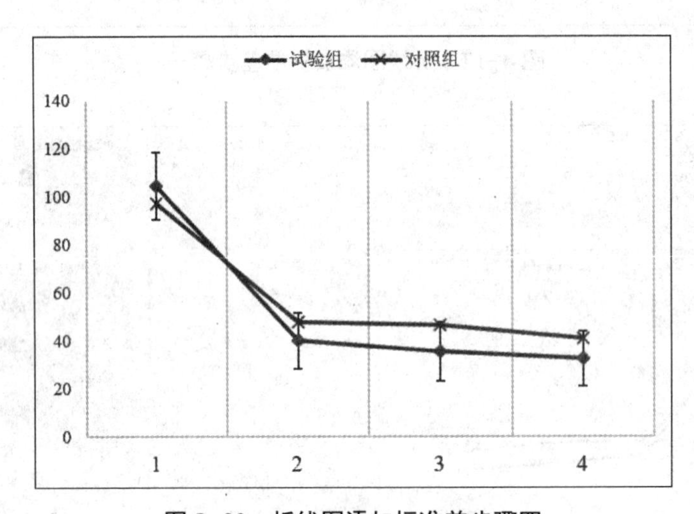

图 8-20　折线图添加标准差步骤四

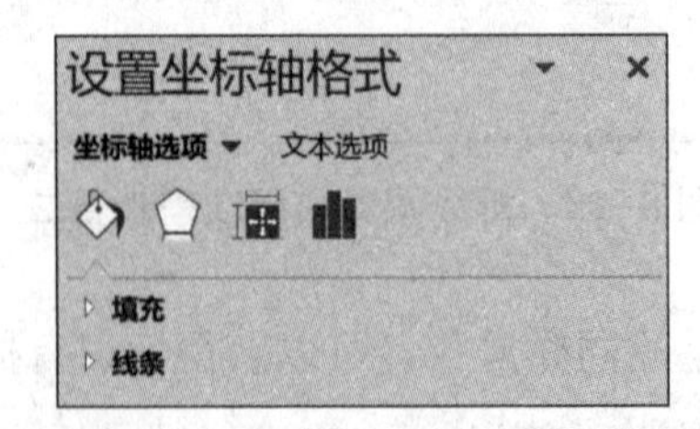

图 8-21　选中坐标轴显示格式

(8) 同理针对选中图每一个局部，选中后经过不同设置，可以获得如下折线图(图 8-22)。

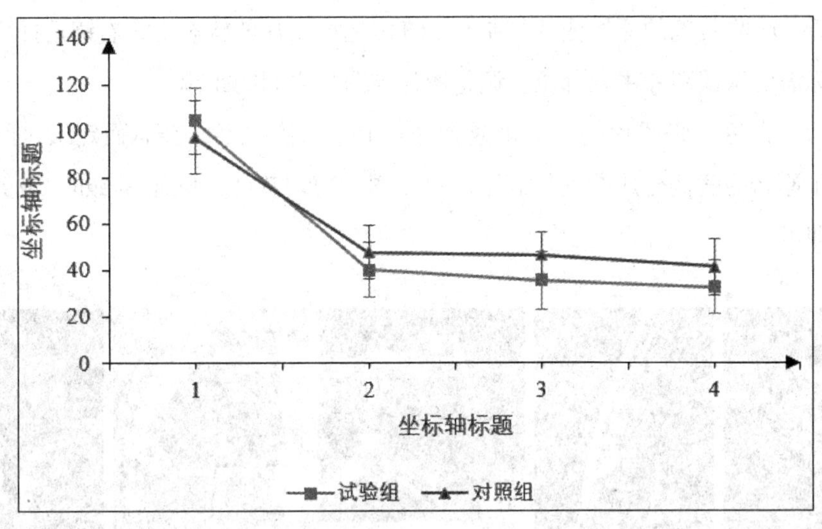

图 8-22　折线图效果

4. 总结　Excel 的功能除了本节介绍的计算数据平均值、标准差，以及绘制带有标准差的折线图外，还有较多其他功能，例如获取一组数据的最大、最小及中间值等。我们这里只介绍了常用的折线图绘制步骤，如果读者有更深层次的需求，可以进一步网上寻找资源。关于绘制曲线图，我们需要耐住性子多进行探索，若不能按照预期图片进行设置，也可以考虑其他软件绘图，例如 Tabula，Origin 及 Graphpad 等。

四、Microsoft Office PowerPoint ——最简单的科研绘图工具

科研实践中总会需要绘制一些图片，例如典型病例、流程图等，然而作图软件基本都不会用，想去学又迫于精力有限，毕竟临床、实验、家庭等各种事务总让人应接不暇。其实，有一种作图软件，我们早早就会使用，只是还没有发现其潜能所在而已。它就是 Microsoft Office PowerPoint，其格式后缀名为 PPT，下面简称 PPT。下面都是用 PPT 绘制和整理的图片（图 8-23 ～图 8-25）。

1. 本节图 8-23 制作方法　首先，收集原始病例图片。医院内病例系统一般为封闭的系统，然而要把系统内影像资料拷贝出来总有办法。对于外院的影像学资料，读者可以用专门的扫描机器扫描以获得清晰图片。如果没有扫描机，读者也可以采用单反相机拍摄。如果读者也没有单反相机，那就用高像素手机拍摄。拍摄时注意光源，除了显示影像片的光源以外，窗帘尽量拉好，以使拍摄的照片质量最高。

而后，将收集到的原始图片复制到 PPT，选择图片的状态下，右键选择“剪切”，按照实际需要保留图片主要部位。调整图片与图片之间的距离。

最后，在每一张图片的左下角或者是右上角（依据不同杂志而定），标识序号。这样一张原始的病例合成图就做好了。再用图片剪切软件，例如 Snagit，裁剪下整个合成图即可。

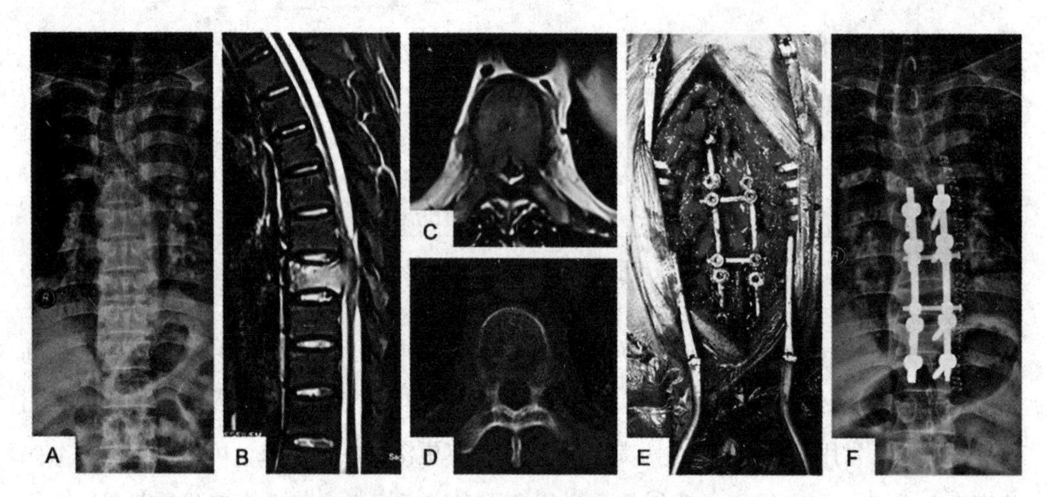

图 8-23　PPT 制作临床病例示意图

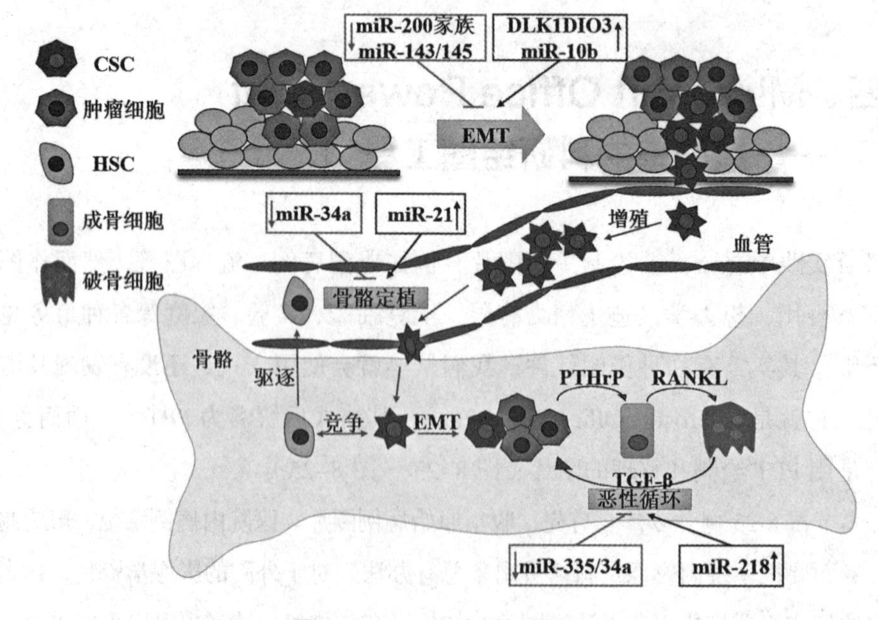

图 8-24　PPT 绘制机制图一

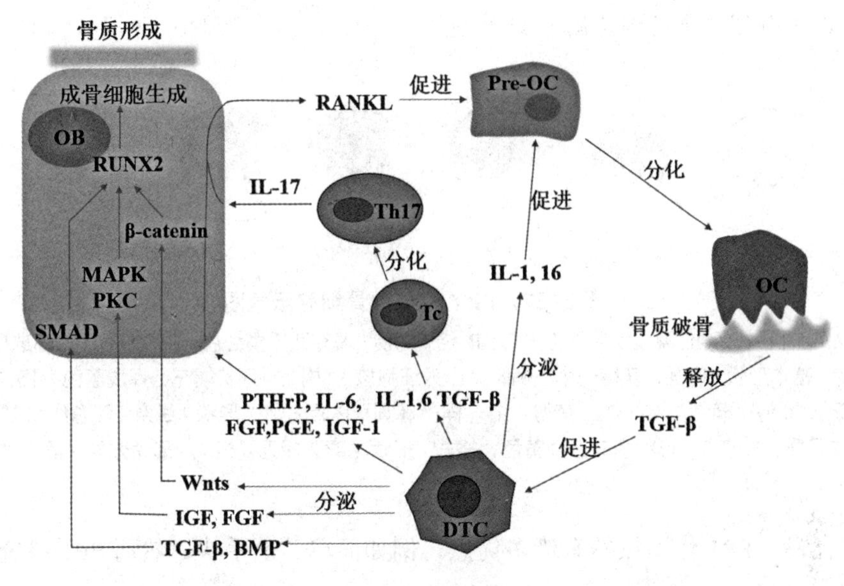

图 8–25　PPT 绘制机制图二

2. 本节图 8-24、图 8-25 绘制方法　这类机制图的绘制比较复杂，然而掌握了绘制方法，绘制获得一些模板，那么以后图片再有什么变式，直接更改绘制的图片就相对比较轻松。首先，巧用 PPT 各种插件与模块，例如线条、矩形及基本形状等。其次，注意“任意线”（图 8–26 中方框标识）的使用，任意线可以按照我们的意图任意调整线的形状，以绘制成不同形状的图形。如果 PPT 绘制的形状不能满足我们的要求，也可以上网找到想要的图片，然后复制入 PPT，将网络图与自己画的图片相互结合起来（半原创性绘图），网络图需注明具体来源。

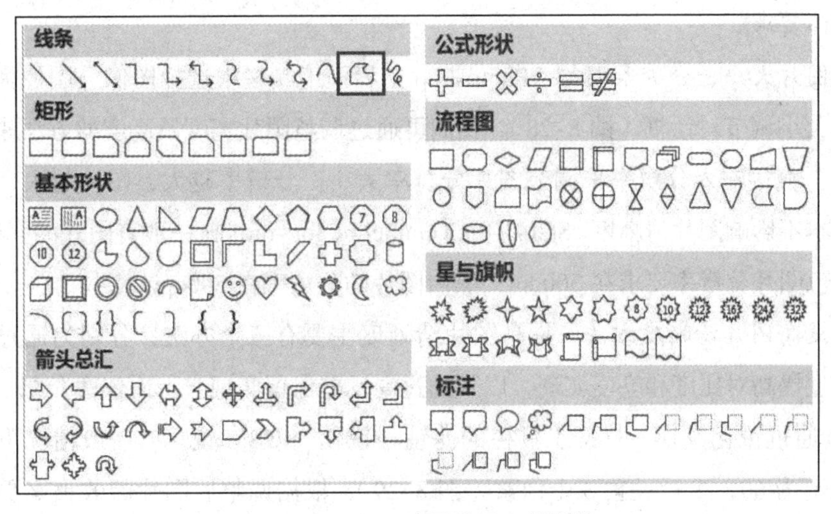

图 8–26　PPT 绘图常用各类插件

3. PPT 作图绘制范例（图 8-27）

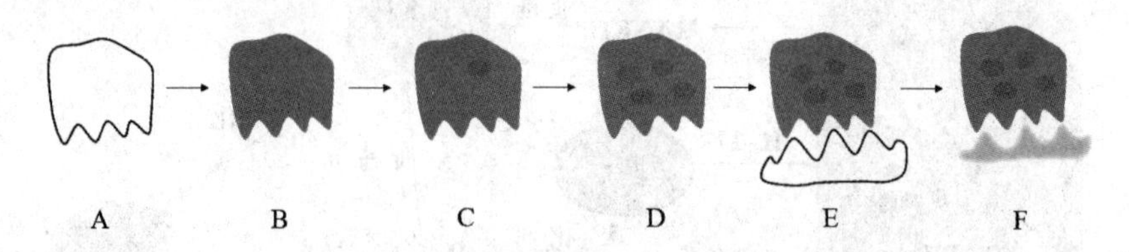

图 8-27　PPT 绘制破骨细胞示意图

A. 用插入 - 形状 - 线条 - 任意线绘制细胞形态；B. 格式 - 形状填充选择橘红色，格式 - 形状轮廓选择无；C. 插入 - 形状 - 基本形状 - 椭圆，获得一个小椭圆（作为细胞核），格式 - 形状填充选择浅蓝色，格式 - 形状轮廓选择无；D. 将小椭圆复制 3 次，获得 4 个一样小椭圆；E. 用插入 - 形状 - 线条 - 任意线绘制被破骨细胞破坏的骨质；F. 格式 - 形状填充选择黄色，格式 - 形状轮廓选择无，格式 - 形状效果 - 柔化边缘，获得图 F

4. 总结　PPT 作图虽然有诸多优点，例如简单、上手快，然而 PPT 终究不是专业的绘图软件，一旦要求 CNS 级别期刊的 3D 渲染图，那么 PPT 就表示无能为力了。当然，如果读者有充足的时间，可以专业学习 3D MAX 和 Photoshop，网上也有许多关于它们的使用教程，我们在此不再过多阐述。

五、Photoshop——调整图片质量与格式方法

SCI 投稿过程中，期刊杂志社对图片均有质量与格式要求，我们需要掌握运用 Photoshop 来调整图片的质量与格式以满足期刊投稿要求。我们这里主要介绍常用的图片调整方法，包括调整图片大小、分辨率、清晰度、颜色配比、格式转换，以及图片字体要求。

1. 图片大小、分辨率调整　Photoshop 主界面工具栏中选择图像→图像大小，显示图片大小调节对话框（图 8-28）。我们可通过调整图片宽度及高度的方法来调节图片大小，直接输入分辨率来调节图片分辨率大小。分辨率越大，图片越大，调整分辨率基本不影响图片清晰度。SCI 期刊的 Guideline for Authors 一般有图片的明确要求，例如彩色图片分辨率要求在 300dpi，黑白图片的分辨率在 500dpi。

2. 提高图片清晰度方法　提高图片清晰度主要有三个办法，分别为通过锐化实现，通过提高对比度和亮度实现，以及通过高反差保留实现。下面依次介绍。

(1) 通过锐化实现：打开工具栏的滤镜→锐化→ USM 锐化，一般情况下锐化的数值设定为 60，半径设置 3 个像素（图 8-29），根据调整后图片的效果来更改设定数字。

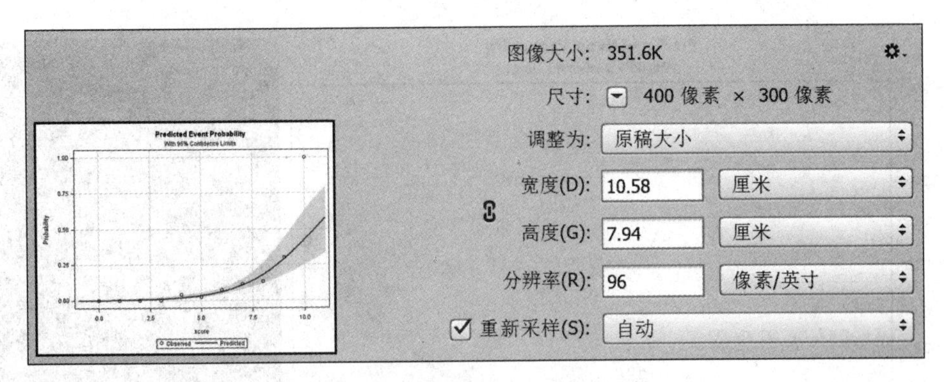

图 8-28　图像大小、分辨率调整

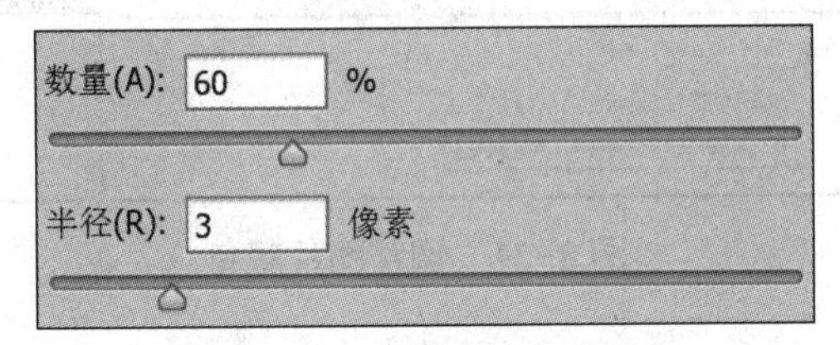

图 8-29　锐化数据设置

(2) 通过提高对比度和亮度实现：界面右下角工具栏中选择亮度与对比度选项，调整图片对比度和亮度，观察图片实时清晰度（图 8-30）。

图 8-30　亮度与对比度调整

(3) 通过高反差保留实现：选择工具栏滤镜→其他→高反差保留，进入高反差保留设置界面。半径调节为 5 像素，点击确定。然后，在界面右侧的图层编辑工具栏中选择“叠加”即可，图略。

3. *调整图片颜色*　如果我们要把图片中的蓝色线条换成紫色，可使用界面右下角的“可选颜色”选项（图 8-31）。主页面中选择“蓝色”，然后按图示调节颜色，可以将蓝色线条变为紫色。

如果要把蓝色阴影区域颜色调为其他颜色，首先可以使用界面左边工具栏的“钢笔”工具，简单地把蓝色阴影区域抠出来（图 8-32）。然后，使用界面右下角的“曲线”工具，调节色泽的深浅，再在曲线工具选项中选择红色、绿色和蓝色的单独色彩进行调节（图 8-33）。

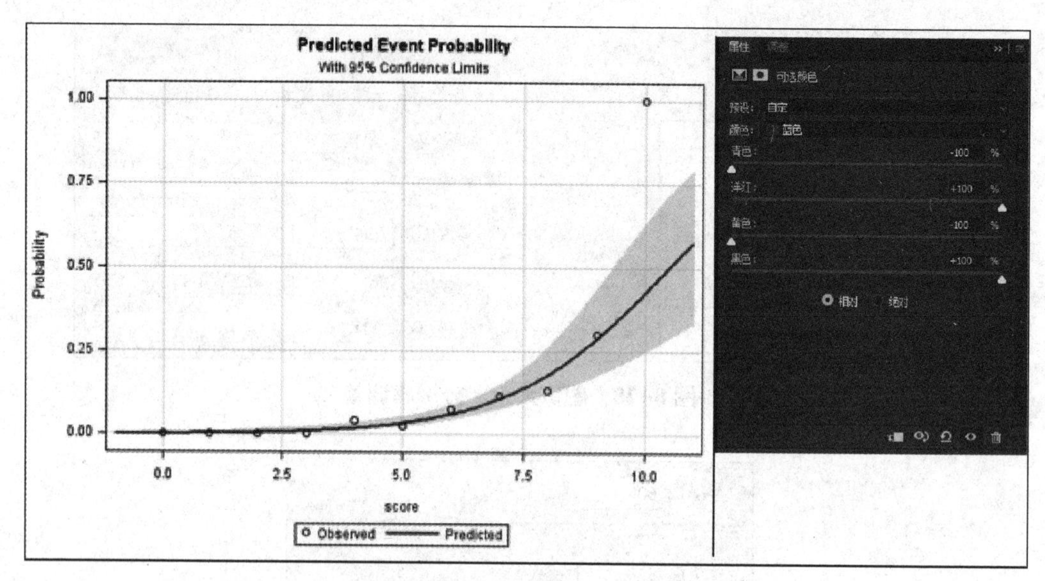

图 8-31　调整图片颜色

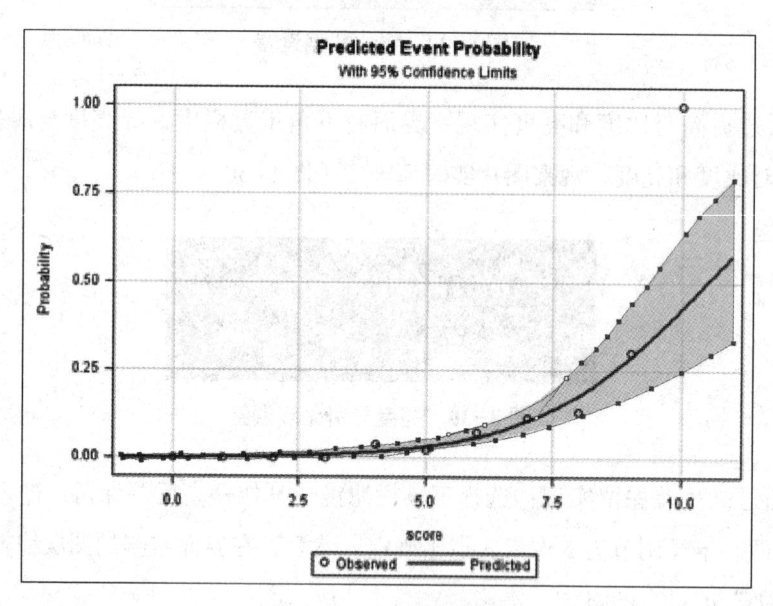

图 8-32　钢笔抠图示意

4. 图片格式转换　点击文件→存储为，进入图片存储界面，可选择存储格式包括 JPEG、PNG 和 BMP 等图片格式，我们根据期刊对图片的具体要求自行设置更改。常用的投稿图片格式，推荐使用 TIFF、EPS。

5. 图片字体　图片中推荐的字体一般为 Arial 或者 Times New Roman，全文字体统一，英文论文中不能出现中文字体。图片中的字体大小一般没有特殊要求，保证好看，与其他图片一致即可。

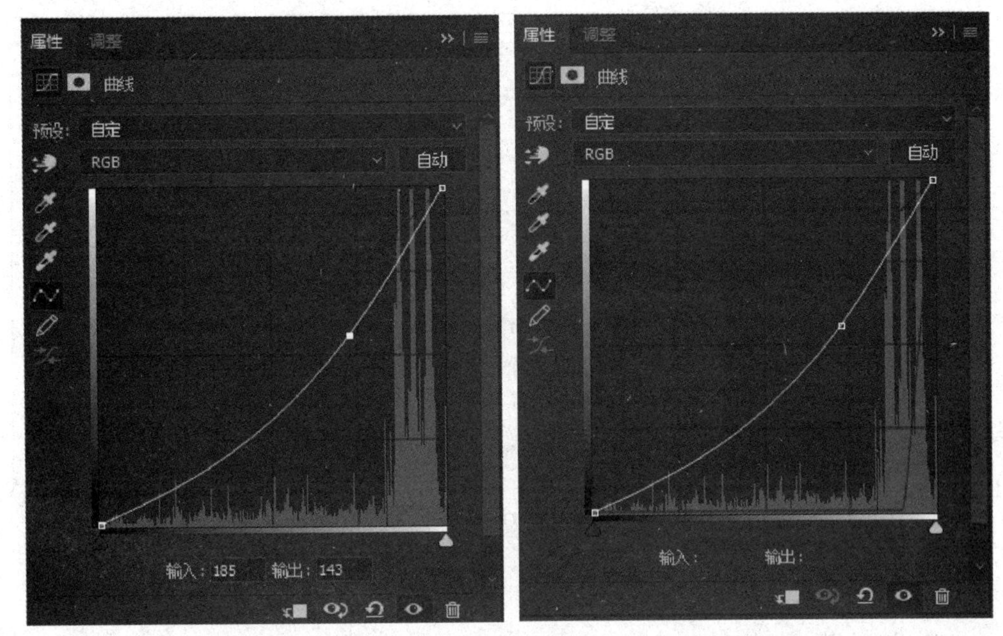

图 8-33 曲线工具调节色彩深浅与单向色彩调节具体颜色

6. 总结 Photoshop 功能非常强大，我们这里只介绍了部分常用功能。运用 Photoshop 对科研论文图片实质内容进行修订是科研诚信的禁忌，我们掌握 Photoshop 运用的同时，切忌滥用。

六、Grammarly——SCI 润色及日常英文写作利器

大家在 SCI 的撰稿及日常的英文写作中是否还在因为文章中的语法错误而求救无门。本节笔者向大家推荐一款英语写作好帮手——Grammarly。

1. Grammarly 介绍 Grammarly 是一款国外厂商开发的基于 AI 的语法检查应用软件，提供了网页版、Mac 版和 Windows 版（网络下载免费）。经常使用 Google 翻译的读者肯定体会到它给我们带来的便利。Grammarly 和 Google 翻译一样，操作简单，界面简洁，并且能实时对我们提交的英文文本进行拼写、语法及用词进行校对（基本版功能，免费），以及进一步提出改进建议（升级版，付费）。

软件版与网页版的操作大同小异。主操作界面见图 8-34 所示，我们只需要在文本框内粘贴自己想要修改的英文文本，即可获得修改意见。在这里，我们选取了一段高考的英文改错题进行测试。

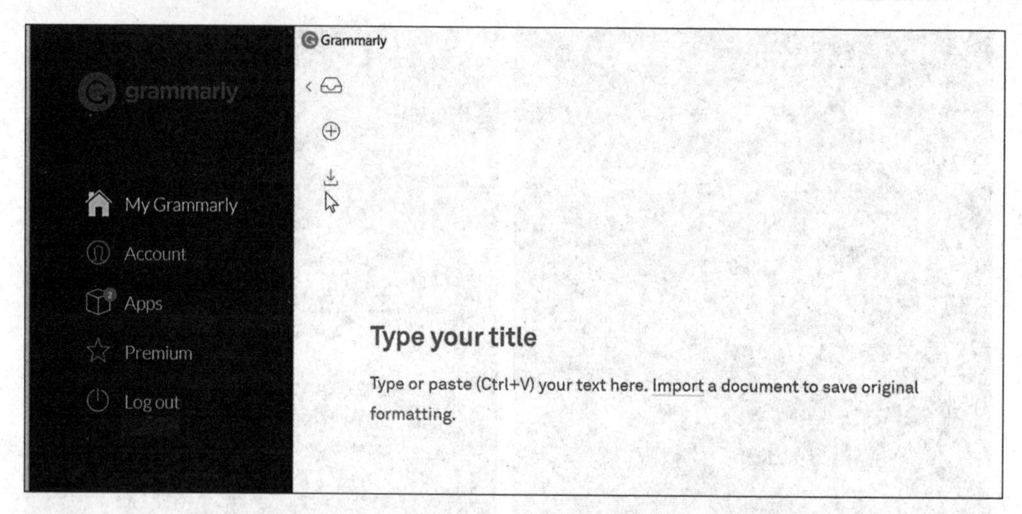

图 8-34　Grammarly 主界面复制粘贴处

2. 高考的英文改错题测试

(1) 测试范例：Nearly five years before, and with the help by our father, my sister and I planted some cherry tomatoes in our back garden.Since then for all these year, we had been allowing tomatoes to self-seed where they please.As result, the plants are growing somewhere.The fruits are small in size, but juicy and taste.There are so much that we often share them with our neighbors.Although we allow tomato plants to grow in the same place year after year, but we have never had any disease or insect attack problems.We are growing wonderfully tomatoes at no cost!

(2) 测试结果：下图中给出了错误之处共计 6 处（一共是 10 处，Grammarly 识别了 6 处，识别率为 60%，图 8-35）：拼写错误 1 处，语法错误 5 处，进一步提高 2 处。点击每一个错误修改之处右侧三个圈位置可以查看英文版的详细解释。

第一句：by → of，with the help of，在……的帮助下，为固定短语。

第二句：year → years，句中 year 是可数名词，前面的 these 应修饰复数形式的名词。

第三句：As result → as a result，结果，固定短语。

第四句：taste → tasty，本句中 small、juicy 和 tasty 是并列的表语，所以要用形容词。

第六句：删掉 but/but，引导让步状语从句的 although 不能和连词 but 连用，但是可以和副词 yet 连用。所以可以删掉 but，也可以把 but 改为 yet。

第七句：wonderfully → wonderful，修饰名词时应用形容词。

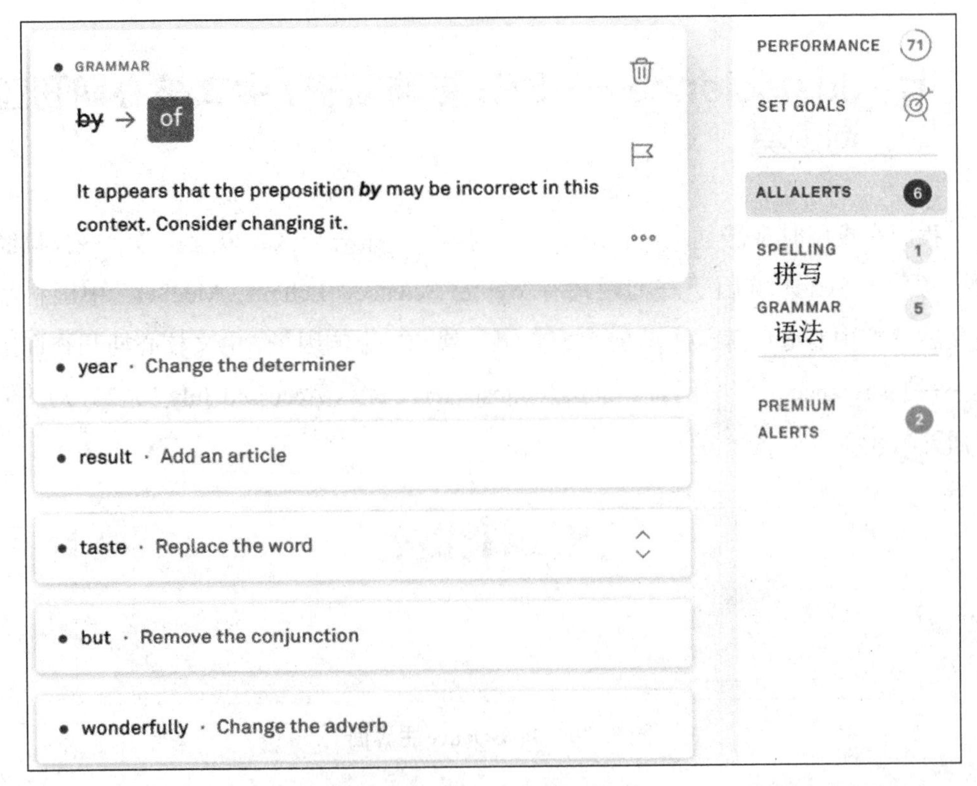

图 8-35　测试结果

(3) 测试结论：Grammarly 可以为我们在英文撰写过程中提供有力的帮助。但是，仍有少量的错误无法排除，我们推测这可能是因为 AI 在联系上下文的能力上仍有欠缺和有待改善。随着科技的发展，未来英语语言软件校正效果会更好。Grammarly 免费的功能已基本可以满足我们的需求。SCI 文章语言的高级修改需要收费，上图中 Premium Alerts（上图右侧）的功能需收费。

3. 总结　从上述测试可知，Grammarly 是英文文章修改的有力工具。对于英文表达尤其 SCI 文章的撰写，保证表达的正确与地道只是一方面，更重要的是文章结构和行文思路。在点钞机引进中国之前，银行柜员每天花大量的时间苦练点钞技术；在计算器被普及之前，受人尊敬的会计往往也是算盘打得最溜的那个。科技的发展使人类不断地从一些机械乏味的工作解放出来，得以将精力投入到创造性的事业中去，而这类需要想象力、激情和勇气的创造性行为是难以被机器和工具所替代的。因此，创造性的文章结构和行文思路，仍然需要扎实的英语功底。

七、Justscience——SCI 影响因子 / 中文核心期刊查询工具

我们在投稿时常需了解期刊杂志的影响因子、杂志分区，以及参考一些投稿经验。常用的 SCI 影响因子查询网站有 Web of Science，LetPub，MedSci，中国科学院文献情报中心分区等。本节向大家介绍一款 SCI 影响因子 / 中文核心期刊查询工具——Justscience。官网网址：http://sci.justscience.cn/（Accessed July 9，2019），主界面见图 8-36。

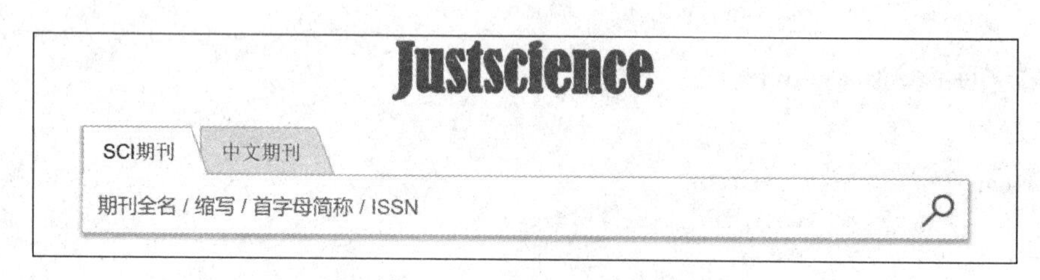

图 8-36　Justscience 主界面

Justscience 具有如下特点。

① 界面简单，既可以搜索 SCI 期刊，又可以检索中文期刊。

② 检索入口可以为期刊全面、缩写、首字母简称或者 ISSN（刊号）。

③ 检索的 SCI 期刊均有简介，包括收录类别（SCI 或 SCIE），出版国家，出版周期，投稿经验、周期（整合了 LetPub、MedSci 和小木虫上关于期刊的投稿经验），JCR 分区，中科院分区。

1. SCI 期刊　下面我们以 *Spine* 杂志为例进行检索，获得结果如下。下方为 SCI 期刊中包含有 Spine 单词的所有期刊，每个期刊对应列出了期刊缩写、ISSN、文章数 / 年、5 年平均 IF、非自引 IF 及影响因子（图 8-37）。点击期刊名称进入期刊介绍。

序号	期刊	期刊缩写	ISSN	文章数/年	5年平均IF	非自引IF	影响因子
1	Joint Bone Spine	Joint Bone Spine	1297-319X	91	3.218	3.070	3.304
2	Spine Journal	Spine J	1529-9430	227	3.511	2.906	3.119
3	Spine	Spine	0362-2436	497	3.389	2.445	2.792
4	Journal of Neurosurgery-Spine	J Neurosurg-Spine	1547-5654	187	3.126	2.551	2.761
5	European Spine Journal	Eur Spine J	0940-6719	421	2.858	2.121	2.634
6	Clinical Spine Surgery	Clin Spine Surg	2380-0186	295	2.006	1.930	2.142

图 8-37　Justscience 输入 Spine 检索结果

进入杂志 *Spine* 介绍。首先，列出了杂志近 8 年来的影响因子（图 8–38）。

Spine历年影响因子

年度	文章数/年	5年平均IF	非自引IF	影响因子
2017[最新]	497	3.389	2.445	2.792
2016	521	3.093	2.138	2.499
2015	437	2.786	2.028	2.439
2014	504	2.834	1.866	2.297
2013	567	3.003	1.987	2.447
2012	557	3.000	1.808	2.159
2011	614	2.949	1.780	2.078
2010	645	3.338	2.061	2.510

图 8–38 *Spine* 杂志历年来影响因子

而后，列出了 *Spine* 期刊简介与审稿周期。可见 *Spine* 为 SCI/SCIE，非 Open Access 杂志，美国，双月刊，医学 / 临床神经病学，中科院分区为 3 区，并且链接了 MedSci、LetPub，以及小木虫投稿经验，期刊官网以及投稿链接（图 8–39）。

Spine期刊简介与审稿周期

SCI类别	SCI/SCIE		
Open Access (OA)	否		
出版国家	美国		
出版周期	双月刊		
学科 (大类/小类)	医学/临床神经病学		
期刊分区	JCR分区	Q2/Q1	
	中科院分区	大类学科	医学 3区
		小类学科	临床神经病学 3区 骨科 3区
投稿经验	MedSci | LetPub | 小木虫		
相关链接	期刊简介 (PubMed) | 期刊官网 | 投稿		

图 8–39 *Spine* 期刊简介与审稿周期

而后，Justscience 对 SCI 期刊影响因子趋势及年发表文章量趋势均有作图，给读者以直观认识（图 8–40）。

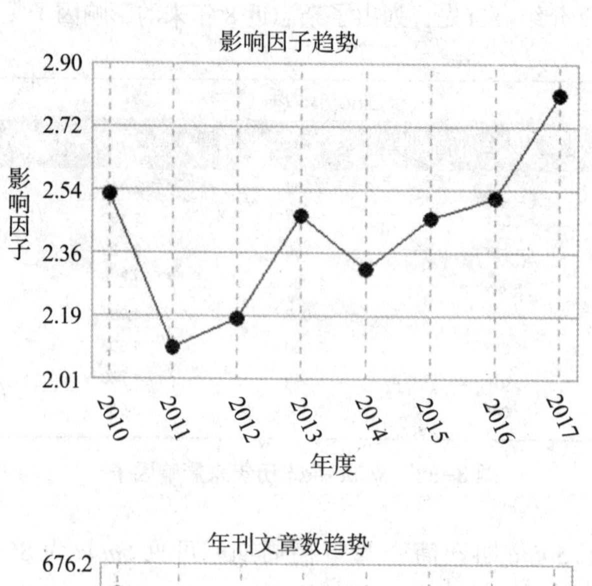

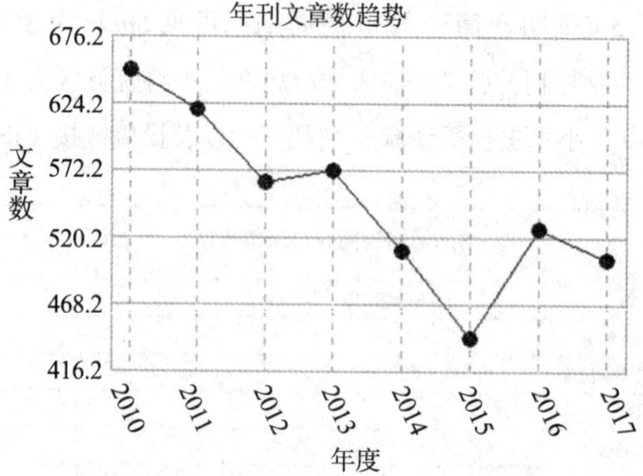

图 8-40　*Spine* 影响因子趋势图和年刊文章数量趋势

最后，Justscience 针对用户数据得出平均值绘制了投稿周期示意图（图 8-41）。

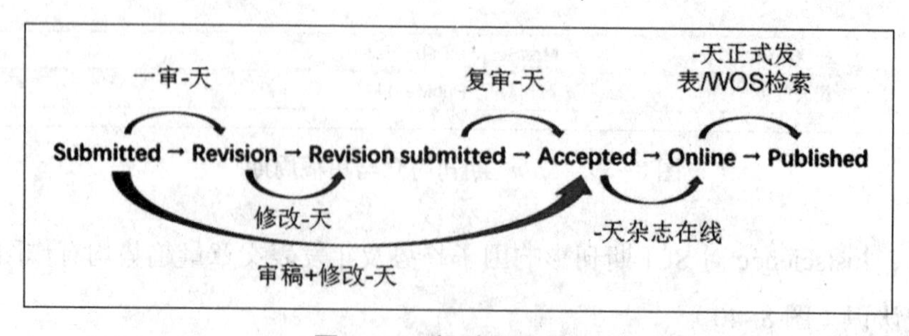

图 8-41　投稿周期示意

2. 中文期刊　选择中文期刊检索入口，输入中文期刊名，我们这里以《中华骨科杂志》为例。检索获得结果如下，显示该杂志为北大核心，科技核心（图 8-42）。

中华骨科杂志历史收录情况

最新版本	CSCD 2017-2018	北大核心 2017	科技核心 2018	浙江 2012	河南 2016	湖南 2016	广东 2016
	C类	√	√	一级	一类	√	√

图 8-42 《中华骨科杂志》检索结果

下方为对该杂志的简介，包括英文名称，ISSN，出版周期，链接有百度学术和小木虫的投稿经验（图 8-43）。

本节介绍了 Justscience 供大家学习参考，Justscience 整合了各大 SCI 影响因子查询平台信息，方便了科研工作者，然而原创性信息应是具有版权的，我们应尊重知识版权，使用正版源信息。

中华骨科杂志期刊简介

英文刊名	Chinese Journal of Orthopaedics
曾用刊名	
ISSN	0253-2352
CN	12-1113/R
复合影响因子	2.108
综合影响因子	1.932
出版周期	半月
专题名称	外科学
专辑名称	医药卫生科技
期刊官网	
投稿链接	
投稿邮箱	
投稿经验	百度学术 | 小木虫
创刊时间	1981
主办单位	中华医学会
出版地	天津市
更多介绍	知网 | 万方 | 维普

图 8-43 《中华骨科杂志》期刊简介

八、Web of Science——SCI 期刊影响因子预测方法

如何明确一个杂志是否为 SCI ？预测 SCI 期刊最新影响因子？如何查询 SCI 期刊国人发表量？本节主要解答上述三个问题。SCI 最新影响因子预测是科研实践过程

中常涉及的一个话题。了解 SCI 期刊影响因子预测可以让我们提前大致预知杂志影响因子变化，为我们文章的投稿提供重要参考。查询期刊国人发表量可为我们的投稿策略提供重要信息。

1. SCI 期刊查询

(1) 登录 Master Journal List 官方网站（http://mjl.clarivate.com/ Accessed July 9, 2019），主界面“Journal Search”。“Search Terms”中输入杂志名称，“Search Type”中输入“Full Journal Title”，“Database”选择“Master Journal List”，点击“Search”（图 8–44）。

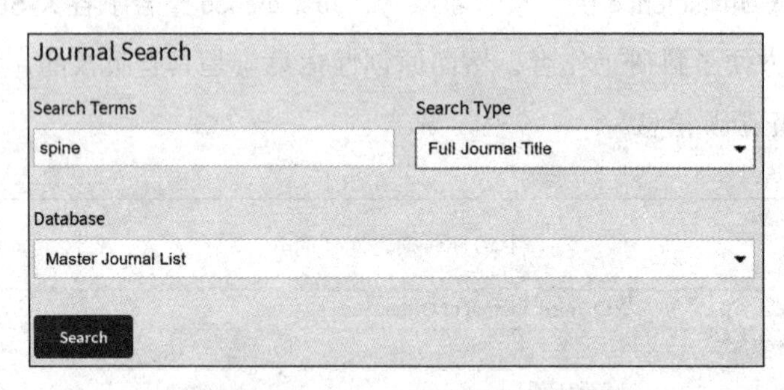

图 8–44　Master Journal List 主界面

(2) 点击“Search”后，可出现如下结果。从如下结果可以看到 *Spine* 杂志为 SCI（Science Citation Index），同样也是 SCIE（Science Citation Index Expanded）。还可以了解到该杂志主要内容是临床医学（Clinical Medicine）。

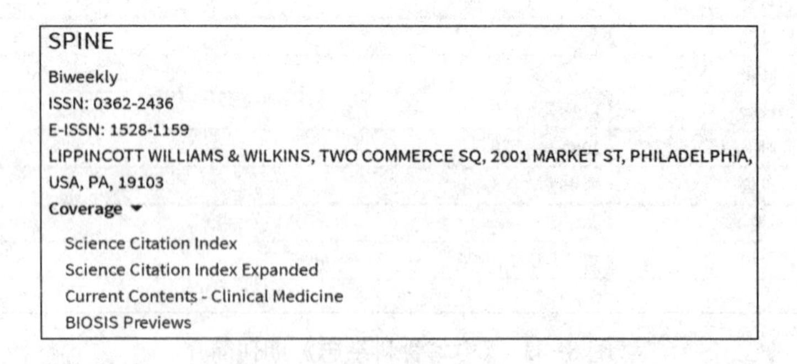

(3) 手机微信关注“中国科学院文献情报中心”，而后再次进行检索确认。可以检索到该杂志，说明该杂志为 SCI，且已经被中国科学院文献情报中心收录，为医学 3 区杂志（图 8–45）。如果 Master Journal List 检索到是 SCI，但是中国科学院文献情报中心显示没有收录。这说明该杂志是最近新增的 SCI，中国科学院文献情报中心还没有来得及收录。

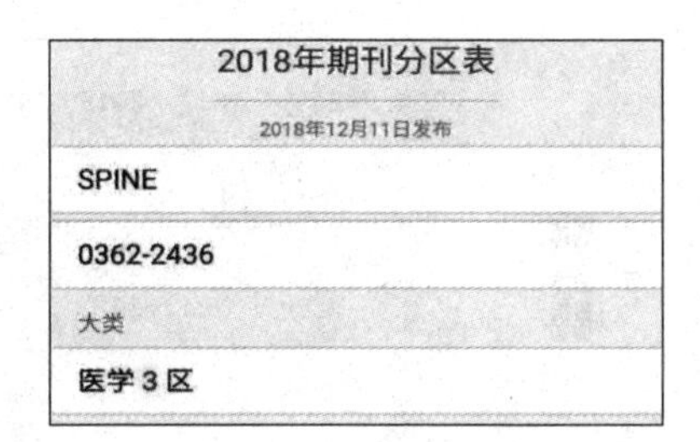
2018年期刊分区表
2018年12月11日发布
SPINE
0362-2436
大类
医学 3 区

图 8-45　中国科学院文献情报中心检索

2. 最新 IF 值预测

(1) 以 *Spine* 为例，预测 2019 年 6 月份出的影响因子，其实它是期刊 2018 年的影响因子。期刊影响因子计算公式如下：IF=C/(M+N)。其中，IF 为该期刊 2018 年的影响因子，M 为该期刊 2016 年发表的文章数量，N 为该期刊 2017 年发表的文章数量，C 为该期刊 2016 和 2017 年这两年发表的文章在 2018 年被引用的总次数。

进入 Web of Science，基本检索，检索框内输入 Spine，选择出版物名称，限定时间跨度：2016—2017 年，见图 8-46 所示。

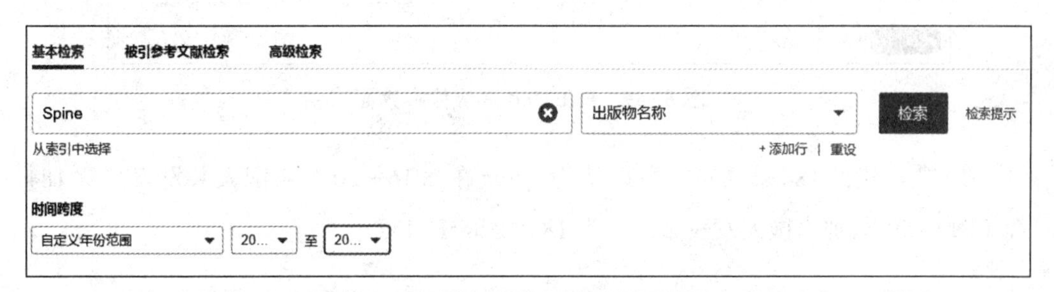

图 8-46　Web of Science 基本检索界面

(2) 获得检索结果，并点击右侧“创建引文报告”(图 8-47)。

(3) 获得图 8-48，可见 2016—2017 年，该期刊总共发表文章 1220 篇，这 2 年文章在 2018 年被引用总次数为 3010 次。IF=C/(M+N)=2.48，因此该期刊 2019 年 4 月份预期影响因子约为 2.48 分。

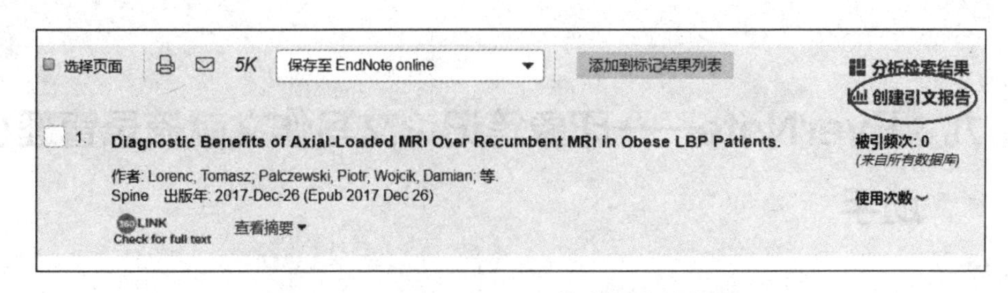

图 8-47　Web of Science 基本检索结果界面

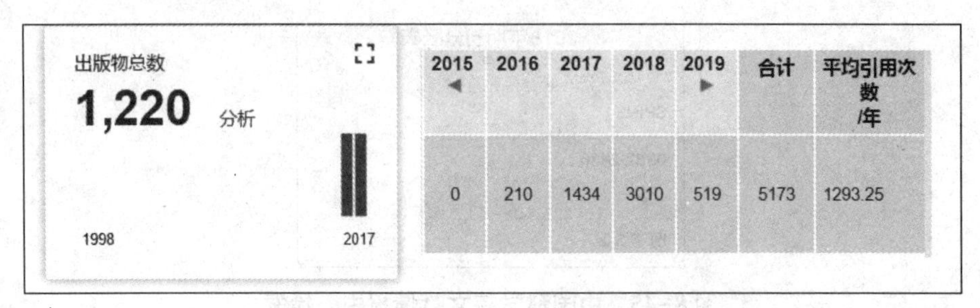

2015	2016	2017	2018	2019	合计	平均引用次数/年
0	210	1434	3010	519	5173	1293.25

图 8-48　Web of Science 创建引文报告后

3. 国人文章发表数量检索

(1) 以 *Spine* 为例，进入 PubMed 高级检索（图 8-49）。选择“Journal”，输入 Spine；“Affiliation”选择“China”；“Date-Publication”选择 2016—2017，最后点击“Search”。

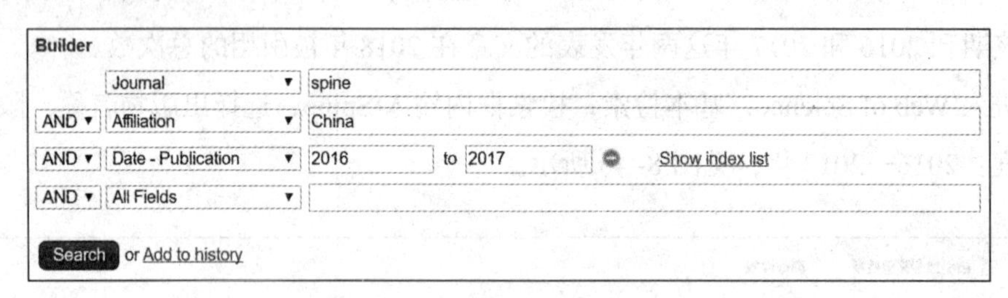

图 8-49　PubMed 高级检索界面

(2) 检索获得 184 篇文章，可以认为 *Spine* 在 2016—2017 年国人共发表文章 184 篇（图 8-50）。那么国人发表量占比为 184/1220=15.1%。

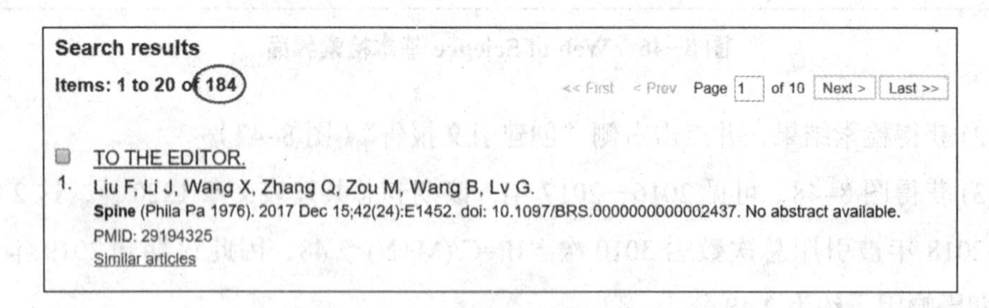

图 8-50　PubMed 检索结果界面

九、EverNote——印象笔记论文写作文献摘录管理小助手

论文写作时，由于论文涉及较多的基础理论和背景介绍，这就需要较多的文献

调研。当文献较长或者数目较多时，我们往往容易遗忘需要的信息在何处。过去，我们的做法是将查到的目标信息摘录到 Word 文档，同一主题的放在同一个文档，再将多个文档放在一个文件夹里。然而，这种方法的缺陷在于：① 内容多了之后，一个文档页数也长，内容容易互相混淆；② 文档多了以后，需要一个个打开查看，难整理。

为了克服上述问题，我们发现一款好用的文献摘录管理小帮手——印象笔记（EverNote）。相较于 Word 的方法，目前使用印象笔记更为方便、高效。优化原理主要是：Word 的信息架构为大文件夹 - 文件夹 - 文档 - 文档内容。每打开一个文件需要调用一次 Word，而且无预览。要求使用者有较好的文件命名和整理能力，难度较高。相比之下，云笔记则为 APP 或者软件图标 - 笔记本 - 笔记 - 笔记内容模式。阅读模式类似于微信公众号，阅读起来较为方便、直观。字号排版舒服，管理简便，一目了然。

印象笔记主要优点：① 按照主题，很好管理摘抄来的信息；② 类似于微信公众号的信息链接与阅读方式，阅读舒适感高；③ 笔记拥有很好的查询功能；④ 可以对多个设备进行云同步，数据备份比较安全。印象笔记主界面见图 8–51。

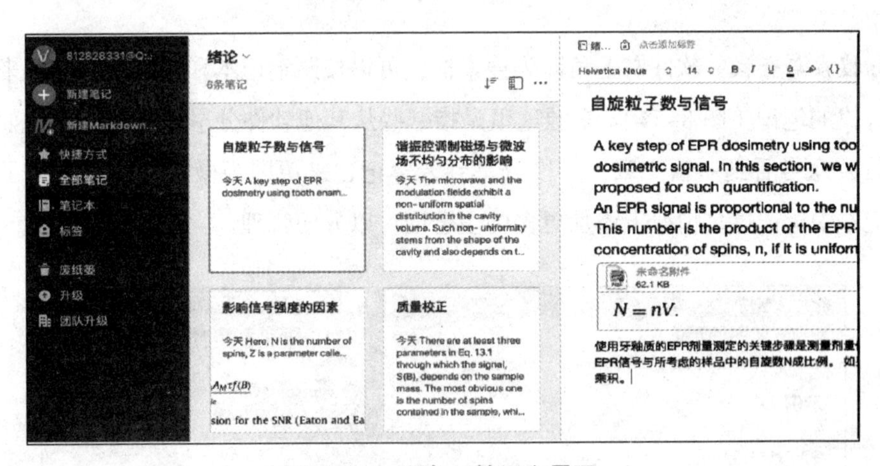

图 8–51　印象云笔记主界面

关于印象笔记的基本使用方法。

1. 新建介绍　首先，在笔记本选项卡中新建一个笔记本。然后，会弹出笔记命名的对话框，可以选择私密或者公开。之后，在笔记本里新建笔记就可以了，见图 8–52。

2. 笔记主界面介绍　笔记主界面的正文可以粘贴，也可以打字或者截图复制进去，这与 Word 的输入方式大体一致。对于特殊的笔记，我们可以在“7. 标签”位置进行标识（图 8–53）。

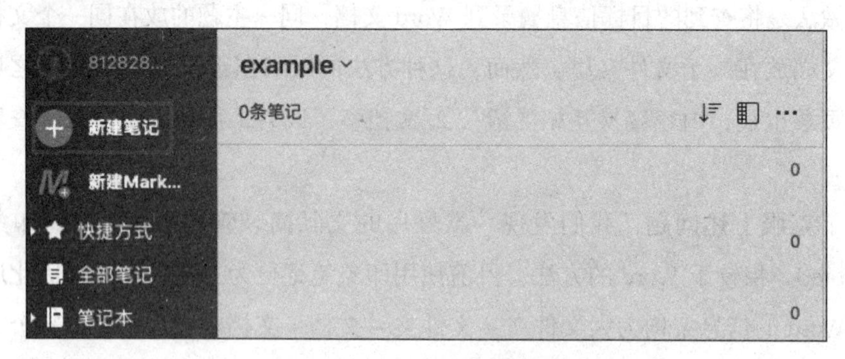

图 8–52　印象笔记新建介绍

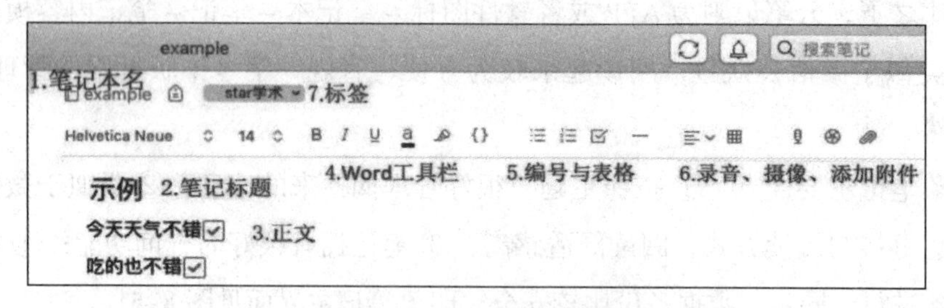

图 8–53　印象笔记主界面

3. 搜索与查找　软件右上角即为搜索框，可以按照笔记本和标签、时间等来搜索想要查找的笔记（图 8–54）。来源这里是指一些从其他软件分享来的笔记，例如我们在微信公众号看到一篇文章，可以分享到云笔记，来源即为微信。标签是为了在一个笔记本中笔记过多情况下添加更多的主题词，以方便管理。

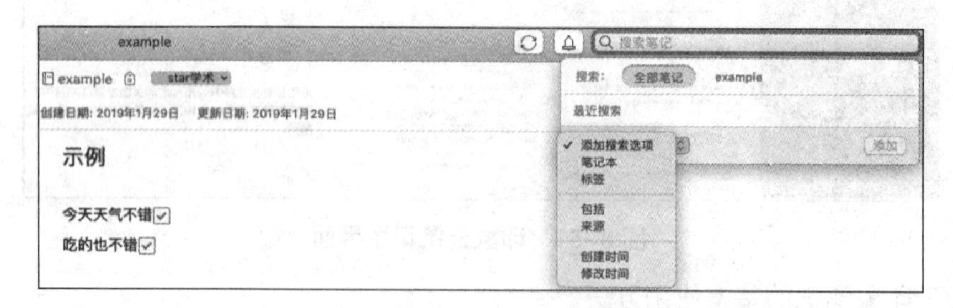

图 8–54　印象笔记搜索框

4. 总结　印象笔记有助于文献摘录管理，能有效避免 Word 文档存储管理文献摘录的缺陷，提高科研实践效率。印象笔记功能丰富，以上只是基本功能，剩余的大家可以自行探索实践。

十、BookSC、中文 PubMed 及 Jiumo Search 数据库介绍

本节我们向大家推荐鲜为人知而又极其好用的数据库，包括 BookSC、中文 PubMed 及 Jiumo Search。

1. BookSC　很多科研人员都知道 SCI-HUB，但更加强大的 BookSC 却鲜为人知，主界面见图 8-55。这个数据库特点主要有：① 收录文献数量更多，BookSC 目前收录 7400 万，书 245 万（2019 年数据）；② BookSC 不仅可以下载文献，还可以下载英文书籍，甚至还有俄语书籍文献，检索文献右侧有绿色“DOWNLOAD”就可以下载；③ BookSC 还具有高级检索功能，可以限定年份、语言等，甚至可以检索全文。网站地址链接是 https://booksc.org/（Accessed July 9，2019）。

3,446,832 books
74,069,746 articles
for free
BookSC
Part of Z-Library project. The world's largest scientific articles store. 70,000,000+ articles for free.
Search for title, author, ISBN, md5..
Search
Advanced search

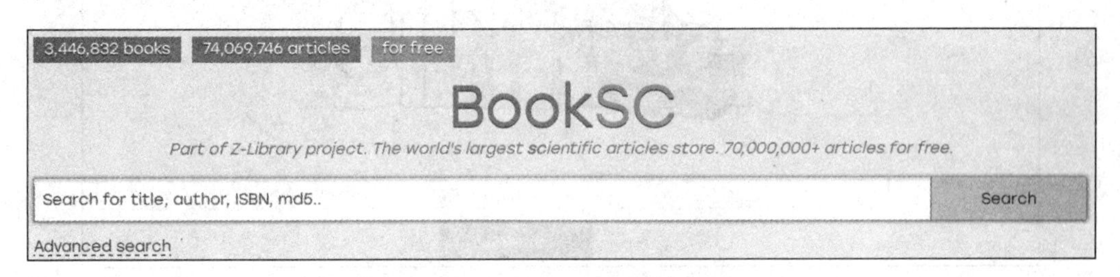

图 8-55　BookSC 主界面

2. 中文 PubMed　中文版 PubMed（图 8-56）可以直接进行 PMID 码（PubMed PMID 码）检索，也可以进行中文或者英文搜索。界面比较符合国人使用习惯，尤其是英语水平一般的初级科研工作者。高级检索界面也比较强大：检索字段入口有英文标题、中文标题、作者、单位、期刊、出版年份、英文摘要、中文摘要及评论。更实用的是，中文版 PubMed 也可以对检索文章的影响因子进行限定。这样，我们可以完全筛选出具有较高影响因子的文章进行阅读。网站地址链接为 http://www.chinaPubMed.net/（Accessed July 9，2019）。

3. Jiumo Search　Jiumo Search 不仅可以搜索下载中英文的书籍，还可下载 ppt、doc 等格式文件。涵盖了百度网盘、新浪微盘、百度文库、gitbook 及 mebook 等网站资源。网站首页简洁，功能强大，主界面见图 8-57。中英文图书的检索结果，右上角为检索结果的格式汇总。图书阅读推荐亚马逊的 MOBI 格式，非常人性化。网站

地址链接是 https://www.jiumodiary.com/（Accessed July 9，2019）。

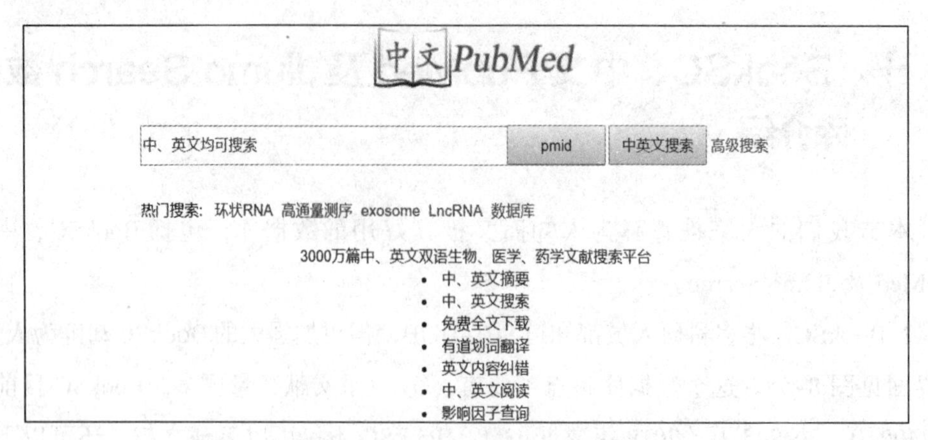

图 8-56 中文 PubMed 主界面

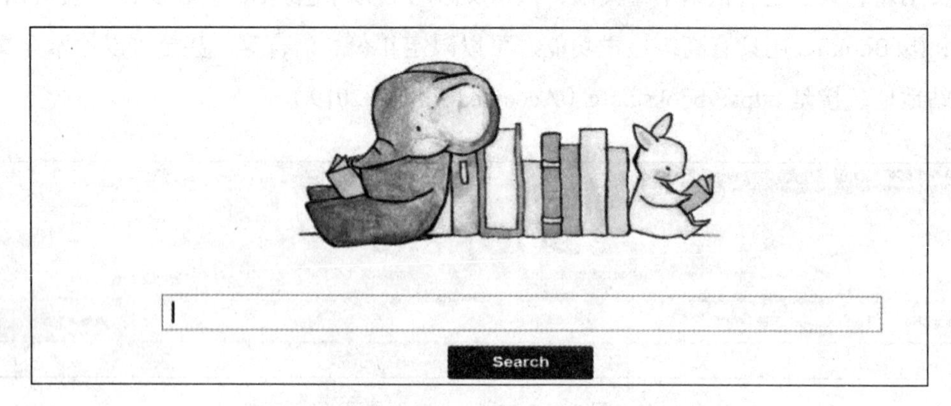

图 8-57 Jiumo Search（鸠摩搜书）主界面

4. 总结 目前市面上的文献书籍检索工具较多，如果一个数据库无法满足读者的需求，可以去多个网站或者数据库搜寻目标文献或者书籍。本书介绍了三个比较常用的数据库，供读者学习与参考。然而，文献、书籍均具有版权，我们应尊重知识版权，购买正版。

Chapter 9　沟通技能

本章共分为四小部分，自我关系、两性关系、家庭关系及导师关系。临床科研实践过程中，上述四项因素非常容易让人分心。科研实践需要专注，分心将可能对我们的科研效率造成致命打击。我们首先得与自己和解，而后是伴侣，再是家庭与导师。如何与自己和解？怎么与伴侣相处？家庭关系如何协调？导师关系怎么把握？考验的都是我们的沟通技能。

一、自我关系

国学大师梁漱溟曾论及人的三大关系：第一，人与自然的关系，广义上就是人与物的关系；第二，人与他人的关系，也就是人际关系；第三，人与自身的关系。本质上，一切关系都是与自己的关系，世界的本质是关系。

你与任何人之间的关系其实是一种自我揭示的过程，它就像一面镜子。通过它，你可以开始去发现自我，去发现自己的倾向、喜爱、借口、自私、逃避、恐惧……如果你在关系中展开觉察，便会发现你正在暴露自我，而这会带给你冲突和痛苦，而一个有思想的人会欢迎这一能够暴露自我的过程。

1. 自我觉知　吃饭的时候，一手拿筷子，一手拿手机，一边看手机一边吃饭，不知道看的是手机还是吃的是饭。你可能感觉每天要做的事情很多，浑身上下散发出“我好忙”的气息，就想赶紧把这个事情做完，赶完这个场，接着下一个场，再是下下个场，如同陀螺，不停地旋转着……这时，出现了一系列的情绪，焦虑、嫌弃、自责、抱怨、埋怨、吐槽，一个接着一个。

为什么会有这些情绪的出现呢？这是因为我们的身体和心灵失去了链接，如同手机失联的状态，如同风筝飞在空中，被别人紧紧地拉着。

如果情绪总不受控制，该怎么办呢？你可以试着跟自己待着，让情绪自然地流淌。印度心灵导师克里希那穆提分享：任何看似不好乃至可怕的感觉，我们能不能试着像对待一个宝石那样，看着它们，容纳它们，甚至都不分析，只是让它们自然流动。无论是你认为所谓“好”的感觉，还是“不好”的感觉，你能不能安于这种感觉之上，不要排斥它，也不要纠结，也不要改变它，也不以好坏来评断它。

人怎么做到每天保持快乐呢？我的答案是快速地疗愈自己的情绪：去看见、去倾听、觉知自己的每个念头。这是一个自我觉知的过程。疗愈时间的长短，其实就是复原的快慢，上师们可能一两秒的思想转念，就能快速恢复过来，而有些人却是一天、两天、甚至半年的苏醒。这个过程，就是自我觉醒的旅途。觉知是光，情绪是裂缝，那是光照进来的地方。

2. 自我接纳　朋友在纠结找对象的事，她工作稳定，收入也不错，工作三年在省城买了房。一开始，她总觉得自己条件相当不错，性格也好，善良、明事理，一定会有一个非常不错的人从天而降。然而，事实是这匹“白马”就没路过她身边。去年，因家里的催促和自己年龄也大了，加入了相亲大军。一开始，去各种相亲见面就设置了 10 多个条件：身高 175 cm，性格开朗大方，家里有房在省城，为人处事成熟，有责任感……然而，一轮见面下来，不是吃饭时能噎死人，就是聊天聊死，一句话“见光死”。

当你对一件事、一个人设置的条条框框越多，你就越难得到，渐渐地，你感到越来越痛苦。时而久之，她甚至怀疑自己是不是不够好，还不够优秀，身材还不够好，为什么总遇不到心属的那匹“白马”？一年下来，见了很多人，主动过，被动过，她渐渐明白了许多，最后只留下了对另一半的三个条件：责任心，脾气好，有主见。现在，她的目标不再是 100 分白马，而是 60 分伴侣。

如果在相处过程觉得还不错，每一个小细节都可以成为加分项。心思细腻加一分，喜欢户外运动加一分，喜欢小动物加一分……慢慢地，分数越来越高。在找寻另一半的过程，其实也是在寻找自己的过程。你对另一半的条件，其实就是你对自己的反射。在与异性相处的过程中，慢慢去真正地看见自己，看到自己看不到的更多面。

而大部分人的想法一开始我就要 100 分伴侣。可能你永远没有办法开始一段感情，因为总达不到你的期望值。你正在寻找的东西，也在寻找你。当我们列出那么多的条框后，不妨去认真地一一写出来，你对于伴侣的条件，是不是就是对你自己的条件。我们另外一个人生课题就是：去寻找并发现，内心构筑起来的那些抵挡爱的障碍。

亲密关系的建立，其实就是去寻找一个接纳自我，懂得爱自己的自己。

3. 自我超越　自我觉知，是看见自己的过程；自我接纳，是自我和解的过程；自我超越，是重塑自我的过程。

何谓“我”的状态：我是一个结果，是过去的产物，是一系列因果的产物。我源自过去，源自过去的无数层面，源自一系列因果。现在的你，是源自过去的你。所有的你，都是你。因为过去的你，成就了现在的你，那么，同样地，未来的你是怎样的？其实是一系列现在你的产物。

爱迪生在找到最合适作灯丝的材料之前，尝试过一千六百种材料，而他仅仅轻描淡写地说了句：“我只是知道了这一千六百种材料不适合作灯丝而已。”这是爱迪生赋予失败的意义。《被讨厌的勇气》岸见一郎是这样看待人生：决定我们自身的不是客观的经历，而是我们赋予经历的意义。人生本无意义，而是我们赋予经历以意义。所以，我们纠结的不应是过去，而是如何去给接下来的每一个生命作品赋予意义，这个生命作品可以是工作、生活，也可以是家庭关系。

彼得・圣吉对自我超越的解读：“精熟自我超越的人，能够不断实现他们内心深处最想实现的愿望，他们对生命的态度就如同艺术家对待艺术品一样，全心投入、不断创造和超越，是一种真正的终身学习。”最近，特别喜欢分享的一句话：把每一个科研工作，当成一个作品。每一个作品，我都会全心投入，每一个作品，不是为了他人而做，而是实现自我的愉悦与享受。

人都会有迷茫，纠结，困扰，过往如同一个个碎片，每一个过去，都是一小块碎片。人生就是一个拼图的旅程，每一次觉醒，都是寻找到了一些碎片，最后拼成一幅完整的图画。人的一生，正是探索自我，去重塑自我，超越自我的过程。

二、两性关系

不要期望这辈子能找到那个和你“三观一致”的伴侣，因为你们的“三观（世界观、价值观、人生观）”生而不同。如何面对不同才是我们这一辈子的修炼。约翰・格雷的《男人来自火星　女人来自金星》这本号称走向和谐恋爱关系，保持美满婚姻关系的唯一“圣经”，正是向我们传递了男女生而不同的观念，以及如何面对不同的策略。

1. 男女三观生而不同

(1) 男女双方需求不同：女方需要感同身受的理解，渴望一双聆听的耳朵，并不是需要帮助和解决问题的办法；男方更需要的是，对方的认可与接纳，而不是被“驯养”与改造。

(2) 男女双方面对压力的处理方式不同：面对压力的时候，女方希望倾诉自己的困境，抒发自己的感想，获得对方的同理心；而男方是希望能够排除一切干扰，全身心地放在如何解决问题上。

(3) 男人是“橡皮筋”，女人是“波浪线”：男方行为与状态存在“亲密周期”，这种周期让男人的行为与状态在“亲密”与“独处”之间来回转换。就像“橡皮筋”，以拉动橡皮筋为亲密，当橡皮筋拉到一定程度，然后放手，那么橡皮筋就会回到原来无张力状态（“独处”）。女方的情绪与观念呈现“波浪线”式变化，当“波浪线”向上时，她会感觉心满意足，情绪高涨，能够体会到更多的快乐，更加积极乐观；当“波浪线”向下时，就会变得患得患失，斤斤计较，悲观并丧失活力。可以说，女人是情绪化不稳定动物。

男女双方来自两个不同的星球，有生而不同的魅力所以才会有彼此吸引的可能，然而男女生而不同的本质，有棱有角，便会相爱相杀，这又如何才能和谐共处呢？

2. 如何面对不同

(1) 尊重对方的差异：男方请放弃作“修理先生”，学会仔细聆听、静静地倾听。在非常细小的事情上对对方呵护备至，报以同情。

例：女方回到家，“今天工作好累，事情好多，领导脾气暴躁，好想打人”。

× 男方回应，“我看你还是辞职算了，没必要那么卖命啊，找喜欢的事情做吧”。

√男方回应，“你真辛苦，为了这个家付出这么多，我爱你，快让我抱抱你”。

女方请放弃帮助男人出主意或提出建设性的批评，给予彼此更多的认可，不应当做一个完美主义者，要学会接纳伴侣的缺陷，而不是一味地责怪。

例：女方在开车，男方说，“让我来开车吧”。

× 女方，“你才刚拿到驾照啊，万一出事怎么办？况且路不好走”。

√女方，“好啊，我相信你，这里路不好走，我就坐在你旁边帮你看着路”。

(2) 对方不是你的全世界：绝对不能把对方当作自己的全世界。生活中除了爱情，还有很多十分重要的东西值得我们去探索，例如事业、亲情、友情、爱好、学习等等，绝对不能让自己成为谁的附属品。我们需要不断地建设和完善自己，让自己活成“一束光”，人们都是“追光者”，能量相近的人，互相吸引。长期关系就像是“跷跷板”，两人的地位有上有下才能保持动态平衡。

(3) 充分、及时的沟通：当伴侣越界、触碰对方的底线，让彼此感觉非常不舒服的时候，非常有必要进行及时充分的沟通，否则矛盾会越积越多，事情到后面一发不可收拾。平等坦诚地沟通，说出自己的需求，问题可以过夜，但是每一个问题必须约定好，并为遵守约定付出自己的努力。

(4) 付出与回报相平衡：一段长期的男女关系中，主动权掌握在付出少的一方。然而，每个人都有责任与义务照顾对方，尊重与关照彼此，才能实现自我价值。如果总是一方付出，反而会降低自身价值，并且如果得不到对方的正反馈，那么总是一味付出的一方肯定会厌倦付出，从而恶化到不愿意继续付出的地步。

爱情的经营绝对是你来我往，付出与回报达到良好平衡。唯有理解、信任、同情、接纳和支持，才能让我们走出男女关系的层层迷雾。这个世界上，可能有一见钟情，也可能有山盟海誓，但是绝对没有“天造地设”，爱是需要终身学习的技能。

3. 长期关系核心十大要点

(1) 两个人不要一个人闲，一个人忙。闲的一方很可能会时常缠着忙碌的一方，造成两人的关系失衡，让彼此觉得是障碍。步伐不一致需要及时调整。

(2) 两个人的磨合特别重要，不要轻易放弃。男女三观生而不同，既然在一起就要尽自己的努力去磨合。轻言放弃难以获得长久的幸福。

(3) 不要把对方视为自己的全世界。我们彼此都需要不断地建设和完善自己，让自己成为“风暴中心”。同时一段关系的主权不能一直由一方掌控，双方共同动态掌控是最佳状态。

(4) 任何分手的理由都是不爱的借口，没有合不合适，只有爱不爱愿不愿意。所以，无论如何，失恋、分手、离婚还是重新挽回对方，个人的生活模式和精神状态都应该要积极向上。

(5) 任何时候，都要控制和管理好自己的情绪。控制不好情绪是不成熟的表现，会将原本的小事情恶化成巨大的伤害。觉得自己情绪不好，失控时务必静下来独处一会儿。

(6) 不要相互去猜忌，计较谁付出的爱更多。不能自己付出多少，就以此去要求对方付出多少。否则可能导致极大的矛盾。

(7) 两人之间需要相互信任。不要去询问彼此过往的感情经历。这样的问题只会让对方觉得你不信任彼此，而对方的过往或许也是他或她不愿提及的情殇。

(8) 不要用一个虚构的人来试探对方，人性的一面会让你的试探终结一段感情。

(9) 做任何决定的时候不要独断，需要同另一半商量处理。

(10) 对于那些没有未来的人，果断放弃。你的坚持和挽回可能会成为对方更加讨厌你的理由。

所以，我们需要保持一颗积极向上的心态，不断地努力去提升自己。既是对自己负责，也是对二人的未来负责。

三、家庭关系

印度电影《神秘巨星》讲述了少女尹希娅突破歧视与阻碍，坚持追求音乐梦想的故事。电影主题除了女主人公对梦想的执著追求，母爱的伟大，更是充斥着对父亲独裁与家暴的拷问。正如许多朋友的感悟：父亲的独裁与家庭暴力是“万恶之源”：正是由于父亲家暴，女儿没有了梦想；正是由于父亲家暴，母亲没有了自由；正是由于父亲家暴，儿子没有了个性。

那么，如何理解家庭暴力？如何在这种家庭背景之中成长？

家庭暴力这个词，大家并不陌生，如果没有发生在你身上，你可能认为它比较遥远。然而，如果就在自己身边，哪怕偶尔的一次，你都可能会因此而备受折磨。可以说，不管你知不知道，承认不承认，家庭暴力已经是全球性的灾难问题。家庭暴力（Domestic Violence）是指对家庭成员进行伤害、折磨、摧残和压迫等人身方面的暴力行为，其手段有殴打、捆绑、凌辱人格、残害身体、限制人身自由、遗弃，以及性虐待等。

美国因家庭暴力案件年经费消耗占全部法律案件经费消耗的 1/3，高达 1500 亿美元 / 年。我国就湖南省而言，家庭暴力的发生率为 16.2%，其中以夫妻之间暴力的发生率最高，达 10.2%，其次为虐待儿童 7.8%。我国重组家庭家暴尤为严重，每五个重组家庭就有一个家庭发生家庭暴力。家庭暴力的形式主要包括殴打、语言和心理折磨、性暴力和经济暴力，随之而来的是受害者的应激、焦虑、抑郁，甚至是自杀。令人欣慰的是，近年来殴打形式的家庭暴力发生率下降。然而，语言和精神折磨形式的家庭暴力逐步上升。伊朗女性家庭暴力中，9.6% ～ 16.4% 遭受过殴打，36.6% ～ 42.2% 遭受过情感和语言形式暴力，50% 以上的暴力形式为性暴力和经济暴力[①]。

1. 家庭是“温馨的港湾”还是“痛苦的根源”？《神秘巨星》里的父亲是一个工程师，有着体面的工作，一天工作 17 个小时，是家里唯一的经济来源。女儿学习成绩不好，他愿意出普通孩子的双倍学费给女儿上补习班。然而，他女儿心里想的只有音乐，从长辈的角度考虑，这个孩子完全辜负了父亲的心意。电影里父亲也因工作的需要，长期不在家。试想，一个为了家庭到处奔波，处于极度劳累，甚至

① Zarei M, Rasolabadi M, Gharibi F, et al. The prevalence of vilence against women and some related factors in Sanandaj City (Iran) in 2015[J]. Electronic Physician, 2017, 9(11): 5746-5753.

在工作中还被上司无辜责骂，被客户投诉，受了各种气状态下的父亲。一回到家里，吃的第一口饭没有咸味（妻子忘记放盐）；心里惦记着明天出差的行程，结果被妻子记成了行程是后天才出发。

你能控制住自己的情绪吗？

朋友说，“家庭是温馨的港湾，工作的压力再大，也不应该成为宣泄的场所，更不能以暴力的形式进行宣泄，不然就会是痛苦的源头”。

是的，不过家庭作为温馨的港湾，工作的压力不应该在家里进行宣泄，那么工作的压力该去哪里宣泄？家庭的价值和作用又是什么？

正因为现在社会上并没有普及压力宣泄室，甚至很多人依然认为咨询心理医生就是有病的表现，就会被歧视。然而，家里没有那么多顾虑，适当的宣泄可以进行压力的释放，重新获得心情状态的调整，这不正是家庭的重要价值之一吗？这与“家庭是温馨的港湾”这个说法不矛盾，甚至相辅相成。唯一不该的是以暴力的形式进行宣泄，然而现实生活中人们在家里进行宣泄的时候，难以入耳的语言暴力，少吗？

看到这样的宣泄式暴力发生的时候，我们又是被宣泄对象的时候，我们能做什么？是奋起反抗，还是逆来顺受？

理解与疏导也许能解除困境。即使是十恶不赦的人，依然流露着人性的闪光点。常怀人性亮点，从“爱”出发。

2.“我执”的爱是不是真正的爱？　首先，理解“我执”的爱不是真正的爱。

电影《神秘巨星》里的父亲是一个“我执”深重的人。父亲爱的表现形式，撕裂了女儿音乐梦，强迫女儿努力学习课本知识，甚至剥夺了女儿的婚姻自由，直接给她找了一个从未谋面的“丈夫”，他的生意伙伴，阿拉伯大胡子王子，石油大亨。

这些场景多么熟悉。为人父母的，希望看到优秀的孩子，幸福的未来，可是这些优秀和幸福都是以父母的价值观作为衡量，从而忽视了孩子的自主能力。这从另一个角度来说，希望孩子考第一，希望孩子找个高富帅、白富美，这都是爱，也是一种关心和在乎，只不过这种爱是带有“我执”的爱。

“我执”：以自己的人生观、价值观或者社会普遍的认可观强加给别人，不顾及、不尊重当事人的意思和想法。孩子喜欢的是音乐，你强迫他学习，并且打着为了他好的旗号，这是“我执”；不顾孩子的想法，以你的人生观给孩子规划未来，这是“我执”；不顾孩子的心思，以你的价值观给孩子择偶，这是“我执”……试想，爱因斯坦的父亲让他去学画画，贝多芬的父亲让他去摄影，会是怎样的场景？

朋友扬言，“我要把你培养成‘全世界最好的男人’”，我微微一笑，“请鼓励与支持我成为我想成为的人”。小时候有人要上天，有人要下海，有人想登月，有人想做超人。前辈一句话，“你懂什么？我这全是为你好”，梦想又回到原点。

我们常被教育树立正确的人生观，什么是正确人生观，从来没有人告诉过我们。大多数人认为正确的，就是正确的吗？如果是这样，中国古代学子们都去考科举，就不会有环游世界举世闻名的《徐霞客游记》；如果人人都去拼高考，现在也不会有“六盏红灯照亮前程”的韩寒。

有人说，这是事后诸葛亮，他们成功了，你才会知道啊！

人生没有走到终点，都不能说自己失败了，也不能说自己错了。不过，话又说回来，失败、成功就那么重要吗？自我的认可就已经是一种成功。尊重倾听他人观点，让社会价值更加多元，让社会更加包容。我们在背后，做别人默默地支持与鼓励者和善意的引导者，支持他们的梦想，引导他们对梦想有足够的坚持与付出。

3. 如何沟通与理解 九年制义务教育，五年医学本科，三年规培，三证合一，你就可以成为一名医生。我们也可以把父亲、母亲理解为一种职业，并且这种职业是终身职业。只有经过专门的培训并通过考核才能成为一名医生，然而要成为父母只需要精子与卵子的结合，形成胚胎，然后胎儿顺利娩出，提供精子和卵子的男性和女性就成为生物学意义上的父母，然而并没有任何形式的教育与培训。真的不需要任何形式的学习与培训就可以为人父、为人母吗？

我们必须承认这一点，没有十全十美的人。我们必须不断通过学习与实践来完善自己，学习与实践关键之一就是沟通与理解，懂得用语言全面地表达自己。一日父亲陪同母亲去医院看病，母亲随手拿起一颗糖塞在嘴里，父亲急了，“你怎么回事，不知道自己有糖尿病吗？这么不懂得节制，那还看什么病？”母亲立马回击，“我不就吃了一块糖嘛，有必要这样说我吗？”气氛立即紧张了起来，大家都非常不愉快，再来两句势必会演变成更加激烈的争吵，进而演变为语言与肢体暴力。一位学佛法的儿子听后，对母亲说，“父亲不让你吃糖，不是说你，只是他不会表达自己，他想说，他很需要你，很爱你，希望你健康，很害怕失去你，所以就会着急。一着急人说话就会不好听，你不要听他的不好听，你多听他对你的爱”。他也对父亲说，“爸，妈妈已经病了，她更需要宽慰，你那样跟她说话也没有错，只是妈妈生病期间身体不好，心情也不好，所以就会不接受。她不是故意跟你吵架，故意跟你对着来，她只是习惯了，你多理解她”。一场矛盾迎刃而解。

人可以沟通，然而《神秘巨星》父亲与母亲互相沟通的镜头和场景几乎没有，唯一一次就是在全家一起去沙特阿拉伯的飞机场，母亲主动制止家庭暴力，为了女儿的音乐梦想决定签下离婚协议书，离开丈夫带着女儿和孩子走出机场扬长而去，留下父亲无奈与惊讶的眼神。电影里面的父亲与母亲没有沟通，母亲不会沟通，父亲不懂理解，势必会是悲剧。

4. 我还有选择吗？你任何时候都有选择　我们的传统文化主张男尊女卑、夫为妻纲、父为子纲、包容体罚。即使是现代，无论是施暴者还是受虐者，也都或多或少地主张、默许、接受或者容忍“不打不成材”“打是亲、骂是爱”的观念。家庭中的许多小打小骂在很多人的眼中似乎已习以为常、合情合理，没往心里去。甚至，长期遭受家暴困扰的当事人也因社会与家庭顾虑，存心掩饰和隐瞒。这些从一方面来说可以有效缓解家庭暴力，同时另一方面也滋生家庭暴力的发生。

然而，不要忘了：《神秘巨星》里的女儿有选择坚持自己的音乐梦想，也有选择为了母亲放弃音乐梦想，一同移居沙特阿拉伯；母亲有选择对待家暴逆来顺受，也有选择为了女儿的音乐梦想而坚决拒绝移居沙特阿拉伯。永远别说自己没有选择！你时时刻刻都有选择，就看你有没有选择的勇气、魄力与眼界。

最后，也劝告那些憎恶、讨厌家庭暴力的朋友们，如果你讨厌憎恶家庭暴力，就不要把这种暴力作为一种习惯延续下去。

四、导师关系

在古代耶路撒冷，有一扇叫作“针眼”的门。此门非常窄，以至于每次满负重荷的骆驼到达此门时，赶驼人都要把骆驼身上的所有行李卸掉，骆驼才能通过。

印度甘地学说中首要的一条：你必须成为你希望看到的改变。

只有将注意力转回自己身上，才能发现大自然的本质；只有沉浸到这个世界中，才能知道自己是谁。你的关注在哪里，它就在哪里。当我们的关注在抱怨，我们的情绪、意识及精力都会关注在抱怨上。抱怨世界对我们多么不公平，抱怨这个天天叫嚣着“和谐”社会一点都不和谐的状态。而且，这个时候企图心、功利心乘虚而入。

咱们先假想一个剧情。假设你是一个学生物的博士生，你的导师是一位著名的生物学家。导师给你安排了非常繁重的课题任务，你做了很多实验，整理了大量数据，画成图表交给导师。在一次学术会议上，导师做了个精彩的报告，这个报告里最重要实验结果就是你做出来的，甚至 PPT 上的图，都是你画的。可是自始至终，导师根本就没提到你的名字。当然，现在几乎所有科研项目都是多人合作的结果，你的名字也出现在 PPT 的第一页上，只不过你被淹没在众多联合署名人之中，位置一点都不特殊。会后，人们谈论这个报告内容的时候，都说那是你导师的成果。

请问你会作何感想?

你觉得导师对你不公平，觉得凭什么为别人做嫁衣。于是，你开始抱怨，抱怨导师对你的不公平对待，抱怨这，抱怨那。每天花大量的时间和精力，去反抗。尽管你和我都知道，反抗无果。开始有人劝说你，“没关系，你为导师做的工作，他会记在心里的”。又有人安慰你，“你导师怎么这么对你，罢工算了，要是我直接撂挑子，干什么干”。

你的情绪每天好像坐过山车，脑海里有两个小人在打架。

① 算了，忍忍，小舍小得。

② 为什么不争一下呢？凭什么这么懦弱。

你看，当你把大量的时间、精力花在这方面，你还有前进的动力吗?

其实，你应该高兴。

第一个高兴：你有被别人压榨的价值，如果你连被他人的需要都没有了，你在这个世界有什么用处。这个世界不是只有你一个人，而是社会关系的总和，你因为别人的需要而存在。

第二个高兴：你开始可以判断哪些人是成大事者，劝说你的人有两派，当然不可否认的是，都是为你好，你不妨想想，他看到了眼前的利益？还是看到了长远的利益？多么庆幸有这些不同的意见，根源是他们都在乎你，你的人缘多好啊。然而，建议永远是建议，选择权永远在你的手上，你可以选择抱怨，立马罢工；也可以选择，为别人做嫁衣，来年别人可能会为你送上一份精美大礼包。

第三个高兴：你开始有意识去思考这种焦虑。因为未来的路很长，再次遇到相同的情况，你就不会手足无措，不知道如何去面对了。四十而不惑，不是说不迷惑，而是说懂得了：如何观察人心，如何自我疗愈，懂得了却不必说。

第四个高兴：你开始与自己做斗争，与自己脑海中两个小孩对话，了解了自己真实的想法。没有人是圣人，人都有情感，有苦恼，有困惑，有迷茫，有欣喜，有喜悦。有了这些情感，才能与这个世界更好地产生链接。

你要相信，所有的一切都是好的。你这样关注，所以它那样生成。让自己意识到，与其把注意力放在焦虑上，不如赶快撸起袖子认真做事情。前方，太多美景等待你去欣赏。

《马太福音》里，耶稣说：“骆驼穿过针眼门，比富有的人进入神的国更容易呢！”是否存在一扇这样的“内在的门”，要求我们放下一切不必要的东西。

不妨接着看……

建立心与心的联结。心与心的联结，也就是体验和他人之间微妙的当下场域，它围绕并支撑着我们，使我们拥有开放的、深度生成的、安静的心智状态。

1. 放下和臣服　放下旧的事物，臣服于未知。凡是不重要的东西都必须放手。当你开始暂悬旧有的行为方式，你的注意力将被某些令你惊奇或感兴趣的事物所吸引，此时，你就开始进入到自己打开的思维里。某次新年伊始活动，我们回顾一年，把所有对父母、朋友的后悔、遗憾用纸条写下来，然后在莲花灯下燃尽。在新的一年里，重新迎接新的自我。因为仅仅抓住一个已经燃烧殆尽的旧有身份有什么意义呢？放下和臣服可以看作是一枚硬币的两面。放下是开启的过程，扫清道路上的障碍和垃圾，臣服是融入已经开启的境界。

2. 逆转：穿过针眼　逆转：把里面的翻转到外面，外面的翻转到里面。当你穿过针眼——放下任何不重要东西的界点，你行为的发源地就转到了“那些环绕我们周围的人”；你开始从一个不同的方向观察，并开始走向未来的自我。

3. 形成真实的场域和自我　当你从同理的聆听切换到从深处的源头聆听，你就与更深层次的、想要生成的未来可能性之场联结了起来。全新的自我降临，开始诞生、形成，真我和本我使我们明白我们究竟是谁。

附录　缩略词表

缩略语	英文名称	中文名称
AI	artificial intelligence	人工智能
CBM	China Biology Medicine disc	中国生物医学文献数据库
CI	confidence interval	置信区间
CMCI	Chinese Medical Citation Index	中国生物医学期刊引文数据库
ECOG	Eastern Cooperative Oncology Group	东部肿瘤协作组
FDA	Food and Drug Administration	美国食品药品管理局
HR	hazard ratio	风险比
IF	impact factor	影响因子
KPS	Karnofsky performance status	卡氏评分
MSC	mesenchymal stem cell	间充质基质细胞
MSCC	metastatic spinal cord compression	脊柱转移瘤脊髓压迫症
NIH	National Institutes of Health	美国国立卫生研究院
NLM	National Library of Medicine	美国国立医学图书馆
OR	odds ratio	优势比
PBL	problem-based learning	做问题导向学习
PPT	Microsoft Office PowerPoint	幻灯片
PRS	protocol registration system	研究方案注册系统
RCT	randomized controlled trial	随机对照试验
SAS	statistical analysis system	统计分析系统
SCI	science citation index	科学引文索引
SCIE	science citation index expanded	科学引文索引扩展版
SINS	spinal instability neoplastic score	脊柱肿瘤不稳评分
SPSS	statistical product and service solutions	统计产品与服务解决方案
VAS	visual analogue scale/score	视觉模拟评分法

参考文献

[1] 胡良平. 科研设计与统计分析[M]. 北京：军事医学科学出版社，2012: 309-310.
[2] 胡良平. SAS常用统计分析教程[M]. 2版. 北京：电子工业出版社，2015: 318-323.
[3] 黄悦勤. 临床流行病学[M]. 北京：人民卫生出版社，2014: 38-64.
[4] 罗爱静. 医学文献信息检索[M]. 北京：人民卫生出版社，2010:32-33.
[5] 李杰，陈超美. 科技文本挖掘及可视化[M]. 北京：高等教育出版社，2017: 120-122.
[6] 陈悦. 引文空间分析原理与应用：CiteSpace实用指南[M]. 北京：科学出版社，2014: 34-36.
[7] 雷明星，刘耀升，刘蜀彬. 骨转移瘤系统性分子靶向治疗靶点与药理学制剂研究[J]. 中华骨科杂志，2016，36(1): 58-64.
[8] 雷明星，刘耀升，刘蜀彬. 脊柱转移瘤生存预后预测模型的研究进展[J]. 中华骨科杂志，2017，37 (6): 368-376.
[9] Hilary GD. Science Research writing for non-native speakers of English[M]. London: Imperial College Press, 2010: 44-90.
[10] John Gray. Men are from mars, women are from venus: A practical guide for improving communication and getting what you want in your relationships: How to get what you want in your relationships[M]. New York: HarperCollins, 1992: 50-100.
[11] An JG. Which future for doctors in China?[J]. The Lancet, 2013, 382(9896): 936-937.
[12] Hu Y, Huang Y, Ding J, et al. Status of clinical research in China[J]. The Lancet, 2011, 377(9760): 124-125.
[13] Miller GA, Selfridge JA. Verbal context and the recall of meaningful material[J]. The American Journal of Psychology, 1950, 63(2):176-185.
[14] None. Constructions and Usage-based Approaches to Language Acquisition[J]. Language Learning, 2016, 66(S1):23-44.
[15] Hsu C E, Huang KC, Lin TC, et al. Integrated Risk Scoring Model for Predicting Dynamic Hip Screw Treatment Outcome of Intertrochanteric Fracture[J]. Injury-international Journal of the Care of the Injured, 2016, 47(11):2501-2506.
[16] Zarei M, Rasolabadi M, Gharibi F, et al. The prevalence of violence against women and some related factors in Sanandaj city (Iran) in 2015[J]. Electronic Physician, 2017, 9(11):5746-5753.
[17] Dovepress. Open access to scientific and medical research [DB/OL]. https://www.dovepress.com/index.php (Accessed July 9, 2019).
[18] 上海唯问生物技术有限公司. Justscience[DB/OL]. http://sci.justscience.cn/ (Accessed July 9, 2019).
[19] BookSC. Part of Z-Library project. The world's largest scientific articles store[DB/OL]. https://booksc.org/ (Accessed July 9, 2019).
[20] Jiumo Search[DB/OL]. https://www.jiumodiary.com/ (Accessed July 9, 2019).

后　　记

我与湘雅的情怀从我出生时就已经开始了。1990 年，我出生于湖南，那年我大姐 5 岁，突发高热，之后病情加重，不幸夭折。当时我尚在襁褓之中，父母对我的期待就是希望我成为一名医生，避免大姐的悲剧重演。我慢慢长大，由于家庭文化的影响，我一直立志成为一名医生。我表哥患有先天性近视，辗转治疗多次，终在湘雅医院确诊，并明确治疗方案。那时候，"南湘雅" 的美誉已经贯彻湖湘。高中时期，参加奥赛培训，我特地选择了与医学相关的学科——生物学。那时候，我已经对生命科学产生了浓厚兴趣，在生物老师张吾东的指导下，相继完成了《遗传学》《细胞生物学》《生物化学》及《生理学》等生命相关科学的学习。2008 年，因成绩优异获得全国高中生生物联赛一等奖，这预示着我离湘雅的梦想又进了一步。2009 年，我第一次了解到高考"提前批"，参军报国，降分录取。因为当时湘雅在湖南的录取线要超重本线 60 ～ 80 分，为了确保能去湘雅学医，我又报名了"提前批"。高考填写志愿，湘雅临床医学就是第一志愿。我一共填写了 5 所大学，且均选择了临床医学，不服从调剂。班主任龙露云看到我填写的志愿，打电话给我，"你确定你要这样填？不录取的风险很高啊。" 我说，"不录取，我就复读。" 龙老师看我打定主意要去湘雅学医，且只学临床医学，就没再说什么了。

2009 年，我如愿以偿被中南大学湘雅医学院"提前批"录取，实现了进入湘雅医学院的梦想。当年 9 月，我来到中南大学南校区，开启了 5 年的大学医学生涯。提前批录取的学生又叫"国防生"，我是以"湘雅国防生"的身份入学的，受湘雅医学院及驻校军选办的双重管理。这意味着大学的 5 年时间里我将同时体验大学校园生活及军事化管理生活。大学校园的自由、任由个性发展，与国防生军事化管理的遵纪守时、绝对服从管理构成了鲜明的对比。双重身份重塑了我的性格。国防生有铁的纪律，每周出 2 次早操、2 次晚操，周末出半天训练，占用的时间比较多。要取得相同优秀的成绩，国防生可能需要比普通学生付出更多的努力。

2010 年，功夫不负有心人，我凭借优异的课程成绩和扎实的医学基础，考入湘雅医学院国际标准本土化试点班（全年级录取 30 人）。大二，按照学校课程安排，正式搬入湘雅医学院继续学习医学基础知识。也正是在这里，我才真实感受到了湘雅的文化与传承理念——“公勇勤慎，诚爱谦廉，求真求确，必邃必专”。教学大楼里有诸多前辈的挂像，老一辈湘雅人对中国医疗的贡献历历在目，激励着新一代湘雅人奋发图强，传承湘雅精神，弘扬救死扶伤的理念，为人类的健康而努力。湘雅医学院文化的熏陶，名医读者的耳濡目染，令我对湘雅的认同感倍增。在试点班学习，所有课程均按照系统来教学，即学习某一个系统，同时学习其组织、生理、病理、解剖及病理生理等。学完一个系统就开始考试，基本每月一考，而且每周末需要进行 PBL（problem-based learning，问题导向学习）。由于国防生必须参加出操，所以学习任务更重、时间更紧。学习任务虽然重，但我喜欢学医，更重要的是可以与湘雅医学院那些经验丰富、极具魅力的老师一起学习。生理学管茶香老师为我们讲述留学经历，病理学周建华老师将肿瘤病理模型与食物联系起来，解剖学张建一老师和蔼地手把手教学，还能叫出班上所有人的名字……这些都是我在医学道路的启蒙老师，给我留下了深刻印象，教我学医，更教我为人。

2011 年，大三的我作为湘雅国防生，有了担任湘雅新生入学军训教官的资质。原本大二就可以担任新生军训教官，但试点班班主任李忠魁老师考虑到我刚进入试点班，学习任务重，需要时间去适应。每当我奔跑于国防生训练场与课堂教室之间时，我真心感受到李老师，不去大二国防生担任教官是多么正确的做法。大三，我担任了 2011 年入学的湘雅医学院口腔医学专业新生军训教官。近 2 周的朝夕相处，作为教官，同时也作为他们的兄长，与他们一起训练、一起生活，建立了亲密的联系与友谊，我也可以在第三天将他们 36 人的名字全都叫出来。

2012 年，大四试点班被集体安排到了湘雅二医院见习，开始了《外科学》《内科学》及《影像学》等贴近临床学科的学习。也正是在这个阶段，我遇到了骨科黄添隆老师。我不会忘记那次外科见习课，黄老师问我们，“如果你可以拥有一项特异功能，你最想要什么，为什么？”黄老师在给我们讲述专业知识的同时，还会经常与我们讨论其他事情，有种亦师亦友的感觉。他给我亲二姐做了手指矫形术，引导我从事骨科专科，后来也正是在他的引导下我在研究生阶段创立了“STAR 学术”微信订阅号，专门分享临床科研方法学知识。自那以后，一直到现在，我与黄老师都有联系，每每遇到两难境地，我都会请教他，他是我人生轨迹的重要引导人。

2013 年 10 月，大五我凭借优异的成绩获取了保研资格，但因指标限制，最终没能成功保送研究生。因自身继续深造的愿望迫切，在湘雅奋发图强传统的激励下，我不断突破自己的畏难情绪，在距离考研日期仅 2 个月的时间毅然决然地选择了考研。不去尝试，我会后悔；去尝试了，即使没考上我也不会后悔。非常庆幸，身边有王圣杰、任魁梧、周岩及赵荷等一群认真优秀的湘雅同学一起复习。他们带我一起去冲刺班听课，帮我考研占座，有了这群同学的引导，我进步很快。1 个多月的磨炼，最终如愿考上了研究生。

2014 年，入学到北京一军校研究生，当时正值湘雅诞辰一百周年。大学同学给我寄来的百年湘雅的纪念章，一直珍藏至今。湘雅是一块老牌子，每每有研究生同学问我是哪毕业的，我会自豪地说我是湘雅的，他们无不夸赞湘雅这一老牌院校。老牌院校的牌子不能丢在我们身上，研究生阶段在导师刘蜀彬和刘耀升老师的引导下，我更加努力，因为湘雅毕业生代表着湘雅，这是一份荣誉，同样也是一份责任。

2016 年，我因研究生成绩优异获得全院一等奖学金第一名。2017 年，研究生毕业分配，以综合测评成绩满分 100 分的成绩排名第一。毕业后来到中国人民解放军总医院，骨科唐佩福教授、张里程老师给予我进一步的指导。唐老师做人、做事、做学问的态度深深影响了我，不仅深度精进了我的科研思路，而且强化了我做科研的态度：认真、求实、严谨、创新。

衷心感谢湘雅，感谢人生中遇到的良师益友。他们告诉我，不要害怕未来，只有今天不断努力与尝试，才会有美好、稳定的明天！

正是这一路走来的种种经历，激励我在临床科研道路上不断前行。随着临床科研工作的不断深入，我们积累了许多临床科研的工作经验及心得体会，在良师益友的鼓励与支持下，现将其汇编成书，以期与临床科研同道分享交流。目前，市面上专门为临床科研提供系统性指导的著作还不多见，希望本书所述能为广大临床科研工作者提供切实的帮助。书中疏漏及不足之处，敬请读者批评指正。